ANAESTHESIOLOGY AND RESUSCITATION
ANAESTHESIOLOGIE UND WIEDERBELEBUNG
ANESTHÉSIOLOGIE ET RÉANIMATION

4

Editores
Prof. Dr. R. Frey, Mainz · Dr. F. Kern, St. Gallen
Prof. Dr. O. Mayrhofer, Wien

Die intravenöse Kurznarkose mit dem neuen Phenoxyessigsäurederivat Propanidid (Epontol®)

(3-Methoxy-4-(N,N-diäthylcarbamoylmethoxy)-phenylessigsäure-n-propylester)

Bericht über die Arbeitstagung der Deutschen Gesellschaft
für Anaesthesie und des Berufsverbandes Deutscher Anaesthesisten
am 25. und 26. Januar 1964 in Frankfurt am Main

Herausgegeben von
K. HORATZ, R. FREY und M. ZINDLER

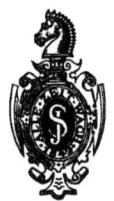

Springer-Verlag Berlin Heidelberg New York 1965

ISBN-13: 978-3-540-03252-6 e-ISBN-13: 978-3-642-46010-4
DOI: 10.1007/978-3-642-46010-4

Alle Rechte, insbesondere das der Übersetzung in fremde Sprachen, vorbehalten
Ohne ausdrückliche Genehmigung des Verlages ist es auch nicht gestattet, dieses Buch oder
Teile daraus auf photomechanischem Wege (Photokopie, Mikrokopie) zu vervielfältigen
© by Springer-Verlag Berlin Heidelberg 1965
Library of Congress Catalog Card Number 65-17675

Die Wiedergabe von Gebrauchsnamen, Handelsnamen, Warenbezeichnungen usw. in diesem Werk
berechtigt auch ohne besondere Kennzeichnung nicht zu der Annahme, daß solche Namen im
Sinn der Warenzeichen- und Markenschutz-Gesetzgebung als frei zu betrachten wären und daher
von jedermann benutzt werden dürften

Titel Nr. 7439

Vorwort

Nachdem das Kurznarkoticum Bayer 1420 über $1^{1}/_{2}$ Jahre experimentell und klinisch erprobt worden ist und bereits im Frühjahr 1963 ein Kolloquium hierüber stattgefunden hat, halte ich die Zeit für gekommen, über dieses Anaesthetikum eine öffentliche Diskussion zu veranstalten*.

Das Präparat Bayer 1420 ist eine 5 bzw. 2,5%ige Lösung von Propanidid in wässerigem Cremophor EL. Propanidid ist die chemische Kurzbezeichnung (generic name) für 3-Methoxy-4-(N,N-diäthylcarbamoylmethoxy)-phenylessigsäure-n-propylester. Mit der Bezeichnung Propanidid (Epontol®**) ist im Text der folgenden klinischen Arbeiten immer die injektionsfertige Lösung gemeint.

Hamburg im Juli 1964   K. HORATZ

---

* Bei der Drucklegung hat sich ergeben, daß inzwischen von weiteren Prüfstellen insgesamt 9442 Narkosen durchgeführt worden sind, so daß jetzt eine Zahl von 20 000 Narkosen vorliegt.
** Wz. Bayer, Leverkusen

Inhaltsverzeichnis

A. Experimentelle Grundlagen

HORATZ, K.: Vorwort

HILTMANN, R., H. WOLLWEBER, W. WIRTH und F. HOFFMEISTER: Neue estergruppenhaltige Phenoxyessigsäureamide mit narkotischer Wirksamkeit 1

WIRTH, W. und F. HOFFMEISTER: Pharmakologische Untersuchungen mit Propanidid (3-Methoxy-4-(N,N-diäthylcarbamoylmethoxy)-phenylessigsäure-n-propylester) 17

HOFFMEISTER, F.: Zur Wirkung von Propanidid auf Spontan-EEG und induzierte Potentiale von Katzen und Kaninchen 47

PÜTTER, J.: Über den fermentativen Abbau des Propanidid 61

DUHM, B., W. MAUL, H. MEDENWALD, K. PATZSCHKE und L. A. WEGNER: Tierexperimentelle Untersuchungen mit Propanidid-^{14}C 78

HOFFMEISTER, F., E. GRÜNVOGEL und W. WIRTH: Tierexperimentelle Untersuchungen zur intraarteriellen Verträglichkeit von Narkotika 88

WEIS, K.-H. und J. RUCKES: Funktionelle und morphologische Veränderungen nach Injektion des Kurznarkotikums Propanidid in die Arteria femoralis der Ratte 108

BEER, R., G. C. LOESCHCKE, G. FANK und CH. HECHT: Zur Gefäßverträglichkeit von Propanidid 119

LIEBEGOTT, G.: Pathologisch-anatomische Befunde nach Anwendung von Kurznarkotika 125

LORKE, D.: Untersuchung des Kurznarkotikums Propanidid auf embryotoxische und teratogene Wirkung 154

B. Klinische Ergebnisse

PODLESCH, I. und M. ZINDLER: Klinische Erfahrungen mit Propanidid 160

HARRFELDT, H. P.: Technik und Erfahrungen bei 2700 Kurznarkosen mit Propanidid 182

CLARKE, R. S. J. und J. W. DUNDEE: Vorläufige Beobachtungen mit einem neuen Phenoxyessigsäure-Derivat Propanidid 202

HOWELLS, T. H., J. R. ODELL und E. HARNIK: Eine klinische Untersuchung über Propanidid 209
HEINZE, W.: Ergebnisse der klinischen Prüfung von Propanidid in einem mittleren Krankenhaus 219
BECK, L.: Erfahrungen mit dem Kurznarkotikum Propanidid in der Geburtshilfe 223
MICHEL, C. F.: Die Anwendung von Propanidid in der Gynäkologie 225
HENSCHEL, W. u. G. BUHR: Kreislaufuntersuchungen während der Propanidid-Kurznarkose 227
EGER, W.: Ballistokardiographische Befunde bei Propanidid-Narkosen 236
LANGREHR, D.: Endoanaesthetische Wirkung von Propanidid und ihre Bedeutung für das Verhalten von Kreislauf und Atmung . . 239
GIEBEL, O., K. HORATZ und P. RITTMEYER: Fortlaufende Blut-pH-Messungen im arteriellen Blut der Arteria femoralis während Propanidid-Narkosen 248
DOENICKE, A., TH. GÜRTNER, J. KUGLER, A. SCHELLENBERGER u. W. SPIESS: Experimentelle Untersuchungen über das Ultra-Kurznarkotikum Propanidid mit Serumcholinesterasebestimmungen, EEG, psychodiagnostischen Tests und Kreislaufanalysen . . . 249
VAN DE WALLE, J.: Nierenfunktionsprüfung bei Anwendung von Propanidid 268
BUSHART, W. und P. RITTMEYER: EEG-Befunde bei der Anwendung von Propanidid 271
KREUSCHER, H.: Zur Straßenverkehrstüchtigkeit nach Anwendung von Propanidid 293
RITTMEYER, P.: Weitere Untersuchungen zur Frage der Straßenverkehrstüchtigkeit nach Propanidid-Narkosen 298

C. Podium-Gespräch

Leitung:
ZINDLER, M., Prof. Dr., Direktor der Abteilung für Anaesthesiologie der Med. Akademie Düsseldorf 301

Teilnehmer:
BEER, R., Priv. Doz. Dr. med., Leiter der Anaesthesie-Abteilung der Chirurgischen Universitätsklinik München 301
FREY, R., Prof. Dr. med., Direktor des Instituts für Anaesthesiologie der Universität Mainz 301
HARRFELDT, H. P., Dr. med., Leiter der Anaesthesie-Abteilung der Krankenanstalten Bergmannsheil Bochum 301
HORATZ, K., Prof. Dr. med., Extraordinarius für Anaesthesiologie, Universitätsklinik Hamburg-Eppendorf 301
SOEHRING, K., Prof. Dr. med., Pharmakologisches Institut der Universität Hamburg-Eppendorf 301
WIRTH, W., Prof. Dr. med., Leiter des Pharmakologischen Laboratoriums der Farbenfabriken Bayer AG, Wuppertal-Elberfeld . . 301
Sachverzeichnis 314

Short Intravenous Anaesthesia with the
New Phenoxyacetic Acid Derivative PROPANIDID

(3-Methoxy-4-(N,N-diethylcarbamoylmethoxy)-phenylacetic acid-n-propyl-ester; trial designation: Bayer 1420)

Report on the Meeting of the German Society for Anaesthesiology in Frankfurt/Main on January 25–26, 1964

Contents

A. Laboratory Data

HORATZ, K.: Preface
HILTMANN, R., H. WOLLWEBER, W. WIRTH and F. HOFFMEISTER: New, ester groups carrying, phenoxy-acetic acid amides with anaesthetic action 1
WIRTH, W. and F. HOFFMEISTER: Pharmacological investigations with propanidid (3-methoxy-4-(N,N-diethyl-carbamoylmethoxy)-phenylacetic acid-n-propyl-ester) 17
HOFFMEISTER, F.: On the action of propanidid on spontaneous EEG and induced potentials in cats and rabbits 47
PÜTTER, J.: On the enzymatic breakdown of propanidid 61
DUHM, B., W. MAUL, H. MEDENWALD, K. PATZSCHKE and L. WEGNER: Animal studies with radioactively labelled propanidid, a new short-acting anaesthetic 78
HOFFMEISTER, F., E. GRÜNVOGEL and W. WIRTH: Animal investigations concerning the intra-arterial tolerance of anaesthetics . . 88
WEIS, K. H. and J. RUCKES: Functional and morphological changes following injection of the short-acting anaesthetic propanidid into the femoral artery in rats 108
BEER, R., G. C. LOESCHCKE, G. FANK and CH. HECHT: On the vascular tolerance of propanidid 119
LIEBEGOTT, G.: Pathological anatomical findings after the use of short-acting anaesthetics 125
LORKE, D.: Investigation of the short-acting anaesthetic propanidid for embryotoxic and teratogenic action 154

B. Clinical results

PODLESCH, I. and M. ZINDLER: Clinical experience with propanidid 160
HARRFELDT, H. P.: Technique and experience in 2700 short anaesthesias induced with propanidid 182
CLARKE, R. S. J., and J. W. DUNDEE: Preliminary observations with a new eugenol derivative – propanidid 202
HOWELLS, T. H., J. R. ODELL and E. HARNIK: A clinical evaluation of propanidid 209

HEINZE, W.: Results of the clinical investigation of propanidid in a medium size hospital 219
BECK, L.: Experience with the short-acting anaesthetic propanidid in obstetrics 223
MICHEL, C. F.: Use of propanidid in gynaecology 225
HENSCHEL, W.: Circulatory studies during anaesthesia with propanidid 227
EGER, W.: Ballistocardiographic findings in anaesthesias induced with propanidid 236
LANGREHR, D.: Endo-anaesthetic action of propanidid and its significance for the behaviour of circulation and respiration 239
GIEBEL, O., K. HORATZ and P. RITTMEYER: Continuous measurements of the pH of the arterial blood in the femoral artery during anaesthesia induced with propanidid 248
DOENICKE, A., TH. GÜRTNER, J. KUGLER, A. SCHELLENBERGER u. W. SPIESS: Experimental studies of the ultra-short-acting anaesthetic propanidid, with serum cholinesterase determinations, EEG, psychodiagnostic tests, and circulatory analyses 249
VAN DE WALLE, J.: Kidney function tests in connection with the use of propanidid 268
BUSHART, W., and P. RITTMEYER: EEG findings in connection with the use of propanidid 271
KREUSCHER, H.: Fitness for driving after administration of propanidid 293
RITTMEYER, P.: Further studies on the question of fitness for driving after anaesthesia induced with propanidid 298

C. Panel discussion

Chairman:
ZINDLER, M., Prof. Dr., Direktor der Abteilung für Anaesthesiologie der Med. Akademie Düsseldorf 301

Participants:
BEER, R., Priv. Doz. Dr. med., Leiter der Anaesthesie-Abteilung der Chirurgischen Universitätsklinik München 301
FREY, R., Prof. Dr. med., Direktor des Instituts für Anaesthesiologie der Universität Mainz 301
HARRFELDT, H. P., Dr. med., Leiter der Anaesthesie-Abteilung der Krankenanstalten Bergmannsheil Bochum. 301
HORATZ, K., Prof. Dr. med., Extraordinarius für Anaesthesiologie, Universitätsklinik Hamburg-Eppendorf 301
SOEHRING, K., Prof. Dr. med., Pharmakologisches Institut der Universität Hamburg-Eppendorf. 301
WIRTH, W., Prof. Dr. med., Leiter des Pharmakologischen Laboratoriums der Farbenfabriken Bayer AG, Wuppertal-Elberfeld . . 301
Subjectindex 314

Verzeichnis
der Referenten und Diskussionsteilnehmer

BECK, LUTWIN, Dr., Oberarzt der Rheinischen Landesfrauenklinik Wuppertal-Elberfeld

BEER, R., Prof. Dr., Leiter der Anaesthesie-Abteilung der Chirurgischen Universitätsklinik München

CLARKE, RICHARD S. J., Dr., Department of Anesthetics, The Queen's University of Belfast Northern Ireland

DOENICKE, A., Priv.-Doz. Dr., Leitender Arzt der Anaesthesie-Abteilung in der Chirurgischen Poliklinik der Universität München

DUHM, B., Dr., Isotopenlaboratorium der Farbenfabriken Bayer AG., Wuppertal-Elberfeld

EGER, W., Dr., Allgemeines Krankenhaus Hamburg-Barmbek, Gynäkologische Abteilung

FREY, R., Prof. Dr. med., Direktor des Instituts für Anaesthesiologie der Universität Mainz

GIEBEL, O., Dr., Anaesthesie-Abteilung der Chirurgischen Universitätsklinik Hamburg-Eppendorf

HARRFELDT, H. P., Dr., Leiter der Anaesthesie-Abteilung in der Chirurgischen Klinik der Berufsgenossenschaftlichen Krankenanstalten „Bergmannsheil" Bochum

HEINZE, W., Dr. med., Chefarzt der Anaesthesie-Abteilung des St. Franziskushospitals Bielefeld

HENSCHEL, W. F., Dr., Leitender Arzt der allgem. Anaesthesie-Abteilung der Städtischen Krankenanstalten Bremen

HILTMANN, R., Dr., Pharmazeutisch Wissenschaftliches Labor der Farbenfabriken Bayer AG, Wuppertal-Elberfeld

HOFFMEISTER, F., Dr., Pharmakologisches Labor der Farbenfabriken Bayer AG, Wuppertal-Elberfeld

HORATZ, K., Prof. Dr. med., Extraordinarius für Anaesthesiologie, Universitätsklinik Hamburg-Eppendorf

HOWELLS, T. H. M. B., Ch. B., F. F. A.; R. C. S., D. A., Department of Anaestesia Royal Free Hospital, London/England

KREUSCHER, H., Dr., Oberarzt des Instituts für Anaesthesiologie der Universität Mainz

LANGREHR, D., Dr. med., Leitender Arzt der Allgem. Anästhesie-Abteilung, Zentralkrankenhaus Bremen-Nord

XII Verzeichnis der Referenten und Diskussionsteilnehmer

LIEBEGOTT, G., Prof. Dr., Chefarzt des Pathologischen Instituts der Stadt Wuppertal

LORKE, DIETRICH, Dr., Toxikologisches und Gewerbehygienisches Laboratorium der Farbenfabriken Bayer AG, Wuppertal-Elberfeld

MICHEL, C. F., Dr., Oberarzt der Universitäts-Frauenklinik Gießen

PODLESCH, J., Dr., Abteilung für Anaesthesiologie der Medizinischen Akademie Düsseldorf

PÜTTER, J., Dr., Physiologisches Laboratorium der Farbenfabriken Bayer AG, Wuppertal-Elberfeld

RITTMEYER, P., Dr., Chirurgische Universitätsklinik, Anaesthesie-Abteilung, Hamburg-Eppendorf

SOEHRING, K., Prof. Dr. med., Pharmakologisches Institut der Universität Hamburg-Eppendorf

WALLE, I. VAN DE, Prof. Dr., Chirurgische Universitätsklinik Löwen/Belgien

WEIS, K.-H., Dr., Oberarzt des Instituts für Anaesthesiologie der Joh. Gutenberg-Universität Mainz

WIRTH, W., Prof. Dr. Dr., Pharmakologisches Laboratorium der Farbenfabriken Bayer AG, Wuppertal-Elberfeld

ZINDLER, M., Prof. Dr., Direktor der Abteilung für Anaesthesiologie der Med. Akademie Düsseldorf

Neue estergruppenhaltige Phenoxyessigsäureamide mit narkodischer Wirksamkeit

Von

R. Hiltmann, H. Wollweber, W. Wirth und F. Hoffmeister

Aus den Forschungslaboratorien der Farbenfabriken Bayer AG,
Werk Wuppertal-Elberfeld

Unter den Abkömmlingen des substituierten Brenzkatechins, zu denen auch bekannte Naturstoffe wie Eugenol, Isoeugenol, Chavibetol, Vanillin und Kaffeesäure gehören, finden sich pharmakodynamisch interessante Stoffe von sehr unterschiedlicher Wirkungsqualität. So gehörte der in den Elberfelder Laboratorien der ehemaligen I. G. Farbenindustrie AG synthetisierte, oxytocisch wirksame Diäthylaminoäthyläther des 6-Allylguajacols [1] (I) als Gravitol® lange

[1] Anaesthesiologie u. Wiederbelebung, Band 4. „Propanidid"

$$\text{IV} \quad \underset{\underset{CH_2-CH=CH_2}{\overset{\displaystyle\bigcirc}{|}}}{\overset{O-CH_2-CO-N\diagup^{C_2H_5}_{\diagdown C_2H_5}}{\underset{O-CH_3}{|}}}$$

Jahre dem Arzneischatz an. Die Wiederaufnahme älterer Arbeiten in Elberfeld führte 1955 zu zentral dämpfend wirkenden γ-Dimethylaminopropyläthern des Propenylguäthols [2], von denen die Verbindung II längere Zeit klinisch geprüft wurde. Entsprechende Aminoalkyl-brenzkatechin-äther mit sekundärer Aminogruppe [3], wie z. B. III, besaßen dagegen vorwiegend blutdrucksenkende Eigenschaften. Ähnliche, sympathikolytisch und sedativ wirksame basisch substituierte Alkyläther des Guajakols [4, 5] sind kürzlich auch an anderer Stelle aufgefunden worden. Schließlich wurde in den Eugenolglykolsäureamiden [6] ein neuartiger Typ intravenös anwendbarer Narkotika entdeckt, von denen besonders die Verbindung IV interessant geworden ist. Dieses Phenoxyessigsäureamid wird in vivo außerordentlich rasch abgebaut und zeichnet sich gegenüber den bekannten als Narkotika benutzten Barbituraten durch kurze Wirkung und Fehlen des Nachschlafs aus [7]. Seine klinische Anwendung wird allerdings durch die nicht immer gute Verträglichkeit beeinträchtigt.

Im folgenden berichten wir über Versuche, pharmakologisch ähnlich wirkende, aber allgemein und intravenös besser verträgliche Kurznarkotika aufzufinden, wobei – mit Rücksicht auf die in jüngster Zeit wesentlich verschärften Sicherheitsforderungen der Klinik – die neuen Stoffe auch hinsichtlich ihrer intraarteriellen Verträglichkeit nicht hinter den z. Zt. gebräuchlichen Narkotika aus der Barbituratreihe zurückstehen sollten.

Methodik

Die Untersuchung auf narkotische Wirkung wurde – wenn nicht anders angegeben – an Kaninchen bei i.v. Injektion durchgeführt. Die Narkosetiefe ist in Narkosestadien nach MAGNUS-GIRNDT angegeben.

Bei dieser Skala bedeuten:

Stadium I Ataxie beim Laufen
II Ataxie beim Sitzen
III Vorderkörper aufgerichtet
Hinterkörper in Seitenlage

IV Seitenlage, hebt den Kopf auf Reiz
V Seitenlage, keine Abwehrbewegungen auf nociceptiven Reiz, Cornealreflex intakt
VI Narkose, Cornealreflex aufgehoben

Eine für kleinere Eingriffe ausreichende Narkosetiefe liegt bei Stadium V vor. In den Tabellen 1 und 2 ist die narkotische Wirksamkeit der untersuchten Stoffe durch Narkosetiefe

$$\frac{\text{Dosis let. minima}}{\text{Dosis narkotica minima (Stad. V)}}$$

dargestellt. Weiterhin ist das Auftreten von Nebenwirkungen, wie Krämpfen, Spasmen usw., sowie die Gesamtnarkosedauer (Zeit bis zum Verschwinden jeglicher Narkosezeichen) aufgeführt.

Ergebnisse

Wir haben uns zunächst bemüht, durch Variierung hinsichtlich Art und Stellung stabiler Substituenten am Kern und in den Seitenketten, wie sie auch von anderer Seite bereits mehrfach beschrieben wurde [6, 8, 9, 10, 11], zu günstigeren Ergebnissen zu kommen. Die von uns neu hergestellten Phenoxyessigsäureamide mit „stabilen" Substituenten sind in der Tabelle 1 zusammengefaßt.

Bemerkenswert scheint uns bei diesen Derivaten das häufig gleichzeitige Auftreten von narkotischer und krampferregender Wirkung (3–6). So genügt schon die Verschiebung der 4ständigen ungesättigten Seitenkette in die 5-Stellung (6), um die zentralerregende Wirkungskomponente deutlich hervortreten zu lassen. Bei den o,o-disubstituierten Phenoxyessigsäureamiden, die anscheinend nur noch mäßig narkotisch wirksam sind [10], kann im Falle ungünstiger Substituenten (7) die Krampfwirkung so überwiegen, daß eine Narkose nicht mehr zu beobachten ist. Unsere Versuche mit basisch substituierten Phenoxyessigsäureamiden, von denen sich wasserlösliche Salze herstellen lassen (8, 9), bestätigen schon bekannte Befunde [9, 10], nach denen wasserlösliche Abkömmlinge von Phenoxyessigsäureamiden praktisch keine narkotische Wirksamkeit mehr besitzen. Auch der Austausch des 1ständigen Brückensauerstoffatoms durch eine NH, —CH$_2$- oder —CH=-Gruppe führt zum Aktivitätsverlust (10–12), während die Krampfwirkung erhalten bleibt. Eine entscheidende Verbesserung der Verträglichkeit bei erhaltener narkotischer Wirksamkeit war bei keiner der von uns hergestellten Verbindungen zu beobachten.

Bei unseren Synthesen basisch substituierter Brenzkatechinderivate, die schließlich zu den o. g. sedativ wirksamen Stoffen vom Typ II geführt hatten, waren auch in der Alkylenseitenkette substituierte Verbindungen hergestellt worden, darunter Ester wie V und VI. Mit der Einführung der Estergruppe waren wir hier einem Prinzip gefolgt, dessen Anwendung auf dem Lokalanästhetikagebiet

Tabelle 1

Lfd. Nr.	R	R′	R″	Kp
1	O—CH$_2$—CO—N(C$_2$H$_5$)$_2$	O—CH$_3$	4-O—C$_2$H$_5$	0,1/170°
2	,,	H	4-S—CH$_3$	0,8/165°
3	,,	O—CH$_3$	4-CH$_2$—O—C$_2$H$_5$	0,5/200 bis 205°
4	,,	O—CH$_3$	4-CH$_2$—CH$_2$—NH—COOC$_2$H$_5$	0,3/224 bis 232°
5	,,	Cl	4-C$_3$H$_7$ (n)	0,1/162°
6	,,	O—C$_2$H$_5$	5-CH=CH—CH$_3$	3/210–212
7	,,	C$_2$H$_5$	6-C$_2$H$_5$	96/154 bis 156°
8	,,	O—CH$_3$	4-COO—CH$_2$—CH$_2$—N(C$_2$H$_5$)$_2$	0,2/220° HCl-Salz Schmp. 1? bis 39°
9	O—CH$_2$—CO—NH—C(=NH)(NH$_2$)	O—CH$_3$	4-CH$_2$—CH=CH$_2$	Schmp. 157°
10	NH—CH$_2$—CO—N(C$_2$H$_5$)$_2$	O—CH$_3$	4-CH$_3$	0,1/190° HCl-Salz Schmp. 9? bis 95°
11	CH=CH—CO—N(C$_2$H$_5$)$_2$	O—C$_2$H$_5$	4-O—C$_2$H$_5$	Schmp. 7? bis 72°
12	CH$_2$—CH$_2$—CO—N(C$_2$H$_5$)$_2$	O—C$_2$H$_5$	4-O—C$_2$H$_5$	0,3/187°

* Ø = Stad. V. n. MAGNUS-GIRNDT (Seitenlage, keine Abwehrbewegunge auf nociceptiven Reiz, Cornealreflex intakt) in verträglichen Dose nicht erreicht

+ = Narkosebreite $\left(\dfrac{\text{Dosis let. minima}}{\text{Dosis narkot. minima}}\right)$ (Stad. V) ~ 1,1–2,0

++ = ,, ,, ,, 2,0–2,5
+++ = ,, ,, ,, > 2,5.

zur Synthese des infolge seiner relativ raschen Hydrolysierbarkeit wenig giftigen und lokal außerordentlich gut verträglichen *baycain*®*

---

* Bayer, Leverkusen.

(VII) [12] geführt hatte. Es erschien uns nicht ausgeschlossen, daß der Ersatz der basischen Seitenkette in V oder VI durch eine

Summenformel	Mol.-Gew.	N ber.	N gef.	Narkotische Wirkung Kaninchen*	Gesamt-narkosedauer in Minuten**	Neben-wirkungen ***
₅H₃₂NO₄	281,4	4,91	4,83	+	∼ 29	Ø
₃H₁₉NO₂S	253,4	5,53	5,54	+	∼ 50	Ø
₅H₂₅NO₄	295,4	4,74	5,02	+++	30–70	++
₈H₂₈N₂O₅	352,4	7,95	7,89	+	∼ 40	+
₅H₂₂ClNO₂	283,8	4,90	4,95	+	∼ 40	++
₇H₂₅NO₃	291,4	4,81	4,41	+	∼ 22	+
₆H₂₅NO₂	263,4	5,37	5,37	Ø	–	++
₀H₃₁N₂O₅·HCl	415,9	4,73 Cl′ 8,52	4,66 Cl′ 8,69	Ø	–	++
₃H₁₇N₃O₃	263,3	15,96	15,85	Ø	–	++
₄H₂₂N₂O₂·HCl	286,8	9,77 Cl′ 12,36	9,98 Cl′ 12,32	Ø	–	++
₇H₂₅NO₃	291,4	4,81	4,86	Ø	–	++
₇H₂₇NO₃	293,4	4,77	4,78	Ø	–	++

** Gesamtnarkosedauer = Zeit bis zum Verschwinden jeglicher Narkosezeichen
*** Ø = keine erkennbare Nebenwirkungen
+ = gesteigerter Muskeltonus, Opisthotonus
++ = Konvulsionen

N,N-Diäthyl-acetamid-Gruppe zu besser verträglichen Kurznarkotika führen könnte. Diesen Gedanken legten auch Befunde von M. J. THUILLIER und R. DOMENJOZ (s. S. 16) nahe, nach denen IV in vivo oxydativ zu einer narkotisch unwirksamen und ungiftigen

Carbonsäure abgebaut wird, die später als Zimtsäurederivat identifiziert werden konnte [13]. Die Einführung einer veresterten und

$$H_5C_2OOC-CH=CH-\underset{V}{\bigcirc}\overset{O-(CH_2)_3-N(C_2H_5)_2}{\underset{O-CH_3}{}}$$

$$\underset{VI}{\bigcirc}\overset{O-(CH_2)_3-N(C_2H_5)_2}{\underset{CH=CH-COOC_2H_5}{O-CH_3}}$$

$$\underset{VII}{\bigcirc}\overset{COOCH_3}{\underset{CH_3}{NH-CO-CH_2-N(C_2H_5)_2}}$$

$$\underset{VIII}{\bigcirc}\overset{O-CH_2-CO-N(C_2H_5)_2}{\underset{CH=CH-COOH}{O-CH_3}}$$

durch Hydrolyse leicht freizusetzenden Carboxylgruppe in IV würde dem Organismus den oxydativen Abbau ersparen und könnte möglicherweise auch hinsichtlich der unerwünschten Nebenwirkungen eine Verbesserung bringen. Über die Wirksamkeit solcher Ester war zunächst nichts bekannt. Alle bis dahin untersuchten narkotisch wirksamen Phenoxyessigsäureamide enthalten beständige und im Organismus schwer angreifbare Substituenten*. Die damit erzielten Ergebnisse lassen keine Rückschlüsse auf das Verhalten entsprechender durch Estergruppen substituierter Derivate zu. Es war nicht vorauszusehen, ob derartige, in vivo vermutlich leicht hydrolysierbare Verbindungen noch eine ausreichend starke und anhaltende narkotische Wirksamkeit zeigen würden.

Wir haben im Verlauf unserer Untersuchungen eine größere Anzahl von Estergruppen enthaltenden Phenoxyessigsäureamiden synthetisiert, von denen eine Auswahl in der Tabelle 2 zusammengestellt ist.

Gegenüber den obengenannten Phenoxyessigsäureamiden mit stabilen Substituenten ist bei den Estern eine nicht unerwartete, durch die Hydrolyse bedingte mehr oder minder starke Verkürzung der Wirkungsdauer zu beobachten. Der Abbau der Ester kann in vivo manchmal so schnell erfolgen, daß nur durch rasche Injektion eine Narkose des Versuchstiers zu erreichen ist. Hinsichtlich Narkosebreite und -dauer erweisen sich die Phenylessigsäureester (18) und (19), sowie die Benzoesäureester (21) und (22) als optimal. In beiden

---

* Der Ester (21) ist nach Abschluß dieser Arbeiten von T. IRIKURA (s. S. 17) beschrieben worden.

Gruppen wirkt sich eine Verlängerung des alkoholischen Alkylrestes [(20) (23)–(25)] ungünstig aus. Das gleiche gilt für die Verlängerung der kernständigen Alkylenseitenkette in (13)–(16) und (35), der N-ständigen Alkyle in (29) und (30), sowie für die Einführung von Verzweigungen in das Molekül [(26)–(28), (33)]. Das sekundäre Amid (34) ist zwar gut wirksam, aber ebenso wie (32) und (33) nicht frei von Nebenwirkungen. Dies gilt auch für eine ganze Reihe der hier beschriebenen Ester, doch scheint das Ausmaß der Nebenerscheinungen gegenüber den in der Tabelle 1 aufgeführten Verbindungen allgemein geringer zu sein, wobei die Derivate der Phenylessigsäure besonders günstig liegen. Zu einer Wirkungssteigerung, die allerdings in den Angaben der Tabelle 2 nicht zum Ausdruck kommt, führt der Ersatz eines N-ständigen Äthylrestes in (19) durch eine Äthoxygruppe (31). Ein ähnlicher Befund ist für die IV entsprechenden N-Alkoxyderivate schon früher von anderer Seite mitgeteilt worden [11, 14]. In unserem Falle ist im Tierversuch die erhöhte Wirksamkeit mit einer Verringerung der Wirkungsdauer verbunden.

Auf Grund der Ergebnisse einer sehr eingehenden pharmakologischen Prüfung der von uns synthetisierten Verbindungen wurde der 3-Methoxy-4-(N,N-diäthylcarbamoyl-methoxy)-phenylessigsäure-n-propylester* (19) [15] für eine klinische Prüfung ausgewählt.

Für die Herstellung gut verträglicher injizierbarer Lösungen dieses Produktes fand W. SCHOLTAN [17] in dem Emulgator Cremophor EL®** einen geeigneten und weitgehend untoxischen Lösungsvermittler. Cremophor EL® wird durch Äthoxylieren von Ricinusöl hergestellt und enthält im Mittel auf 1 Mol. Ricinolsäuretriglycerid, das den Hauptbestandteil des Ricinusöls ausmacht, 40 Mol. Äthylenoxyd. Bei Verwendung von 20% Cremophor EL lassen sich klare wäßrige Lösungen herstellen, die bis zu 5% des obengenannten Esters enthalten. Sie können beliebig mit Wasser oder physiologischer Kochsalzlösung verdünnt werden, ohne daß der Wirkstoff ausfällt. Beim Erhitzen der Lösungen über 50° tritt eine Trübung auf. Derartige Trübungen sind für wäßrige Lösungen nichtionogener Emulgatoren, zu denen Cremophor EL gehört, charakteristisch. Beim Erkalten werden die Lösungen wieder klar.

Eine derartige Lösung des 3-Methoxy-4-(N,N-diäthylcarbamoyl-methoxy)-phenylessigsäure-n-propylesters soll unter dem Namen Epontol® in den Handel kommen.

---
* Die für die Verbindung (19) ursprünglich verwendete Bezeichnung „3-Methoxy-4-(N,N-diäthylcarbamido-methoxy)-phenylessigsäure-n-propylester" wurde im Einvernehmen mit dem Bundesgesundheitsamt entsprechend den IUPAC-Regeln geändert.
** BASF, Ludwigshafen.

Tabelle 2

$$R-\underset{O-CH_3}{\underset{|}{\bigcirc}}-O-CH(R')-CO-N(R'')(R''')$$

Lfd. Nr.	R	R'	R''	R'''	Kp
13	CH=CH−COOCH$_3$	H	C$_2$H$_5$	C$_2$H$_5$	1,1/236°
14	CH$_2$−CH$_2$−COOCH$_3$	H	C$_2$H$_5$	C$_2$H$_5$	1 4/220–222
15	CH$_2$−CH$_2$−COOC$_2$H$_5$	H	C$_2$H$_5$	C$_2$H$_5$	1,2/226–227
16	CH$_2$−CH$_2$−COOC$_3$H$_7$ (n)	H	C$_2$H$_5$	C$_2$H$_5$	0,8/208–210
17	CH$_2$−COOCH$_3$	H	C$_2$H$_5$	C$_2$H$_5$	0,6/199–201
18	CH$_2$−COOC$_2$H$_5$	H	C$_2$H$_5$	C$_2$H$_5$	0,6/204–207
19	CH$_2$−COOC$_3$H$_7$ (n)	H	C$_2$H$_5$	C$_2$H$_5$	0,7/210–212
20	CH$_2$−COOC$_4$H$_9$ (n)	H	C$_2$H$_5$	C$_2$H$_5$	0,1/194°
21	COOCH$_3$	H	C$_2$H$_5$	C$_2$H$_5$	1,5/214–215
22	COOC$_2$H$_5$	H	C$_2$H$_5$	C$_2$H$_5$	1,2/213–216
23	COOC$_3$H$_7$ (n)	H	C$_2$H$_5$	C$_2$H$_5$	Schmp. 63 bis 63,5°
24	COOCH(CH$_3$)(C$_2$H$_5$)	H	C$_2$H$_5$	C$_2$H$_5$	0,15/198 bis 200°
25	COOCH$_2$−CH$_2$−O−CH$_3$	H	C$_2$H$_5$	C$_2$H$_5$	0,3/220°
26	COOC$_3$H$_7$ (n)	CH$_3$	C$_2$H$_5$	C$_2$H$_5$	0,3/206–207
27	CH$_2$−COOC$_3$H$_7$ (n)	CH$_3$	C$_2$H$_5$	C$_2$H$_5$	0,25/194 bis 195°
28	CH$_2$−COOC$_3$H$_7$ (n)	C$_2$H$_5$	C$_2$H$_5$	C$_2$H$_5$	0,2/192–193
29	CH$_2$−COOC$_3$H$_7$ (n)	H	−(CH$_2$)$_5$−		0,3/216–219
30	CH$_2$−COOC$_3$H$_7$ (n)	H	C$_3$H$_7$ (n)	C$_3$H$_7$ (n)	0,4/212–216
31	CH$_2$−COOC$_3$H$_7$ (n)	H	C$_2$H$_5$	O−C$_2$H$_5$	0,5/215–216
32	COOC$_3$H$_7$ (n)	H	C$_2$H$_5$	H	Schmp. 70 bis 72°
33	COOC$_3$H$_7$ (n)	H	C$_4$H$_9$ (t)	H	Schmp. 89 90° bis
34	CH$_2$−COOC$_3$H$_7$ (n)	H	(CH$_2$)$_3$−O−CH$_3$	H	0,52/222 b. 224°
35	CH$_2$−S−CH$_2$−COOC$_2$H$_5$	H	C$_2$H$_5$	C$_2$H$_5$	0,7/240°
36	CH$_2$−OCO−C$_2$H$_5$	H	C$_2$H$_5$	C$_2$H$_5$	0,6/205–206
37	CH$_2$−OCO−C$_3$H$_7$ (n)	H	C$_2$H$_5$	C$_2$H$_5$	1,0/210–215

* ∅ = Stad. V n. MAGNUS-GIRNDT (Seitenlage, keine Abwehrbewegungen au nociceptiven Reiz, Cornealreflex intakt) in verträglichen Dosen nich erreicht

\+ = Narkosebreite $\left(\dfrac{\text{Dosis let. minima}}{\text{Dosis narkot. minima}}\right)$ (Stad. V) ~ 1,12–0

++ = ,, ,, ,, 2,0–2,5
+++ = ,, ,, ,, > 2,5

Neue estergruppenhaltige Phenoxyessigsäureamide usw.

Summen-formel	Mol.-Gew.	N ber.	N gef.	Narkotische Wirkung Kaninchen*	Gesamtnar-kosedauer in Min.**	Neben-wirkun-gen***
$C_{17}H_{23}NO_5$	321,4	4,36	4,28	Ø	–	++
$C_{17}H_{25}NO_5$	323,4	4,33	4,25	++	4–6	++
$C_{18}H_{27}NO_5$	337,4	4,15	3,64	+	4	+
$C_{19}H_{29}NO_5$	351,4	3,99	4,37	Ø	–	Ø
$C_{16}H_{23}NO_5$	309,4	4,53	4,51	++	~13	+
$C_{17}H_{25}NO_5$	323,4	4,33	4,50	+++	10–40	Ø
$C_{18}H_{27}NO_5$	337,4	4,15	4,17	+++	9–21	Ø
$C_{19}H_{29}NO_5$	351,4	3,99	3,91	++	~7	+
$C_{15}H_{21}NO_5$	295,4	4,74	4,78	+++	~15–20	+
$C_{16}H_{23}NO_5$	309,4	4,53	4,54	+++	~30	+
$C_{17}H_{25}NO_5$	323,4	4,33	4,39	+	13–18	Ø
$C_{18}H_{27}NO_5$	337,4	4,15	3,99	Ø	–	++
$C_{17}H_{25}NO_6$	339,4	4,13	4,17	+	~25	+
$C_{18}H_{27}NO_5$	337,4	4,15	4,16	Ø	–	++
$C_{19}H_{29}NO_5$	351,5	3,99	4,02	++	12–20	Ø
$C_{20}H_{31}NO_5$	365,5	3,84	3,77	Ø		||
$C_{19}H_{27}NO_5$	349,4	4,01	4,07	+	13–16	Ø
$C_{20}H_{31}NO_5$	365,5	3,84	4,09	+	~3	Ø
$C_{18}H_{27}NO_6$	353,4	3,97	3,68	+++	2–9	Ø
$C_{15}H_{21}NO_5$	295,4	4,74	4,77	+	8	+
$C_{17}H_{25}NO_5$	323,4	4,33	4,54	Ø	–	+
$C_{18}H_{27}NO_6$	353,4	3,97	4,21	+++	11–25	+
$C_{18}H_{27}NO_5S$	369,5	3,79	3,95	+	6–10	Ø
$C_{17}H_{25}NO_5$	323,4	4,33	4,32	+	~4	Ø
$C_{18}H_{27}NO_5$	337,4	4,15	4,01	++	4	Ø

** Gesamtnarkosedauer = Zeit bis zum Verschwinden jeglicher Narkosezeichen.
*** Ø = keine erkennbaren Nebenwirkungen
+ = gesteigerter Muskeltonus, Opisthotonus
++ = Konvulsionen

Experimenteller Teil

Im allgemeinen wurden die Phenoxyessigsäureamide durch Alkylieren der zugehörigen Phenole mit entsprechenden Chloressigsäureamiden nach CLAISEN gewonnen. In mehreren Fällen mußte abweichend davon verfahren werden. Die jeweils angewandten Methoden sind in den Beispielen beschrieben.

Die Herstellung der Ester erfolgte in üblicher Weise aus den freien Säuren durch azeotrope Destillation, bzw. die der Methylester nach dem Verfahren von CLINTON u. LASKOWSKI (18). Sie sind, soweit bisher nicht beschrieben, in der Tabelle 3 zusammengestellt.

Tabelle 3

R	Kp
$CH_2-CH_2-COOCH_3$	13/140°
$CH_2-CH_2-COOC_2H_5$	0,25/135–137°, Schmp. 51–53°
$CH_2-CH_2-COOC_3H_7$ (n)	0,4/152–155°
$CH_2-COOCH_3$	6/149°, Schmp. 42–44°
$CH_2-COOC_3H_7$ (n)	4/160–162°
$CH_2-COOC_4H_9$ (n)	0,5/145–146°
$COOC_3H_7$ (n)	7/160–162°, Schmp. 40°
$COOCH(CH_3)C_2H_5$	07,/155–156°
$COOCH_2-CH_2-O-CH_3$	11/192–195°

2-Chlor-4-n-propylphenol

wird aus 4-n-Propylphenol durch Chlorieren mit Sulfurylchlorid erhalten. Kp_5 92–94°. $C_9H_{11}ClO$ (170,6) Cl ber. 20,79, gef. 20,46.

3-Methoxy-4-(N,N-diäthylcarbamoyl-methoxy)-phenylessigsäure-n-propylester (19)

Zu einer Lösung von 67 g Homovanillinsäure-n-propylester in 150 ml Aceton tropft man nach Zugabe von 47 g trockenem Kaliumcarbonat bei Rückflußtemperatur 50 g N,N-Diäthylchloracetamid. Man kocht weitere 20 Stunden, saugt nach Erkalten ab und verjagt das Lösungsmittel. Der Rückstand wird in Methylenchlorid aufgenommen, die Lösung mit Natronlauge und Wasser neutral gewaschen und mit Natriumsulfat getrocknet. Nach Verjagen des Lösungsmittels wird im Vakuum destilliert, wobei man 83 g eines fast farblosen Öles vom $Kp_{0,7}$ 210–212° erhält.

3-Methoxy-4-(N,N-diäthylcarbamoyl-methoxy)-benzoesäure

wird durch Verseifen von 98 g des entsprechenden n-Propylesters (23) mit 7,5 g Natrium in 200 ml Methanol und 6 ml Wasser nach CLAISEN gewonnen. Schmp. 122–123°, Ausbeute 75 g.

3-Methoxy-4-(N,N-diäthylcarbamoyl-methoxy)-benzoesäure-2'-(N,N-diäthylamino)-äthylester (8)

25 g 3-Methoxy-4-(N,N-diäthylcarbamoyl-methoxy)-benzoesäure und 20 g 2-(N,N-Diäthylamino)-äthylchlorid werden in 200 ml Toluol 12 Stunden unter Rückfluß erhitzt. Das Reaktionsprodukt wird mit verdünnter Salzsäure extrahiert und die salzsaure Lösung mit Pottaschelösung alkalisch gestellt. Das Reaktionsprodukt wird in Äther aufgenommen, mit Wasser gewaschen und destilliert. $Kp_{0,2}$ 220°, Hydrochlorid Schmp. 138 bis 139°, Ausbeute 23,1 g.

Eugenol-O-essigsäure-guanidid (9)

Zu einer Lösung von 1,38 g Natrium in 30 ml Alkohol gibt man 5,7 g Guanidin-hydrochlorid und trennt das ausgefallene Kochsalz ab. Nach Zugabe von 15 g Eugenol-O-essigsäureäthylester zu der Guanidinlösung läßt man 24 Stunden stehen und saugt dann von den ausgefallenen Kristallen ab. Schmp. 157–158°, Ausbeute 6,5 g.

N(2-Methoxy-4-methylphenyl)-aminoessigsäure-N',N'-diäthylamid (10)

Zu 82,6 g 2-Methoxy-4-methylanilin in 200 ml Benzol tropft man 45 g Chloressigsäure-N,N-diäthylamid und erhitzt 3 Stunden unter Rückfluß. Die Aufarbeitung erfolgt analog (9). $Kp_{0,1}$ 190°. Hydrochlorid Schmp. 94 bis 95°, Ausbeute 53,2.

2-Methoxy-4-formyl-phenoxyessigsäureäthylester

Zu 152 g Vanillin in 200 ml Alkohol tropft man bei 10–20° eine Lösung von 23 g Natrium in 400 ml Alkohol und anschließend 167 g Bromessigsäureäthylester. Man erhitzt 5 Stunden unter Rückfluß, dampft im Vakuum ein, nimmt das Reaktionsprodukt in Wasser und Äther auf, trennt die ätherische Lösung ab und unterwirft sie nach dem Trocknen mit Natriumsulfat der Destillation. $Kp_{0,1}$ 160°, Schmp. 63–64°, Ausbeute 206,6 g.

2-Methoxy-4-hydroxy-phenoxyessigsäureäthylester

Zu einer Lösung von 178,5 g 2-Methoxy-4-formyl-phenoxyessigsäureäthylester in 500 ml Eisessig tropft man eine Peressigsäurelösung, die aus 120 g 30%iger Wasserstoffperoxydlösung, 180 g Essigsäureanhydrid und 2 g Schwefelsäure nach HOUBEN-WEYL, Methoden der Organischen Chemie, VIII, S. 41, erhalten wurde, so ein, daß die Temperatur bei 40–45° gehalten wird. Man rührt 2 Stunden bei 45° nach, dampft im Vakuum bei

60° (Badtemperatur) ein, nimmt den Rückstand in Äther auf und schüttelt, um nicht umgesetzten Aldehyd und Peroxyde zu entfernen, 2 Stunden auf der Schüttelmaschine mit 200 ml konzentrierter Bisulfitlösung. Nach dem Abtrennen der Bisulfitlösung wird die ätherische Lösung mit Wasser, Natriumbicarbonatlösung und Wasser gewaschen, über Natriumsulfat getrocknet und destilliert. $Kp_{0,4}$ 183°, Schmp. 80°, Ausbeute 155 g.

$C_{11}H_{14}O_5$ (226,2) C ber. 58,41 gef. 58,49
H ber. 6,24 gef. 6,33.

2-Methoxy-4-äthoxy-phenoxyessigsäureäthylester

67,8 g 2-Methoxy-4-hidroxy-phenoxyessigsäureäthylester wurden mit einer Lösung von 6,9 g Natrium in 300 ml Alkohol und 60 g Äthyljodid in üblicher Weise alkyliert. $Kp_{0,05}$ 146°, Ausbeute 66 g.

2-Methoxy-4-äthoxy-phenoxyessigsäure

44 g 2-Methoxy-4-äthoxy-phenoxyessigsäureäthylester werden in üblicher Weise mit Hilfe von Kalilauge verseift. Schmp. 105–106°, Ausbeute 38,2 g.

2-Methoxy-4-äthoxy-phenoxyessigsäure-N,N-diäthylamid (1)

Da die Überführung der vorstehenden Verbindungen in das zugehörige Diäthylamid nach der üblichen Verfahrensweise mit Hilfe von Thionylchlorid und Diäthylamin zu nicht destillierbaren Produkten führte, wurde eine Methode von H. G. O. BECKER und K. F. FUNK [J. prakt. Chem. [4], 14 (1961) S. 55] angewendet: 37,2 g 2-Methoxy-4-äthoxy-phenoxyessigsäure werden mit 102 g Diäthylamino-sulfinylsäureäthylester in 150 ml Pyridin 4 Tage bei 20° stehen gelassen. Man dampft im Vakuum ein, nimmt in Äther auf, wäscht die ätherische Lösung nacheinander mit verdünnter Salzsäure, Wasser, Natriumbicarbonatlösung und Wasser. Nach dem Trocknen über Natriumsulfat wird destilliert. $Kp_{0,1}$ 170°, Ausbeute 33,5 g.

3-Methoxy-4-(N,N-diäthylcarbamoyl-methoxy)-benzaldehyd

Zu einer Lösung von 152 g Vanillin in 400 ml Aceton tropft man nach Zugabe von 150 g trockenem Kaliumcarbonat bei Rückflußtemperatur 160 g N,N-Diäthylchloracetamid, kocht weitere 20 Stunden und arbeitet wie oben auf. Nach Verjagen des Lösungsmittels destilliert man im Vakuum und erhält 184 g eines Öles vom $Kp_{0,3}$ 196–198°. $C_{14}H_{19}NO_4$ (265,3) N ber. 5,28 gef. 5,01.

3-Methoxy-4-(N,N-diäthylcarbamoyl-methoxy)-benzylalkohol

162 g 3-Methoxy-4-(N,N-diäthylcarbamoyl-methoxy)-benzaldehyd werden in 300 ml Methanol gelöst und nach Zugabe von 10 g Raney-Nickel

bei 70°/50 atü bis zur Beendigung der Wasserstoffaufnahme hydriert. Nach Abtrennen vom Katalysator wird eingedampft und der ölige Rückstand im Vakuum destilliert. $Kp_{0,8}$ 219–223°, Ausbeute 120 g. $C_{14}H_{21}NO_4$ (267,3) N ber. 5,24 gef. 5,41.

3-Methoxy-4-(N,N-diäthylcarbamoyl-methoxy)-O-propionyl-benzylalkohol (36)

Zu einer Lösung von 52,1 g 3-Methoxy-4-(N,N-diäthylcarbamoyl-methoxy)-benzylalkohol in 100 ml Pyridin tropft man 18 g Propionsäureanhydrid, erhitzt 3 Stunden auf 100° und dampft im Vakuum ein. Der Rückstand wird mit Eis zersetzt und mit verd. Schwefelsäure kongosauer gemacht. Man extrahiert mit Methylenchlorid, wäscht die Methylenchloridlösung mit Natriumcarbonatlösung und Wasser neutral, trocknet mit Natriumsulfat und verjagt das Lösungsmittel. Der Rückstand wird im Vakuum destilliert. $Kp_{0,6}$ 205–206°.

3-Methoxy-4-(N,N-diäthylcarbamoyl-methoxy)-benzylchlorid

267 g 3-Methoxy-4-(N,N-diäthylcarbamoyl-methoxy)-benzylalkohol werden in 500 ml Dimethylformamid gelöst. Dazu tropft man bei −5 bis 0° unter guter Kühlung 132 g Thionylchlorid, rührt noch 1 Stunde weiter, gießt in Eiswasser und extrahiert mit Methylenchlorid. Nach Waschen mit Wasser und Trocknen mit Natriumsulfat wird im Vakuum eingedampft, wobei 175 g Rohprodukt zurückbleiben, die ohne Reinigung weiter verarbeitet werden.

3-Methoxy-4-(N,N-diäthylcarbamoyl-methoxy)-benzyl-äthyläther (3)

109 g ungereinigtes 3-Methoxy-4-(N,N-diäthylcarbamoyl-methoxy)-benzylchlorid löst man in 400 ml Dimethylformamid und tropft bei 20° eine Lösung von 8,8 g Natrium in 300 ml Alkohol ein. Man rührt 1 Stunde bei höchstens 40°, verjagt den Alkohol und den größten Teil des Dimethylformamids im Vakuum und nimmt den Rückstand in Methylenchlorid auf. Nach dem Waschen mit Wasser und Trocknen mit Natriumsulfat wird eingedampft und der Rückstand im Vakuum destilliert. $Kp_{0,5}$ 200–205°, Ausbeute 75,9 g

3-Methoxy-4-(N,N-diäthylcarbamoyl-methoxy)-benzylmercaptoessigsäure-äthylester (35)

Zu einer siedenden Lösung von 57 g ungereinigtem 3-Methoxy-4-(N,N-diäthylcarbamoyl-methoxy)-benzylchlorid in 125 ml Aceton tropft man nach Zugabe von 30 g Kaliumcarbonat eine Lösung von 24 g Thioglykolsäureäthylester in 150 ml Aceton und erhitzt weitere 20 Stunden unter Rückfluß. Nach Erkalten wird abgesaugt, das Lösungsmittel verjagt und der Rückstand in Äther aufgenommen. Nach Waschen mit Natronlauge und Wasser trocknet man mit Natriumsulfat, zieht den Äther ab und destilliert im Vakuum. Nach einem Vorlauf erhält man 13,5 g eines gelben Öles vom $Kp_{0,7}$ 240°.

3-Methoxy-4-(N,N-diäthylcarbamoyl-methoxy)-phenylacetonitril

Zu einer Lösung von 130 g 3-Methoxy-4-(N,N-diäthylcarbamoylmethoxy)-benzylalkohol in 250 ml Benzol tropft man bei einer 25° nicht übersteigenden Temperatur 58 g Thionylchlorid, rührt noch eine halbe Stunde weiter und vertreibt anschließend Chlorwasserstoff und Schwefeldioxyd durch Einblasen von trockenem Stickstoff. Darauf läßt man eine Lösung von 77,5 g Kaliumcyanid in 250 ml Wasser derart zulaufen, daß die Innentemperatur 40° nicht übersteigt, erhitzt 3 Stunden unter Rückfluß und trennt nach dem Erkalten die Benzolschicht ab, die mit Wasser gewaschen und mit Natriumsulfat getrocknet wird. Nach Vertreiben des Lösungsmittels wird der Rückstand destilliert. $Kp_{0,6}$ 220°. Schmp. 68° (aus Essigester/Petroläther). Ausbeute 81,8 g.

$C_{15}H_{20}N_2O_3$ (276,3) N ber. 10,14 gef. 10,04.

β-[3-Methoxy-4-(N,N-diäthylcarbamoyl-methoxy)]-phenäthylamin

56,4 g 3-Methoxy-4-(N,N-diäthylcarbamoyl-methoxy)-phenylacetonitril werden in 250 ml Methanol gelöst und nach Zugabe von 10 g Raney-Kobalt bei 90–100° und 50 atü bis zur Beendigung der Wasserstoffaufnahme hydriert. Nach Abtrennen vom Katalysator wird eingedampft und der Rückstand destilliert. $Kp_{0,5}$ 198–204°, Ausbeute 43,9 g. Hydrochlorid (aus Alkohol/Äther umgelöst) Schmp. 164–166°.

$C_{15}H_{24}N_2O_3 \times HCl$ (316,8) N ber. 8,89 gef. 8,87
Cl ber. 11,20 gef. 10,93.

β-[3-Methoxy-4-(N,N-diäthylcarbamoyl-methoxy)]-phenäthylcarbaminsäureäthylester (4)

Eine Lösung von 22,1 g β-[3-Methoxy-4-(N,N-diäthylcarbamoylmethoxy)]-phenäthylamin in 80 g Pyrokohlensäurediäthylester wird 6 Stunden am Rückfluß erhitzt. Die Vakuumdestillation ergibt nach einem Vorlauf von unverändertem Pyrokohlensäureester 14,6 g eines schwach gelblichen Öles vom $Kp_{0,3}$ 224–232°.

2,4-Diäthoxybenzaldehyd

270 g N-Methylformamid tropft man bei 20° zu 306 g Phosphoroxychlorid und rührt noch 2 Stunden weiter, wobei teilweise Kristallisation eintritt. Darauf tropft man 324 g Resorcindiäthyläther ein, wobei die Innentemperatur 35° nicht überschreiten soll. Nach Zugabe von 250 ml Chlorbenzol rührt man bis zur völligen Lösung, gießt dann in 3 Ltr. Wasser und trennt ab. Die Chlorbenzollösung wird mit Wasser neutral gewaschen und das Lösungsmittel im Vakuum abgezogen. Der Rückstand wird destilliert. $Kp_{0,3}$ 130–133°, Ausbeute 652 g. Das Destillat erstarrt beim Erkalten und schmilzt nach dem Umlösen bei 69,5–70,5°.

$C_{11}H_{14}O_3$ (194,3) C ber. 68,03 gef. 68,14, 67,80
H ber. 7,26 gef. 7,39, 7,24.

Neue estergruppenhaltige Phenoxyessigsäureamide usw.

2,4-Diäthoxyzimtsäure

58,8 g 2,4-Diäthoxybenzaldehyd, 47 g Malonsäure, 225 ml Pyridin und 3 ml Piperidin werden 20 Stunden auf 100° erhitzt. Nach dem Erkalten gießt man auf ein Gemisch von 200 g Eis und 200 ml konz. Salzsäure und saugt ab. Schmp. 211° (nach dem Umlösen aus Dimethylformamid). Ausbeute 61,6 g.

2,4-Diäthoxyzimtsäure-N,N-diäthylamid (11)

Zu einer Lösung von 2,4-Diäthoxyzimtsäure in 400 ml Dimethylformamid tropft man bei —5 bis 0° 11,9 g Thionylchlorid, rührt eine Stunde nach und läßt anschließend bei 0° bis 10° 24 g Diäthylamin einlaufen. Nach Beendigung der Reaktion wird im Vakuum eingedampft, der Rückstand in Benzol aufgenommen und von festen Anteilen abgetrennt. Nach Waschen mit verd. Natronlauge und Wasser wird mit Natriumsulfat getrocknet und destilliert. $Kp_{0,6}$ 210°, Ausbeute 13 g. Das Destillat kristallisiert und schmilzt nach dem Umlösen aus Essigester/Petroläther bei 71–72°.

2,4-Diäthoxy-dihydrozimtsäure-N,N-diäthylamid (12)

40 g 2,4-Diäthoxyzimtsäure-N,N-diäthylamid in 300 ml Methanol werden nach Zugabe von 5 g Raney-Nickel bei 60°/50 atü bis zur Beendigung der Wasserstoffaufnahme hydriert. Nach Abtrennen vom Katalysator wird destilliert. $Kp_{0,3}$ 178°, Ausbeute 35,5 g.

Zusammenfassung

Das beim *baycain* angewandte Prinzip – Einbau einer im Organismus leicht hydrolysierbaren Estergruppe in eine pharmakophore Wirkgruppe – führt bei den narkotisch wirksamen Phenoxyessigsäureamiden zu Derivaten mit verkürzter Wirkungsdauer. Die Verträglichkeit dieser Ester erscheint gegenüber Phenoxyessigsäureamiden mit stabilen Substituenten allgemein verbessert, doch ist ein Teil der Verbindungen wegen Nebenwirkungen wie Opisthotonus, gesteigertem Muskeltonus und Konvulsionen praktisch nicht verwendbar. Dies gilt u. a. für Ester mit verlängertem alkoholischem Rest (20, 24, 25), mit Verzweigungen im Molekül (26, 28, 33) und für solche mit sekundärer Amidgruppe (32, 33, 34).

Gut wirksame und verträgliche Verbindungen finden sich unter den Derivaten der Homovanillinsäure (18, 19, 31), von denen das N,N-Diäthylamid (19) besonders günstig liegt. Das entsprechende N-Äthoxy-N-äthylamid (31) ist zwar noch etwas wirkungsstärker, seine Wirkungsdauer ist jedoch kürzer.

Für die klinische Prüfung wurde der 3-Methoxy-4-(N,N-diäthylcarbamoyl-methoxy)-phenylessigsäure-n-propylester (19) ausgewählt.

Mit Hilfe des Lösungsvermittlers Cremophor EL läßt sich eine wäßrige, gut verträgliche Injektionslösung dieses Esters herstellen, die unter dem Namen Epontol® in den Handel kommen soll.

Die Synthese von 37 in den Tabellen aufgeführten Stoffen wird beschrieben.

Summary

The principle applied in *baycain*® – i. e., incorporation of a systematically readily hydrolysable ester group into a pharmacologically active group – led in the anaesthetically active phenoxyacetic acid amides to derivatives with shorter duration of action. The tolerance of these esters seems to be generally improved compared with phenoxyacetic acid amides with stable substituents, but some of the compounds are not practically usable due to side-effects such as opisthotonus, increase in muscular tonus and convulsions. This applies, for example, to esters with prolonged alcoholic residue (20, 24, 25), branching in the molecule (26, 28, 33), and those with secondary amide group (32, 33, 34).

Well effective and tolerated compounds are found among the derivatives of homovanillinic acid (18, 19, 31), N,N-diethylamide (19) being a particularly advantageous representative of these. The corresponding N-ethoxy-N-ethylamide (31) is even somewhat more active, but the duration of its action is shorter.

For clinical trials was selected the 3-methoxy-4-(N,N-diethylcarbamoyl-methoxy)-phenylacetic acid n-propylester (19). With the aid of the solubilizing agent Cremophor EL®, aqueous, well tolerated solutions for injection can be prepared of this short-acting anaesthetic. Solutions for clinical use will be marketed under the trade name Epontol®.

The synthesis of 37 substances surveyed in tables is described.

Literatur

1. DRP 433182 v. 22. 9. 1926, I. G. Farbenindustrie AG, Erf.: H. HAHL.
2. DP 1022581 v. 5. 9. 1955, Farbenfabriken Bayer AG, Erf.: R. HILTMANN, W. WIRTH u. F. MIETZSCH.
3. BP 599865, D. Pr. v. 4. 2. 1960, Farbenfabriken Bayer AG, Erf.: R. HILTMANN, H. WOLLWEBER, W. WIRTH u. W. VATER.
4. ÖP. 221503, Schw. Pr. v. 18. 12. 1959, Ciba AG, Erf.: K. SCHENKER.
5. J. Druey: Pharmac. Acta Helvetiae **38**, 215 (1963).
6. Schw. P. 335398 v. 14. 6. 1955, J. R. GEIGY AG, Erf.: J. E. THUILLIER, F. LITVAN u. W. STOLL.
7. M. J. THUILLIER u. R. DOMENJOZ: Der Anästhesist **6**, 163 (1957).

8. DAS 1 123 314, Schw. Pr. v. 9. 11. 1956, J. R. Geigy AG, Erf.: F. LITVAN u. W. STOLL.
   BP 581 164, Schw. Pr. v. 30. 6. 1958, J. R. Geigy AG.
   BP 581 165, Schw. Pr. v. 30. 7. 1958, J. R. Geigy AG.
9. BEANFORT, C.: Ann. Univ. Saraviensis-Med. 6, 216 (1958).
10. IRIKURA, T.: J. pharmac. Soc. Japan 82, 356, 364 (1961).
11. MAJOR, R. T. u. K. W. OHLY: J. med. pharm. Chem. 4, 317 (1961).
12. DP 1 018 070 v. 26. 9. 1955, Farbenfabriken Bayer AG, Erf.: R. HILTMANN, F. MIETZSCH u. W. WIRTH.
13. PULVER, R. u. F. LITVAN: Arzneimittel-Forschg. 10, 111 (1960).
14. AP 3 027 407 v. 26. 5. 1960, Cobb Chemical Labs., Erf.: R. T. MAJOR u. R. W. OHLY.
15. DP 1 134 981 v. 6. 5. 1960, Farbenfabriken Bayer AG, Erf.: R. HILTMANN, H. WOLLWEBER, F. HOFFMEISTER u. W. WIRTH.
16. DP 1 150 090 v. 20. 12. 1961, Farbenfabriken Bayer AG, Erf.: R. HILTMANN, H. WOLLWEBER, F. HOFFMEISTER u. W. WIRTH.
17. BP 624 258, D. Pr. v. 31. 8. 1961, Farbenfabriken Bayer AG, Erf.: W. SCHOLTAN.
18. CLINTON, R. O. u. S. C. LASKOWSKI: J. Amer. chem. Soc. 76, 3135 (1948).

Pharmakologische Untersuchungen mit Propanidid*

(3-Methoxy-4(N, N-diäthyl-carbamoylmethoxy)-phenylessigsäure-n-propylester)

Von

W. Wirth und F. Hoffmeister

Aus dem Pharmakologischen Laboratorium der Farbenfabriken Bayer AG
Wuppertal-Elberfeld

Den Anlaß zur Entwicklung des oben angeführten Stoffes gaben Untersuchungen auf dem Gebiete aromatisch-aliphatischer Äther, insbesondere von Abkömmlingen des Chavibetol- und Iso-Chavibetol, die der eine von uns (WIRTH) gemeinsam mit dem Chemiker Dr. HILTMANN seit 1954 durchgeführt hat, vgl. vorangehende Arbeit

---

* Propanidid: Wirkstoff des klinischen Prüfpräparates Bayer 1420; vorgesehenes Warenzeichen für Bayer 1420 = Epontol®.

von HILTMANN, WOLLWEBER, WIRTH und HOFFMEISTER. Chavibetol* und Iso-Chavibetol sind isomer mit Eugenol und mit Iso-Eugenol.

Ein Produkt dieser Arbeiten, W 8725 (Bayer A 178; vgl. Abb. 1) ist seinerzeit wegen seiner sedativ-entspannenden Wirkungen in klinische Prüfung gegeben worden. Es erwies sich wirksam bei Zuständen übermäßigen Grübelns, bei Mißstimmungen, Unzufriedenheit, Spannungen und Beklemmungen, weiterhin bei Stotterern, also bei Zuständen, die heute eine Indikation für die sog. Ataraktika geben. Der Psychiater FLÜGEL bezeichnete diesen Stoff, auch auf Grund eingehender EEG-Untersuchungen als ein „Megaphen®** en miniature". Das Produkt zeigte jedoch keine Wirkung gegen vegetativ abnorme Zustände. Dies verhinderte einerseits die Einführung des Stoffes in den Arzneischatz, andererseits veranlaßte es weitere synthetische und pharmakologische Arbeiten, bei denen auch zahlreiche Stoffe mit stärkeren narkotischen Wirkungen zutage kamen, darunter Derivate der Phenoxyessigsäure. Während wir mit diesen chemisch-synthetischen und pharmakologischen Untersuchungen befaßt waren, kam die pharmakologische Publikation von THUILLIER und DOMENJOZ (1957) über den interessanten Körper 2-Methoxy-4-allylphenoxyessigsäure-N,N-diäthylamid (G 29 505), der sich im Tierversuch durch starke narkotische Wirkung mit auffällig raschem Rückgang der narkotischen Symptome und Stimulierung der Atmung auszeichnete. Zu gleicher Zeit erschienen die Publikationen von PULVER über den Stoffwechsel dieses Produktes, von FREY und HERMANN, HENSCHEL und JUST und von FEURSTEIN über die ersten klinischen Ergebnisse. Auf dem französischen Markt ist G 29 505 als Wirkstoff in das Detrovel®, auf dem deutschen Markt in das Estil® eingegangen. Wegen Unverträglichkeitserscheinungen von seiten der Niere und an den Gefäßen, vor allem bei versehentlicher intraarterieller Injektion, ist Estil inzwischen wieder zurückgezogen worden, auch Detrovel ist nicht mehr im Handel. Hiermit erschien eine sehr verheißungsvolle neuartige Entwicklung auf dem Gebiet der Kurznarkotika unterbrochen zu sein.

Inzwischen hatten wir ein Prinzip angewandt, welches sich bei unseren Arbeiten zur Entwicklung des Lokalanaestheticum *baycain*®** (WIRTH u. GÖSSWALD, gemeinsam mit HILTMANN) bewährt hat, nämlich die Einführung einer **Ester-Gruppe**.

Die Ester-Konfiguration ließ – wie beim *baycain* – von vornherein die Möglichkeit eines raschen hydrolytischen Abbaus zu möglicherweise nicht narkotischen und wenig toxischen Spaltprodukten erwarten – wichtige Gesichtspunkte bei der klinischen Anwendung. Nach unseren pharmakologischen Untersuchungen erwies sich aus dieser Gruppe der 3-Methoxy-4-N,N-Diäthylcarbamoylmethoxy-

---

* Chavibetol ist in den Betelpfefferblättern, Eugenol in den Gewürznelken und Iso-Eugenol im Muskatnußöl enthalten.
** Bayer, Leverkusen.

phenylessigsäure-n-Propylester = Propanidid, hinsichtlich kurznarkotischer Wirkung und Verträglichkeit am vorteilhaftesten. Dieser Körper wurde daher von uns zur klinischen Prüfung vorgeschlagen; vgl. Abb. 1.

Abb. 1

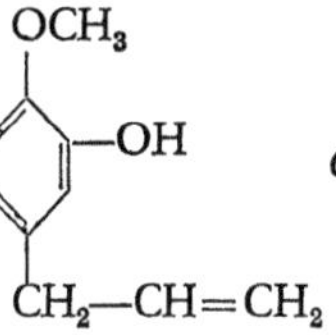

Chavibetol

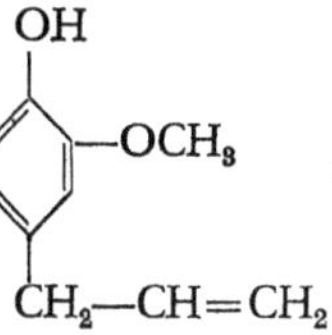

Eugenol

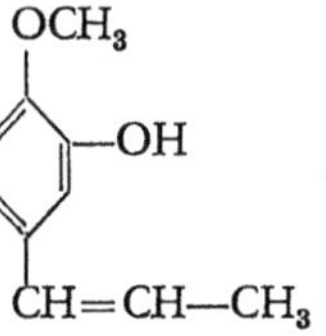

Iso-Chavibetol

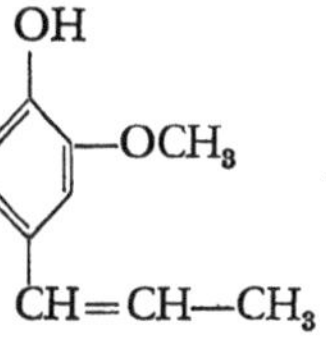

Iso-Eugenol

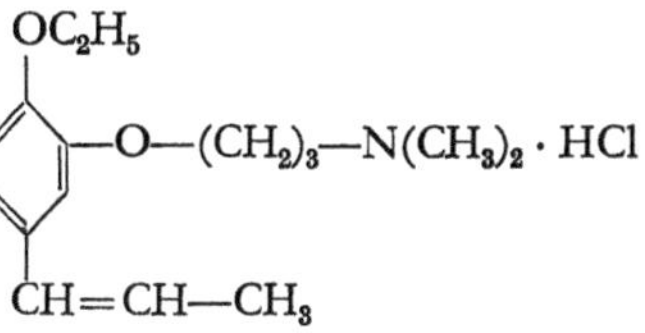

Bayer A 187 (W 8725)

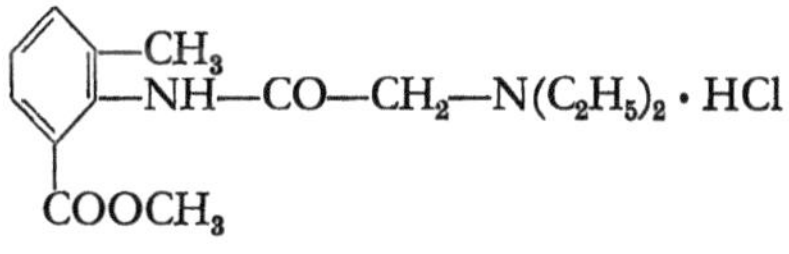

baycain®

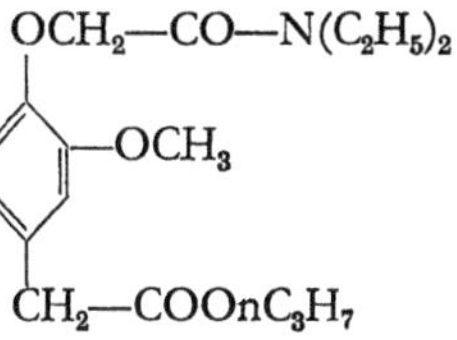

Propanidid

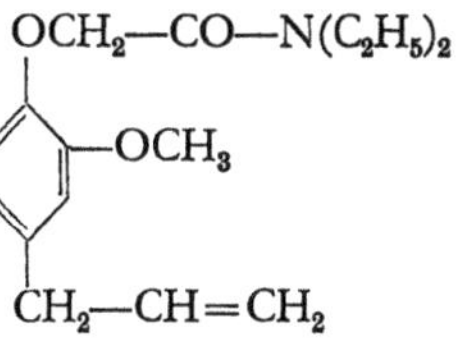

G 29505

Die Ester-Konfiguration bot zwar die Möglichkeit raschen hydrolytischen Abbaus, es ergaben sich aber Schwierigkeiten hinsichtlich der Wasserlöslichkeit. Aus einer großen Anzahl von Lösungsvermittlern wurde schließlich in Zusammenarbeit mit SCHOLTAN der nichtionogene oberflächenaktive Emulgator Cremophor EL®, ein Produkt der BASF, ausgewählt, der mit unserem Wirkstoff ein völlig klares und farbloses Aquat – keine Emulsion – ergibt.

Näheres zur Chemie von Cremophor EL siehe vorangehende Arbeit, zur Verträglichkeit siehe Seite 22 und 42 in dieser Arbeit.

Die 5%ige Wirkstofflösung enthält 20% Cremophor EL = Propanidid 5%ig, die 2,5%ige Wirkstofflösung 12% Cremophor EL = Propanidid 2,5%ig; für Isotonie sorgt ein Zusatz von Kochsalz.

Im folgenden ein Abriß der mit unserem Wirkstoff durchgeführten pharmakologischen und toxikologischen Untersuchungen:

Tab. 1 gibt einen Überblick über die *narkotische Wirkung* bei Ratte, Kaninchen, Katze, Hund und Affe mit einer Ergänzung aus der Klinik, dem Menschen. Wir haben die Dosen angegeben, die zum Stadium V nach der Narkose-Skala von MAGNUS-GIRNDT* führen, also zur Narkose mit noch auslösbarem Corneal- und Lidreflex. Dieses Stadium läßt sich experimentell gut erfassen. Auch das Stadium VI, völlig reflexlose Narkose, ist mit Propanidid ohne weiteres erreichbar. Die Zahlenangaben beziehen sich auf die in der Tabelle angegebenen Injektionszeiten; bei langsamerer Injektion sind höhere Dosen notwendig. In der Tabelle sind weiterhin die sog. therapeutischen Indizes, also das Verhältnis zwischen tödlicher Dosis (DL_{50}) und narkotischer Dosis angegeben: Diese Indizes, die Narkosebreite, liegen für Propanidid in der Größenordnung von Thiopental und Hexobarbital.

In Tab. 2 ist die gesamte Dauer der narkotischen Symptome eingetragen, also von Stadium V über IV, III, II, I bis zum Normalzustand. Diesen Angaben liegen die in Tab. 1 angegebenen Injektionszeiten zu Grunde. In der 3. Spalte findet sich der Ausdruck

---

* Narkose-Stadien nach MAGNUS-GIRNDT (1932) (tierexperimentell entsprechend den Stell- und Bewegungsreflexen):	Narkose-Stadien nach GUEDEL (1937) (klinisch-chirurgisch)
I Beim Laufen leichte Ataxie	
II Hinterkörper in Seitenlage, Kopf und Vorderkörper in Normalstellung	
III Vorder- und Hinterkörper in Seitenlage, Kopf in Normalstellung	
IV Seitenlage, auch Kopf	
V Leichte Narkose, Corneal- und Lidreflex auslösbar	III Planum 1–2
VI Völlige Reflexlosigkeit	III Planum 2–3

Tabelle 1

	Injektions-dauer	Propanidid DL$_{50}$ mg/kg i.v.	Stad. V mg/kg i.v.	Narkose-breite DL$_{50}$ Dosis Stad. V	Thiopental DL$_{50}$ mg/kg i.v.	Stad. V mg/kg i.v.	Narkose-breite DL$_{50}$ Dosis Stad. V	Hexobarbital DL$_{50}$ mg/kg i.v.	Stad. V mg/kg i.v.	Narkose-breite DL$_{50}$ Dosis Stad. V
Ratte	im Schuß	~ 80	~ 30	~ 2,7						
Kaninchen	30''/kg	~ 75	~ 20	~ 3,8	~ 35	~ 20	~ 1,8	~ 70	~ 30	~ 2,3
Katze	30''/kg	~ 90	~ 20	~ 4,5	~ 30	~ 7,5	~ 4,0	~ 90	~ 10	~ 9,0
Hund	15''/kg	~ 80	~ 40	~ 2,0		~ 15			~ 25	
Affe	15''		20							
Mensch	im Schuß		7–10							

Tabelle 2

	Propanidid geringste Dosis in mg/kg i.v. für Stad. V	gesamte Narkose-dauer min	Narkose-Index in %	Thiopental geringste Dosis in mg/kg i.v. für Stad. V	gesamte Narkose-dauer min	Narkose-Index in %	Hexobarbital geringste Dosis in mg/kg i.v. für Stad. V	gesamte Narkose-dauer min	Narkose-Index in %
Kaninchen	~ 20–30	7–9	11–35	~ 20	13	30	~ 30	31	13
Katze	~ 20	4	50	~ 7,5	14	28	~ 10	360	3
Hund	~ 40	27	60	~ 15	30	30	~ 20	80	16
Affe	20	3–4							
Mensch (erwachsen)	7–10	3–4							

„Narkose-Index". Dies ist ein für den vorliegenden Zweck geprägter Ausdruck, der den prozentualen Anteil der Narkose-Stadien VI bis Beginn IV an der gesamten Dauer narkotischer Symptome wiedergibt, also gewissermaßen das Verhältnis der Operationsfähigkeit zur Gesamtnarkosedauer. Je höher dieser Index liegt, um so relativ günstiger erscheint das Produkt. Wir sehen, daß bei Propanidid der Narkose-Index bis zu 60% betragen kann. Der auffallend niedrige Index für die Katze bei Hexobarbital ist eine Folge der relativ langandauernden postnarkotischen Ataxie (Stadium I) bei diesem Tier.

Hinsichtlich der Narkose-Dauer fällt der Hund durch verhältnismäßig lange Dauer heraus. Er zeigt aber auch in anderer Beziehung eine Besonderheit: Starke Empfindlichkeit gegenüber Cremophor EL. Dieser Lösungsvermittler wirkt auf den Hund wie ein *Histamin-Liberator:*

Nach Injektion des Lösungsvermittlers wird beim Hund Jucken, Lecken, Durchfall und eine mehr oder weniger starke Blutdruck-Depression, unter Umständen bis zum Schock, beobachtet, die durch Antihistaminika, z. B. Atosil®* oder Benadryl®**, weitgehend abgeschwächt oder aufgehoben werden können. Dieses Phänomen haben wir bei den übrigen zur Prüfung herangezogenen Tieren, Kaninchen, Katze, Affe, kaum beobachten können. Cremophor EL verhält sich ähnlich wie die Polyoxyäthylen-Sorbitan-Fettsäure-Ester, die sog. Tween-Lösungsvermittler, die nach Krantz und Mitarb. (1949) beim Hund und Fuchs Histamin freisetzen, dagegen nicht bei anderen Warmblütern, soweit solche zur Prüfung herangezogen worden sind. Wir kennen die Erscheinung der Histaminfreisetzung ganz speziell nur am Hund, auch von dem Blutersatzstoff Periston®* her.

Eine Narkose ist in ihren einzelnen Phasen durch einen ganz besonderen Ablauf im *elektrischen Hirnstrombild* gekennzeichnet. Es war natürlich von Interesse, ob diese Charakteristika auch für Propanidid Gültigkeit besitzen. Dieser Frage ist F. Hoffmeister im einzelnen nachgegangen, wobei er einen Vergleich mit Hexobarbital durchführte. Hierüber wird in der folgenden Abhandlung im einzelnen berichtet.

Im Prinzip fanden sich zwischen den beiden Stofftypen keine grundsätzlichen, sondern lediglich nur zeitliche Unterschiede im EEG-Ablauf. Propanidid ist ein echtes Narkotikum.

Dies zeigte sich auch hinsichtlich des *Antagonismus gegenüber zentralen Analeptika* vom Typ des Pentetrazol und Bemigrid. Wie bei den Barbituraten wird an der Ratte die narkotische Wirkung von Propanidid durch diese Analeptika reduziert, andererseits durch Propanidid die Krampfwirkung der Analeptika. Auch gegenüber

---

* Bayer, Leverkusen.
** Parke Davis, München.

Tabelle 3

Narkosebeeinflussung durch Chlorpromazin an der Maus

Narkotikum	Dosis mg/kg i.v.	Prämedikation		Applikation vor Narkotikum in min	Narkose- dauer in min ±	Änderung der Narkosedauer gegenüber der Kontrolle		
		Präparat	Dosis mg/gk sbc.			Δ min	Δ %	p-Wert
Propanidid	20	NaCl 0,9%			1,4 ± 0,5			
	20	Chlorpromazin	5	15	2,8 ± 0,6	+ 1,4	+ 100	< 0,001
	20	Chlorpromazin	5	30	1,6 ± 0,5	+ 0,2	+ 14	> 0,5
	20	NaCl 0,9%			1,3 ± 0,5			
	20	Chlorpromazin	10	15	3,8 ± 0,8	+ 2,5	+ 192	< 0,001
	20	Chlorpromazin	10	30	3,6 ± 0,7	+ 2,3	+ 176	< 0,001
Hexobarbital	40	NaCl 0,9%			15,2 ± 2,5			
	40	Chlorpromazin	5	15	34,4 ± 2,5	+ 19,2	+ 126	< 0,001
	40	NaCl 0,9%			14,1 ± 1,5			
	40	Chlorpromazin	5	30	46,2 ± 3,4	+ 32,1	+ 228	< 0,001
	40	NaCl 0,9%			15,2 ± 2,5			
	40	Chlorpromazin	10	15	60,2 ± 4,7	+ 45,0	+ 296	< 0,001
	40	NaCl 0,9%			14,1 ± 1,5			
	40	Chlorpromazin	10	30	77,0 ± 7,1	+ 62,9	+ 446	< 0,001

Tabelle 4

Narkosebeeinflussung durch Reserpin an der Maus

Narkotikum	Dosis mg/kg i.v.	Prämedikation		Applikation vor Narkotikum	Narkosedauer in min ±	Änderung der Narkosedauer gegenüber der Kontrolle		p-Wert
		Präparat	Dosis mg/kg sbc.			Δ min	Δ%	
Propanidid	20	NaCl 0,9%			1,3 ± 0,5			
	20	Reserpin	5	20 min	1,5 ± 0,5	+ 0,2	+ 16	> 0,05
	20	NaCl 0,9%			1,6 ± 0,5			
	20	Reserpin	5	1 Std.	1,6 ± 0,8	± 0	—	—
	20	NaCl 0,9%			1,4 ± 0,5			
	20	Reserpin	5	5 Std.	1,4 ± 0,5	—	—	—
	20	NaCl 0,9%			1,4 ± 0,5			
	20	Reserpin	5	15 Std.	1,8 ± 0,8	+ 0,4	+ 29	> 0,05
	20	NaCl 0,9%			1,3 ± 0,5			
	20	Reserpin	5	24 Std.	1,9 ± 0,6	+ 0,6	+ 46	0,05
Hexobarbital	40	NaCl 0,9%			20,8 ± 4,2			
	40	Reserpin	5	20 min	32,6 ± 8,1	+ 11,8	+ 57	< 0,001
	40	NaCl 0,9%			25,0 ± 2,7			
	40	Reserpin	5	1 Std.	48,3 ± 4,9	+ 23,3	+ 93	< 0,001
	40	NaCl 0,9%			18,0 ± 2,5			
	40	Reserpin	5	5 Std.	34,7 ± 5,3	+ 16,7	+ 93	< 0,001
	40	NaCl 0,9%			21,8 ± 2,7			
	40	Reserpin	5	15 Std.	100,0 ± 5,0	+ 78,2	+ 358	< 0,001
	40	NaCl 0,9%			20,0 ± 3,3			
	40	Reserpin	5	24 Std.	76,7 ± 5,9	+ 56,7	+ 283	< 0,001

Tabelle 5

Narkosebeeinflussung durch Iproniazid an der Maus

Narkotikum	Dosis mg/kg i.v.	Prämedikation		Applikation vor Narkotikum in Std.	Narkosedauer in min ±	Änderung der Narkosedauer gegenüber der Kontrolle		p-Wert
		Präparat	Dosis mg/kg i.m.			Δ min	Δ %	
Propanidid	20	NaCl 0,9%			1,5 ± 0,5			
	20	Iproniazid	100	3	1,2 ± 0,4	− 0,3	− 20	> 0,05
	20	NaCl 0,9%			1,5 ± 0,5			
	20	Iproniazid	100	3	1,3 ± 0,5	− 0,2	− 13	> 0,05
	20	NaCl 0,9%			1,5 ± 0,5			
	20	Iproniazid	100	5	1,0 ± 0	− 0,5	− 33	0,01
	20	Iproniazid	100	18	1,1 ± 0,3	− 0,4	− 27	0,05
	20	NaCl 0,9%			1,6 ± 1,0			
	20	Iproniazid	100	22	1,3 ± 0,7	− 0,3	− 19	> 0,05
	20	NaCl 0,9%			1,5 ± 0,5			
	20	Iproniazid	100	22	1,0 ± 0	− 0,5	− 33	> 0,05
	20	NaCl 0,9%			1,4 ± 0,5			
	20	Iproniazid	100	44	1,4 ± 0,7	± 0	± 0	
Hexobarbital	40	NaCl 0,9%			20,1 ± 2,3			
	40	Iproniazid	100	3	32,4 ± 4,5	+ 12,3	+ 61	< 0,001
	40	Iproniazid	100	5	38,7 ± 8,3	+ 18,6	+ 93	< 0,001
	40	NaCl 0,9%			23,4 ± 4,5			
	40	Iproniazid	100	18	35,1 ± 8,5	+ 11,7	+ 50	0,01
	40	NaCl 0,9%			20,1 ± 2,3			
	40	Iproniazid	100	18	14,3 ± 4,4	− 5,8	− 29	< 0,001
	40	NaCl 0,9%			23,4 ± 4,5			
	40	Iproniazid	100	22	22,1 ± 3,8	− 1,3	− 6	> 0,05
	40	NaCl 0,9%			20,1 ± 2,3			
	40	Iproniazid	100	22	15,5 ± 4,5	− 4,6	− 23	0,01
	40	NaCl 0,9%			26,5 ± 4,9			
	40	Iproniazid	100	44	12,1 ± 1,7	− 14,4	− 54	< 0,001

anderen antikonvulsiven Wirkungen, z. B. im Elektroschock der Maus, ist der Wirkstoff in gleicher Weise wie die Barbiturate wirksam.

Bekannt ist die Verlängerung der Narkose von Hexobarbital und anderen Barbituraten durch Chlorpromazin. In gleicher Weise wird auch die Narkose von Propanidid durch Chlorpromazin bei vorheriger Gabe (15–30 min vorher) verlängert, vgl. Tab. 3, aber nur gering durch vorherige Gabe (20 min–24 Std. vorher) von Reserpin, vgl. Tab. 4. Letzteres Verhalten ist gegenüber dem von Hexobarbital verschieden. Reserpin wirkt in erster Linie kortikal dämpfend, was auf Freisetzung und Ausscheidung von Serotonin bezogen wird, dagegen tritt sein Einfluß auf die Formatio reticularis zurück. Demgegenüber hemmt Chlorpromazin speziell die Formatio reticularis, weniger den Kortex. Anscheinend bedarf es zur Narkose-Verlängerung einer stärkeren Blockade der Reticularis, als sie bei Reserpin vorliegt. Eine genauere hirnelektrische Analyse dieses Verhaltens ist im Gang (HOFFMEISTER).

Die verlängernde Wirkung von Iproniazid (3–18 Std. vorher) auf die Hexobarbital-Narkose wird mit Abbau-Hemmung des Barbiturats erklärt, die narkoseverkürzende Wirkung (18–44 Std. vorher) mit Anreicherung von zentral-erregend wirkenden Katecholaminen im Hirn (HOLTZ u. Mitarb.). Da der Abbau von Propanidid anders verläuft (einfache Esterspaltung) als derjenige von Hexobarbital (Seitenketten-Oxydation), war eine narkoseverlängernde Wirkung nicht zu erwarten. Ähnlich wie beim Hexobarbital kommt es jedoch zu einer angedeuteten Verkürzung der Propanidid-Narkose, die möglicherweise auf den gleichen Wirkungsmechanismus wie bei Hexobarbital zurückzuführen ist; vgl. Tab. 5.

Zur weiteren Charakterisierung der zentralen Wirkung von Propanidid wurden auch die *spinalen motorischen Reflexe* an erwachsenen Katzen in leichter Chloralose-Urethan-Narkose untersucht. Wie aus der schematischen qualitativen Darstellung der Tab. 6 hervorgeht, verstärkt Propanidid nach einer kurzen Hemmungsphase den monosynaptischen Patellar-Reflex deutlich, den polysynaptischen homolateralen Flexor-Reflex vorübergehend leicht. Der Vergleichsstoff Hexobarbital unter gleichen Bedingungen angewendet, hemmt die mono- und polysynaptischen Reflexe. Hier liegt eine gewisse Differenz zu dem Barbiturat vor. Auf die retikulospinale Förderung des Patellar-Reflexes erwiesen sich Hexobarbital und Propanidid etwa in gleichem Umfang hemmend. Das Lokalanaesthetikum Lidocain zeigte sich ähnlich wie Propanidid, z. B. ist die kurze Hemmphase auf die Patellar-Reflex-Amplitude bei beiden Stoffen gleich ausgebildet. Es lagen keine Unterschiede vor, ob diese Versuche am

Pharmakologische Untersuchungen mit Propanidid

Tabelle 6
Spinale motorische Reflexe/Katzen

		Propanidid	Hexobarbital	Lidocain
Patellar-Reflex Amplitude		(↓) ↑	↓	(↓)
contralaterale Förderung ipsilaterale Hemmung	auf elektrischen Reiz des N. ischiad.	↓ ↓	↓ ↓	↓ ↓
reticul.-spinale Förderung	durch elektrischen Reiz in Format. reticul.	↓	↓	↓
Flexor-Reflex homolateral		(↑) ↓	↓	↓
Linguomandibular-Reflex		↓	↓	↓

↑ = Verstärkung   ↓ = Hemmung

intakten Tier oder am bei Th 8–9 spinalisierten Tier durchgeführt worden sind.

Ergaben sich bei diesen Reflex-Prüfungen gewisse Parallelen zu dem Lokalanaesthetikum Lidocain, so werden diese noch deutlicher bei einer Untersuchung der *lokalanaesthetischen Wirkung* von Propanidid:

In einer Versuchsanordnung von WIRTH an der Ratte, bei der mit Hilfe von Elektroden am Schwanz definierte elektrische Reize gesetzt werden, wird der Prüfstoff um die Schwanzwurzel herum injiziert; Erhöhung der elektrischen Reizschwelle bis auf 5 mA ist gleichbedeutend mit örtlicher Anaesthesie.

Propanidid erwies sich hier deutlich wirksam. Aus Abb. 2 ist die Schnelligkeit des Eintrittes der Leitungsanaesthesie erkennbar: Eine 1%ige Lösung führte etwa gleich schnell zu vollständiger Anaesthesie wie die gleiche Konzentration von Procain.

Das Leitungsanaestheticum *baycain®*, welches bereits eingangs erwähnt wurde, ist etwa 2½ mal schneller wirksam. In der Wirkungsdauer übertrifft Propanidid in dem

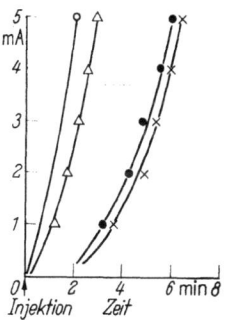

Abb. 2: Leitungsanaesthesie an der Ratte, Eintritt der Wirkung (Mittelwerte von jeweils 10 Tieren).
×—× Propanidid 1%ig (p_h 5,5)
△—△ Propanidid 2,5%ig (p_h 6,1)
●—● Procain 1%ig (p_h 5,6)
○—○ Baycain 1%ig (p_h 6,0).

gleichen Test bei Einwirkung gleicher Konzentrationen dagegen Procain deutlich, es steht zwischen Procain und dem lang wirksamen *baycain*; Abb. 3.

In der *Oberflächenanaesthesie* im Reizsummationstest nach REGNIER erwies sich Propanidid an der Kaninchen-Cornea 2- bis 3mal stärker als Procain.

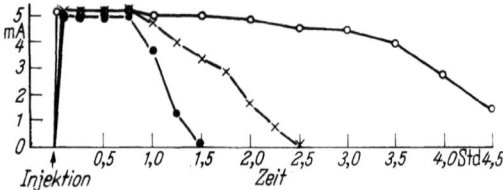

Abb. 3: Leitungsanaesthesie an der Ratte, Dauer der Wirkung (Mittelwerte von jeweils 10 Tieren). ×—× Propanidid 1%ig (p_H 5,0), •—• Procain 1%ig (p_H 5,6), ○—○ Baycain 1%ig (p_H 6,0).

Während die Leitungsanaesthesie den narkotischen Effekt von Propanidid zeitlich weit übertrifft, ist dies hinsichtlich der *analgetischen Wirkungskomponente* nicht der Fall:

Diese Frage wurde mit Hilfe der Kaninchenzahn-Methode nach HERTLE, SCHANNE und STAIB untersucht, bei der ein definierter elektrischer Reiz über Elektroden an den Schneidezähnen von Kaninchen gesetzt wird. Die Erhöhung der Reizschwelle dient als Maß des analgetischen Effektes. Bei jedem Tier wurde vor Applikation des Narkotikum die Reizschwelle festgelegt. Nach der Injektion des Wirkstoffes erfolgte jede Minute die elektrische Reizung mit einem um 50% und dann um 100% über dem Schwellenwert liegenden Reiz bis zum Auftreten der typisch positiven Reizreaktion, die in Mümmeln, Lecken und Kauen besteht. Es ergab sich, daß nach Abklingen der Narkose die erhöhten Reizschwellen nicht mehr erreicht wurden, also ein analgetischer Effekt in diesem Test die narkotische Wirkung nicht überdauert; vgl. Tab. 7. (Zur Kritik dieses Prüfverfahrens als Analgesie-Test vgl. HOFFMEISTER und WIRTH).

Tabelle 7
Analgetische Wirkung von Propanidid am Kaninchen (Zahntest)

Dosis mg/kg i.v.	Δ100-Wert nicht mehr erreicht n. min p. Inj.	Narkose-Stadium zu dieser Zeit	Δ50-Wert nicht mehr erreicht n. min p. Inj.	Narkose-Stadium zu dieser Zeit
30	7	III	8,4	II
40	9,6	III	15,2	I

Bereits einleitend ist gesagt worden, daß hinsichtlich des Abbaus von Propanidid mit einer esteratischen Spaltung gerechnet werden konnte. In-vitro-Untersuchungen mit der manometrischen Methode von Warburg durch PÜTTER bestätigten die Aufspaltung der Estergruppe. Sie erfolgt durch Esterasen, vorzugsweise der Leber. Die Kürze der narkotischen Wirkung von Propanidid dürfte weitgehend mit der raschen Esterspaltung zusammenhängen. Einzelheiten siehe in der in diesem Heft publizierten Arbeit von PÜTTER; vgl. auch die Ausführungen von DOENICKE in diesem Heft.

In eigenen Versuchen zeigte sich, daß durch Paraoxon, einem hochwirksamen Cholinesterase-Blocker, am Ganztier die Narkose durch Propanidid nicht signifikant verlängert wird, vgl. Tab. 8, und daß in vitro im Warburg-Versuch durch Paraoxon keine Hemmung der Esterase-Spaltung eintritt. Hieraus ist zu entnehmen, daß die Cholinesterasen an der Spaltung kaum oder wenig beteiligt sind.

DUHM, MAUL, MEDENWALD, PATZSCHKE und WEGNER haben an Ratten mit radioaktiv an der Karboxylgruppe durch C^{14} markiertem Stoff darüberhinaus nachweisen können, daß an der Säureamidbindung noch eine weitere hydrolytische Spaltung statthat, die aber gegenüber der ersteren zurücktritt; vgl. die Arbeit von DUHM u. Mitarb. in diesem Heft, in der sich auch ausführliche experimentelle Daten zur Verteilung und Ausscheidung finden.

Für die Beurteilung der praktischen Brauchbarkeit eines Arzneimittels, hier eines Narkotikums, ist das Ausmaß und die Art der möglichen *Begleitwirkungen* unter Umständen von entscheidender Bedeutung. Wir haben in diesem Zusammenhang vorzugsweise den Einfluß auf die Atmung, Herz- und Kreislauffunktion, die Einwirkung auf das Blut, Nierenfunktion und Darm und die Frage der allgemeinen Toxizität und der örtlichen Verträglichkeit besonders untersucht.

Untersuchungen der *Herz- und Kreislaufwirkung* zeigten, daß Propanidid auf den Blutdruck leicht senkend wirkt, vgl. Tab. 9, und zwar wenig bei Ratte und Kaninchen, etwas deutlicher bei der Katze, am deutlichsten beim Hund, im letzteren Fall im Zusammenhang mit der Histaminfreisetzung bei diesem Tier; vgl. S. 22. Die Pulsfrequenz wird nur wenig beeinflußt. Meist nach 3–4 min, spätestens nach 10 min sind die Ausgangswerte von Blutdruck und Frequenz wieder erreicht.

Auf Grund einer Kreislaufanalyse nach BROEMSER-RANKE an der Katze wird die Senkung des systolischen und diastolischen Blutdrucks durch Herabsetzung der Volumenelastizität des arteriellen Windkessels und Verminderung des peripheren Gefäßwiderstandes hervorgerufen. Durch Erhöhung des Schlag-Minuten-Volumens kommt es zu einer Regulierung der Blutdrucksenkung innerhalb von 1–2 min nach der Injektion. Eine Erhöhung des Herz-Zeit-Volumens ließ sich am Hund in Morphin-Chloralose-Urethan-Narkose bei zusätzlicher Gabe von 1–10 mg/kg i.v. Propanidid mit der Farbstoff-Injektionsmethode nach LOCHNER und HIRCHE zeigen,

Tabelle 8

Narkosebeeinflussung durch Paraoxon an der Maus

Narkotikum	Dosis mg/kg i.v.	Prämedikation			Narkosedauer in min ±	Änderung der Narkosedauer gegenüber der Kontrolle		
		Präparat	Dosis mg/kg i.m.	Applikation vor Narkotikum in min		Δ min	Δ%	p-Wert
Propanidid	20	NaCl 0,9%			1,8 ± 0,6			
	20	Paraoxon	0,5	5	2,7 ± 1,0	+ 0,9	+ 50	> 0,05
	20	Paraoxon	0,5	30	2,7 ± 0,1	+ 0,9	+ 50	> 0,05
	20	Paraoxon	0,5	60	1,9 ± 0,6	+ 0,1	+ 6	> 0,05
Hexobarbital	40	NaCl 0,9%			18,0 ± 3,6			
	40	Paraoxon	0,5	5	21,9 ± 3,6	+ 3,9	+ 21	> 0,05
	40	NaCl 0,9%			20,8 ± 4,9			
	40	Paraoxon	0,5	30	16,7 ± 3,2	− 4,1	− 20	ca. 0,05
	40	Paraoxon	0,5	60	18,2 ± 3,9	− 2,6	− 12	> 0,05

Tabelle 9

Einwirkung von Propanidid auf den Kreislauf

	Messung in	Registrierung	Dosis mg/kg i.v.	Blutdruck (mm Hg)		Frequenz	Ausgang
				systol.	diastol.		
Ratte[1]	A. carotis	elektronisch nach VATER	10–12	(↓)	(↓)	↓ während Injekt. ↑ leicht	spätestens nach 10 min Ausgangswerte wieder erreicht
Kaninchen[2]	A. auricularis	EEG-Schwarzer-Gerät	40–60	→ bis um 30	→ bis um 30		
Katze[3]	A. carotis		20–40	→ bis um 30	→ bis um 50	fast o. W.	
Hund[4]	A. carotis	elektronisch nach VATER	5–10	→ bis um 60	→ bis um 60	fast o. W.	

[1] Urethan- } Narkose
[2] ohne } Narkose
[3] ohne
[4] Phanodorm-

↓ Abfall
↑ Anstieg

Pharmakologische Untersuchungen mit Propanidid

wobei dieser Anstieg innerhalb von 3 min schon wieder abgeklungen ist. (Versuch von STOEPEL.)

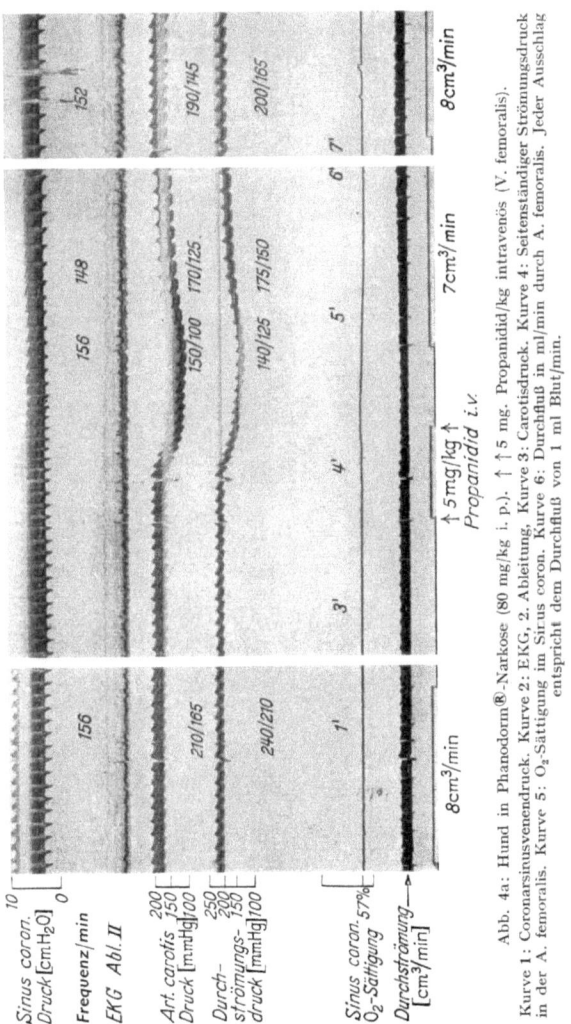

Abb. 4a: Hund in Phanodorm®-Narkose (80 mg/kg i. p.). ↑ ↑5 mg. Propanidid/kg intravenös (V. femoralis).

Kurve 1: Coronarsinusvenendruck. Kurve 2: EKG, 2. Ableitung. Kurve 3: Carotisdruck. Kurve 4: Seitenständiger Strömungsdruck in der A. femoralis. Kurve 5: O₂-Sättigung im Sinus coron. Kurve 6: Durchfluß in ml/min durch A. femoralis. Jeder Ausschlag entspricht dem Durchfluß von 1 ml Blut/min.

In der folgenden Abb. 4a ist der Versuchsablauf bei einem Hund mit 5 mg/kg Propanidid, intravenös injiziert, wiedergegeben (Versuche gemeinsam mit VATER). Wir erkennen, daß der Druck in der

Art. carotis nach Propanidid etwa 60 mm systolisch und 65 mm diastolisch für 3–4 min abgesunken ist. Der gleichzeitig registrierte

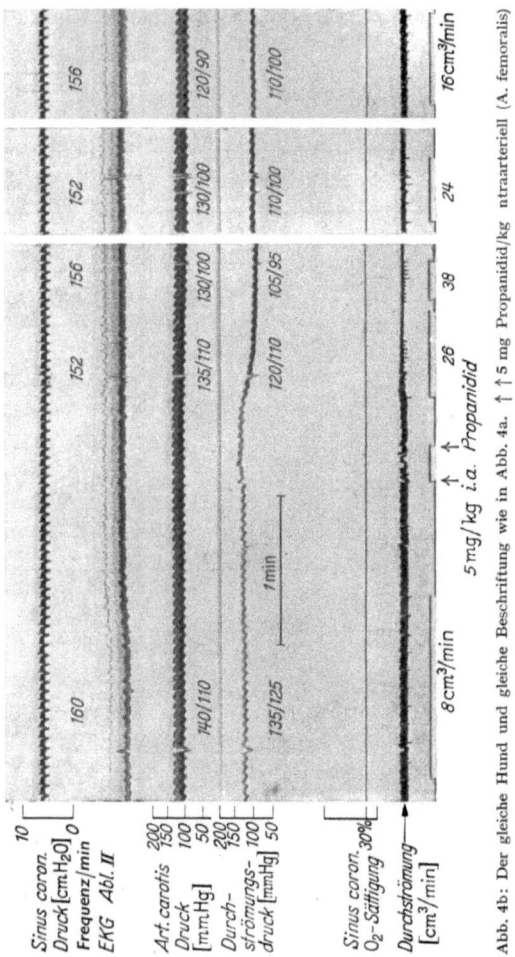

Abb. 4b: Der gleiche Hund und gleiche Beschriftung wie in Abb. 4a. ↑ ↑ 5 mg Propanidid/kg intraarteriell (A. femoralis)

seitenständige Strömungsdruck in der A. femoralis läuft etwa parallel. Der Femoralisdurchfluß – gemessen mit Hilfe einer von VATER entwickelten elektrischen Stromuhr* – bleibt bei der angegebenen Dosis

---

* Apparative Einzelheiten werden von W. VATER publiziert; vgl. Literatur-Verzeichnis.

Pharmakologische Untersuchungen mit Propanidid 33

praktisch unverändert. In dem Kurvenblatt 4b liegt eine intraarterielle Injektion beim gleichen Tier in die Femoralis vor: Der allgemeine Blutdruck (Art. carotis) bleibt fast unverändert, deutlich aber die Beschleunigung des Durchflusses durch die Femoralarterie auf etwa das 3- bis 5fache; nach etwa 10 min sind die Ausgangswerte auch hier wieder erreicht. Der seitenständige Femoralis-Strömungsdruck sinkt mit der peripheren Dilatation ab. Dieses Verhalten fügt sich gut in das Bild einer leichten peripheren Vasodilatation durch Propanidid ein.

Ein Einfluß auf die Sauerstoffsättigung im Koronarsinusvenenblut bei Herzkatheterisierung ergab sich nicht, dagegen eine deutliche Tendenz zur Vergrößerung der Koronardurchströmung für 1–3 min (Meßverfahren bei nicht geöffnetem Thorax nach VATER). Der Druck in den Koronarien, systolisch und diastolisch, sinkt mit der vermehrten Durchströmung schwach ab, was zeigt, daß es sich nach Propanidid um eine Erweiterung der Koronarien handelt.

In Versuchen mit dem Lösungsvermittler Cremophor EL allein ergab sich bei intraarterieller Injektion entsprechender Dosen entweder keine Änderung des Durchflusses der Femoralarterien oder eher eine Verlangsamung. Bei Einspritzung von Cremophor EL unmittelbar in eine Koronararterie bestand ebenfalls Tendenz zu Verlangsamung des Durchflusses. Dies zeigt, daß an den Arterien in bezug auf den Durchfluß der Effekt der Wirksubstanz Propanidid gegenüber demjenigen des Lösungsvermittlers überwiegt.

An der Ratte wurde der Einfluß auf die Adrenalin-Empfindlichkeit, an der Adrenalin-Blutdruck-Wirkung gemessen, unmittelbar vor und 25 min nach Dosen von 1–20 mg/kg i. v. Propanidid untersucht. Die Tiere waren hierbei in Urethan-Narkose. Die Adrenalin-Blutdruck-Wirkung blieb praktisch unbeeinflußt; (Abb. 5).

Die *Atmung* wird beim Kaninchen bei Anwendung einer vollnarkotischen Dosis qualitativ wie bei Barbituraten und Thiobarbituraten herabgesetzt: Es kommt zu Verminderung von Frequenz und Atemvolumen für etwa 10 min. Die Minderung des Atemvolumens ist quantitativ geringer als unter gleichen Versuchsbedingungen durch Thiopental, auch weniger lang.

Demgegenüber steht bei Ratte, Katze, Hund und Affe Hyperventilation mit Erhöhung der Frequenz und Vertiefung der Atmung im Vordergrund. Während bei den niedrigsten vollnarkotischen Dosen die Hyperventilation etwa 1–2 min andauert, und dann wieder eine normale Atmung eintritt, z. B. beim Affen, folgt bei höherer Dosierung vielfach eine mehrere Sekunden andauernde apnoische Phase nach. An Katzen war während der Hyperventilation die Amplitude und die Dauer von Phrenicusentladungen erhöht.

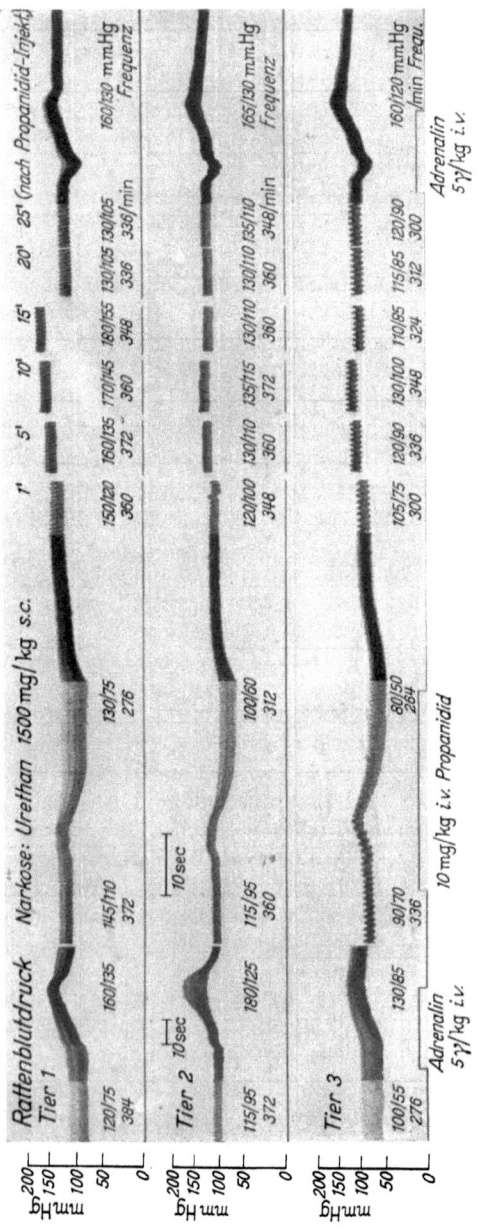

Abb. 5: Blutdruck an Ratten (Urethan-Narkose). Adrenalin 5 γ/kg i.v., 10 mg Propanidid/kg i.v.

Pharmakologische Untersuchungen mit Propanidid 35

Schnell adaptierende propiozeptive Afferenzen aus dem Zwerchfell wurden nicht beeinflußt. Auch in Barbiturat-Äther und Urethan-Chloralose-Narkose trat bei Katzen nach zusätzlicher Injektion von Propanidid die hyperventilatorische Phase auf. Vagusdurchschneidung beeinflußt die Atemreaktion nicht.

Im Zusammenhang mit dieser Atemwirkung wurden einige Versuche zur Frage der Änderung von Alkalireserve und des p_H im arteriellen Blut an Hunden durchgeführt, wobei zur Bestimmung der Alkalireserve die manometrische Methode von VAN SLYKE, zur Bestimmung des p_H eine Metrohm-Blut-p_H-Meßkette unter Verwendung des Metrohm-Präzisions-Kompensator E 388 benutzt wurde.

Die Ergebnisse der Bestimmung sind in Tab. 10 zusammengefaßt*. In jedem Fall wurde bei den insgesamt 8 Hunden bis zu einer Stunde vor Wirkstoffgabe eine Blutprobe unter Paraffinabschluß aus der A. femoralis entnommen. Mit Hilfe des VAN SLYKE wurde unmittelbar nach der Entnahme CO_2 und O_2 direkt bestimmt, weiterhin Standardbikarbonat in einer bei pCO_2 40 mm Hg tonometrierten Blutprobe und schließlich in einer in gleicher Weise bei pCO_2 40 mm Hg und pO_2 um 215 mm Hg tonometrierten Blutprobe der Sauerstoffgehalt. Gleichzeitig wird in der Metrohm-Meßkette der p_H bestimmt.

In jedem Fall wurde nun den Tieren 0,8 ml/kg i.v. Propanidid 5%ig injiziert, entsprechend 40 mg Propanidid/kg. Injektionsdauer 1 min unabhängig vom Körpergewicht. Dann erfolgte nach 1 oder 8 oder 30 min oder 4 Std. eine weitere Blutentnahme.

Hinsichtlich des p_H zeigte sich eine sichere Verschiebung nach der sauren Seite 30 min nach Propanidid-Zufuhr. 1 und 8 min nach Propanidid sind die Werte bei den einzelnen Tieren nicht einheitlich, 4 Std. nach dem Wirkstoff waren praktisch keine p_H-Verschiebungen mehr erkennbar.

Standardbikarbonat sowohl wie die direkt bestimmte CO_2 erwiesen sich ebenfalls 30 min nach Propanidid eindeutig gesenkt. Auch hier 4 Std. nach Propanidid wieder die Ausgangswerte, während 1 min und 8 min nach Propanidid eine einheitliche Tendenz der Abweichung von der Norm nicht erkennbar war.

Die eindeutigen Veränderungen, 30 min nach Propanidid, liegen zu einer Zeit vor, zu der die Tiere bezüglich Kreislauf (Blutdruck) und Atmung keine wesentlichen Abweichungen von dem Normalverhalten mehr gezeigt haben. Wir möchten daher für möglich halten, daß Propanidid eine metabolische Azidose auslöst, welche nach wenigen Stunden wieder zurückgeht. Der Stoff schließt sich hinsichtlich der Bewegung des p_H und des Standardbikarbonat im wesentlichen den Angaben der meisten Autoren über andere Narkotika an, vgl. KILLIAN-WEESE. Eine hinreichende Erklärung für die

* Die Angaben der p_H-Werte in unserer Tabelle sind auf ± 0,01 genau.

Tabelle 10
Einwirkung auf die Blutgase beim Hund

Propanidid 5%ig 0,8 ml/kg i.v = 40 mg Wirkstoff/kg	Vol.-% CO_2 d^*	Vol.-% CO_2 Standard-bicarbonat	pH	ΔpH	Vol.-% O_2 d^*	Vol.-% O_2 t^{**}	% O_2-Sättigung
Hund 13,9 kg vorher	41,5	32,3	7,40		21,6	25,4	85,1
1 min nach Propanidid	39,0	34,0	7,49	+ 0,09	21,4	23,5	91,2
Hund 11,5 kg vorher	35,7	29,9	7,45		15,8	18,7	84,4
1 min nach Propanidid	37,8	32,9	7,41	− 0,04	17,6	19,5	90,5
Hund 12,7 kg vorher	39,7	30,3	7,37		19,6	21,1	93,1
8 min nach Propanidid	45,0	33,6	7,40	+ 0,03	21,2	21,6	98,2
Hund 13,7 kg vorher	38,9	31,8	7,40		19,0	19,9	95,7
8 min nach Propanidid	41,0	24,8	7,33	− 0,07		Probe verunglückt	
Hund 14,5 kg vorher	37,7	32,6	7,46		16,2	17,7	91,7
30 min nach Propanidid	22,3	22,7	7,36	− 0,10	19,4	22,3	86,9
Hund 11,5 kg vorher	28,0	26,3	7,33		13,4	15,2	88,3
30 min nach Propanidid	13,6	11,8	7,22	− 0,11	18,2	18,4	99,0
Hund 15,0 kg vorher	43,2	35,0	7,44		17,6	19,7	89,2
4 Std. nach Propanidid	41,1	34,4	7,41	− 0,03	19,0	20,2	93,9
Hund 13,7 kg vorher	37,6	34,8	7,40		13,4	13,9	96,8
4 Std. nach Propanidid	37,7	35,0	7,40	± 0	13,3	13,6	97,2

* d = direkte Bestimmung.   ** t = Bestimmung nach Tonometrierung.

anfängliche Hyperventilation während und unmittelbar nach der Injektion von Propanidid ist aus diesen Versuchen nicht zu entnehmen.

Aus der Klinik wird ebenfalls vorzugsweise über eine kurzdauernde Hyperventilation berichtet. LANGREHR und L'ALLEMAND halten diese für die Folge eines komplexen Vorgangs, an dem folgende Faktoren beteiligt sein könnten:
1. vorübergehende Lähmung der mechano-sensiblen Lungenafferenzen, die zu vertieften Atemzügen führt,
2. der initiale Blutdruckabfall, der über eine Durchblutungsänderung der chemoceptiven Glomera eine Steigerung der chemoafferenten Antriebe bedingt, und
3. halten die Autoren auf Grund von Untersuchungen mit Estil für möglich, daß Metaboliten zu Reizung der Chemo-Afferenz führen könnten.

Hinsichtlich Punkt 1 und 2 möchten wir zustimmen, Punkt 3 erscheint uns – soweit Propanidid in Betracht kommt – nicht wahrscheinlich.

Zur Frage einer *Einwirkung auf das Blut* wurden Hämolyseversuche durchgeführt.

Zu diesem Zweck benützten wir von Humanblut eine 2%ige Aufschwemmung gewaschener Erythrozyten in physiol. Kochsalzlösung, von der 1 ml mit 9 ml einer Lösung der zu prüfenden Substanz in physiol. Kochsalzlösung vermischt wird, so daß letztlich eine Erythrozytenverdünnung von 0,2% vorliegt. Nach 2 Stunden wird nach Zentrifugieren die Extinktion des Überstandes (das gelöste Hämoglobin) im Beckman-Spektralphotometer bei 580 mμ gemessen. Wir haben jeweils die Konzentration der Prüflösungen bestimmt, die zu beginnender Hämolyse führt, und die Konzentration, bei der eine vollständige Hämolyse eingetreten ist.

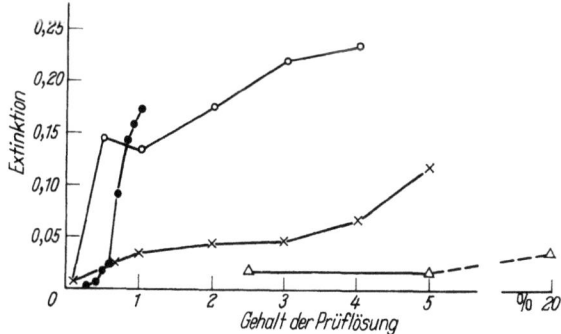

Abb. 6: Hämolyse in vitro, Erythrocyten Mensch (Ablesung nach 2 Stden im BECKMAN-Spektralphotometer bei 580 mμ). ●—● α-Naphthylessigsaures Na, △—△ Cremophor EL, ×—× Propanidid mit Cremophor EL, ○—○ Estil®-Wirkstoff mit Cremophor EL. Sämtliche Lösungen in physiol. Kochsalzlösung frisch angesetzt.

Alle Lösungen wurden in physiol. Kochsalzlösung *frisch* angesetzt, um zu vergleichbaren Werten zu kommen. Eine Übersicht dieser Ergebnisse ist aus Abb. 6 zu entnehmen. Als Hämolyse-Beginn definieren wir in unserer Versuchsanordnung eine Extinktion von 0,05.

Unter unseren Versuchsbedingungen beginnt bei α-Naphthylessigsaurem Natrium* (p_H 7) die Hämolyse bereits bei Konzentrationen von 0,5–0,6%. Der Lösungsvermittler Cremophor EL zeigte bei 20% keine hämolytische Wirksamkeit. Der Estil-Wirkstoff mit Cremophor EL in gleicher Weise angesetzt wie Propanidid ergab bei einer 0,5%igen Konzentration ebenfalls starke Hämolysewerte. Bei Propanidid mit Cremophor EL in physiol. Kochsalzlösung beginnt Hämolyse bei Konzentrationen um 2–3%.

Das Hauptstoffwechselprodukt von Propanidid, die 3-Methoxy-4(N,N-diäthylcarbamoylmethoxy)-phenylessigsäure neutralisiert mit $NaHCO_3$ erwies sich in 5%iger Lösung ohne hämolytischen Effekt, das gleiche gilt für das Stoffwechselprodukt aus dem Estil-Wirkstoff, ein Zimtsäurederivat.

Im Einklang mit diesen Feststellungen steht die Beobachtung, daß wir beim Hund nach Propanidid-Narkose im Harn Hämoglobin nicht nachweisen konnten, im Gegensatz zur Narkose mit Estil.

Im Zusammenhang mit den Hämolyse-Untersuchungen haben wir uns eingehend mit der *Nierenverträglichkeit* des Produktes befaßt. Wir wählten hierzu den Hund als besonders empfindliches Tier. In diesen Versuchen haben wir Propanidid mehrfach absichtlich überdosiert, d. h. durch Nachspritzen die Narkose viel länger ausgedehnt, als es für Humanzwecke vorgesehen ist: z. B. wurden täglich 2 Kurznarkosen an 3 aufeinanderfolgenden Tagen, also insgesamt 6 Narkosen innerhalb 72 Stunden, durchgeführt. In anderen Versuchen wurde durch Dauerinfusion die Narkose teils 2 Stunden, teils 4 Stunden aufrecht erhalten bei einer Gesamtdosis von 200 bzw. 400 mg/kg. Dann haben wir die Tiere mit dem gleichen Narkotikum durch Überdosierung getötet und obduziert. Ergebnisse der histologischen Bearbeitung siehe im Bericht von LIEBEGOTT** in diesem Heft, dort auch Einzelheiten unserer Versuchsanordnung.

Parallel mit diesen Untersuchungen haben wir gemeinsam mit MENG an erwachsenen Ratten den Einfluß von Propanidid auf die glomeruläre Filtration durch Bestimmung der Inulin-Clearance und auf den effektiven renalen Plasmastrom durch Bestimmung der PAH-Clearance untersucht. Die Methode von MENG erlaubt die Benützung freibeweglicher Ratten bei konstantem Plasmaspiegel der Clearance-Substanzen. Propanidid in Dosen von 20–240 mg/kg i.v., kontinuierlich zugeführt, hatte keinen besonderen Einfluß auf die Nieren-

---

* Lösungsvermittler zu 10% im Estil®.
** Wir danken Herrn Prof. LIEBEGOTT, Direktor des Pathologischen Instituts an den Städt. Krankenanstalten Wuppertal, für die histologischen Beurteilungen.

funktion bei einer Prüfung bis zum 15. Tag nach der Applikation; vgl. Abb. 7a.

Dosen von 400 mg/kg i.v. führten dagegen bei einzelnen Tieren nach einem Tag zu Senkung der Inulin-Clearance, weniger der PAH-Clearance und der Filtratfraktion; vgl. Abb. 7b. Während die Inulin-Clearance und die Filtratfraktion noch 12 Tage nach der Applikation

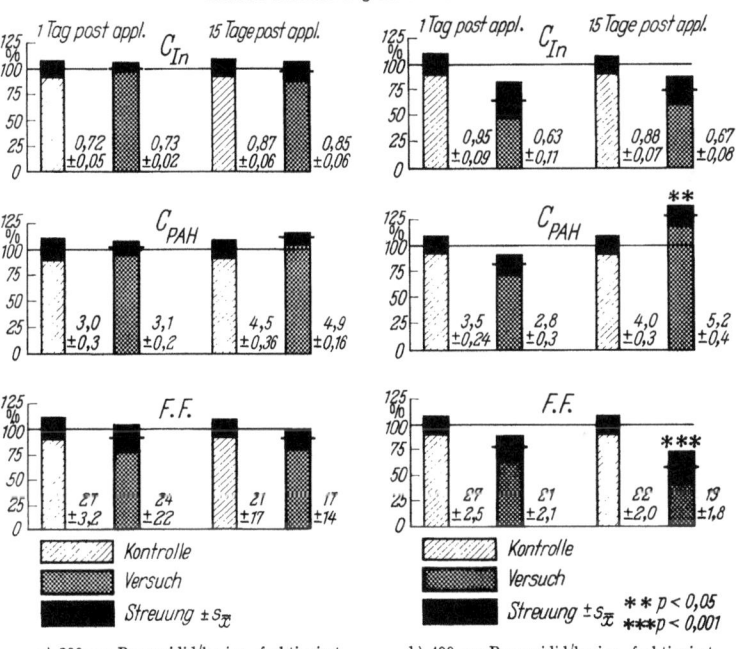

Abb. 7: Untersuchung der Clearance an Ratten.

a) 200 mg Propanidid/kg i.v., fraktioniert in 15 min*

b) 400 mg Propanidid/kg i.v., fraktioniert in 30 min

C_{IN} = Glomerulumfiltrat, C_{PAH} = effektiver renaler Plasmastrom, F.F. = Filtratfraktion. Originalwerte neben den Säulen (Mittelwerte von jeweils 10 Tieren). Kontrollwerte = 100% gesetzt.

unter den Kontrollwerten lag, zeigte sich die PAH-Clearance zu diesem Zeitpunkt signifikant erhöht.

Die Zufuhr von 200 mg/kg i.v. und 400 mg/kg i.v. erfolgte so fraktioniert, daß über die ganze Zeit eine Vollnarkose aufrechterhalten worden ist. Die für den Menschen vollnarkotische Dosis liegt bei 7–10 mg/kg i.v. Erst die 40fache menschliche Narkosedosis – unter

---

* Bei den Originalwerten für F.F. in Abb. 7a ist ein Fehler stehen geblieben. Es muß heißen: 24 ± 2,2; 21 ± 1,7 und 17 ± 1,4.

Tabelle 11
Einwirkung von Propanidid auf die Diurese bei Ratten

Dosis mg/kg i.v.	Mehrausscheidung gegenüber Kontrolle						Titrationsacidität* gegenüber Kontrolle nach		
	Harn in % innerhalb			in μ val** innerhalb 6 Std.					
	0–1 Std.	0–3 Std.	0–6 Std.	Na+	K+	Cl−	1 Std.	3 Std.	6 Std.
20 = 0,069 mmol	+ 23	+ 11	+ 14	− 13	0	− 42,3	+ 0,1	− 0,1	− 0,1
40 = 0,138 mmol	− 29	+ 7	+ 4	+ 91,3	+ 10,3	+ 67,6	+ 0,1	− 0,1	− 0,5

* Titrationsacidität gegenüber Kontrolle in ml n/10 NaOH/10 ml Harn.
** Normale Streuung: ± 50 μ val für K+ und Cl−, ± 40 μ val für Na+.

Aufrechterhaltung der Vollnarkose der Ratte kontinuierlich appliziert – führte an diesem Tier auf Grund der Clearance-Versuche zu einer länger dauernden Beeinträchtigung der Nierenfunktion. Dagegen blieb die 20fache Narkosedosis des Menschen für die Nierenfunktion der Ratte unauffällig.

Schließlich wurden erwachsene Ratten verwendet, denen eine Niere in Äthernarkose total exstirpiert und die beiden Pole der zweiten Niere gekappt waren. Bei diesen Tieren mit 75%iger Nephrektomie, bei denen die Leistungsbreite der Nierenfunktion also experimentell eingeschränkt war, wurde die Inulin- und die PAH-Clearance durch zweimalige Zufuhr von 200 mg/kg i.v. Propanidid in einwöchentlichem Abstand nicht weiter herabgesetzt.

Wie alle Narkotika führt auch Propanidid im Anschluß an die Narkose zu einer kurzdauernden Einschränkung der Diurese an der Ratte, jedoch nur bei einer vollnarkotischen Dosis. Dies zeigt Tab. 11: 20 mg/kg i.v. ist ohne Wirkung; nach der vollnarkotischen Dosis von 40 mg ist in den ersten Stunden die Wasserdiurese reduziert, die Bilanz 3 Stunden nach der Narkose wieder ausgeglichen.

Eine *Darmwirkung* ließ sich, untersucht am isolierten Meerschweinchendarm nach MAGNUS, *nicht* feststellen. Auch der Acetylcholinspasmus (hervorgerufen durch 10^{-6} Acetylcholin) wird am gleichen Versuchsobjekt kaum beeinflußt: 50%iger Hemmwert erst bei 21 mg Propanidid/Liter. Am Meerschweinchendarm in situ nach STRAUB und VIAUD führte

Pharmakologische Untersuchungen mit Propanidid 41

Propanidid i.v. zu keiner Änderung des Schwellenwertes für die Peristaltik
Am Hund, weniger bei der Katze, wird jedoch häufiger während der Narkose Defäkation beobachtet; vgl. S. 42.

Zur *allgemeinen Verträglichkeit* hinsichtlich der akuten Toxizität vgl. Tab. 12: Bei einmaliger i.v. Zufuhr entspricht die Toxizität

Tabelle 12
Akute Toxizität (einmalige Zufuhr). DL_{50} in mg/kg

	Propanidid	Thiopental	Hexobarbital
Maus i.v.	180 ± 5 *	50*	170 ± 10 *
Maus sbc.	1250		330 ± 33
Ratte i.v.	81 ± 3 **		
Ratte p.o.	4000		> 250
			< 500
Kaninchen i.v.	75 ***	35	~ 70
Katze i.v.	80–90 ***	30	~ 90
Hund i.v.	80 ****		~ 60

* Injektionsgeschwindigkeit 0,5 ml/20 g/30 sec; Nachbeobachtung 48 Std.
** Injektionsgeschwindigkeit im Schuß.
*** Injektionsgeschwindigkeit 30″/kg.
**** Injektionsgeschwindigkeit 15″/kg.

(DL_{50}) von Propanidid etwa derjenigen von Hexobarbital, sie beträgt etwa $1/2$ bis $1/4$ der von Thiopental. Subkutan oder oral ist Propanidid wesentlich weniger wirksam als Hexobarbital. Im Zusammenhang mit dem esteratischen Abbau von Propanidid (vgl. S. 28) ist es verständlich, daß mit abnehmender Injektionsgeschwindigkeit auch die akute Toxizität geringer wird, dies zeigt

Tabelle 13

Injektionszeit	DL_{50}
5 sec	105 mg/kg ± 9,5
10 sec	115 „ ± 8,0
30 sec	180 „ ± 5,0
60 sec	210 „ ± 16,0

Das Hauptprodukt der esteratischen Spaltung, 3-Methoxy-4-N,N-diäthylcarbamoylmethoxy-phenylessigsäure:

$$\text{OCH}_2\text{—CO—N}(C_2H_5)_2$$
$$\bigotimes\text{—OCH}_3$$
$$\text{CH}_2\text{—COOH}$$

ist kaum toxisch (DL_{50} Maus i.v. bei 1550 mg/kg). Der Stoff erwies sich auch ohne narkotische Wirkung – geprüft am Kaninchen bis 1000 mg/kg i.v. Ebenso ist die Alkoholkomponente, der n-Propylalkohol, unter unseren Gesichtspunkten untoxisch.

Bereits bei der Besprechung der Narkose-Versuche hatten wir auf die besondere Empfindlichkeit des Hundes gegenüber dem Lösungsvermittler *Cremophor EL* hingewiesen, die wir auf Histaminfreisetzung beziehen. Solche Wirkungen, insbesondere vermehrter Kotabgang, Kratzen und dgl., machten sich schon bei 160 mg/kg Cremophor EL i.v. bemerkbar. Nach spätestens 2 Std. waren die Symptome vollkommen zurückgegangen. Auch bei Steigerung der Cremophor-Dosis auf das 4fache, z. B. 640 mg/kg, sind die Überempfindlichkeitssymptome nach 2–3 Std. wieder abgeklungen.

Die Katze ist deutlich weniger empfindlich als der Hund, hier werden 100–200 mg/kg i.v. meist ohne besondere Symptome ertragen, während 500 mg/kg i.v. vorübergehend zur Seitenlage führen.

Die Nager sind unempfindlicher: Beim Kaninchen blieben 1000 mg/kg i.v. ohne erkennbare Symptome. Die Maus wird zwar bei i.v. Injektion hoher Dosen schlaff, es war jedoch nicht möglich, die tödliche Dosis zu ermitteln (DL_{50} größer als 5000 mg/kg i.v.). Eine eingehende Untersuchung zur Toxikologie des Cremophor EL liegt von H. OETTEL* vor. Es geht daraus als besonders bemerkenswert das Fehlen von Speicherungserscheinungen (Kaninchen: Leber, Milz, Lunge) und das Fehlen hämolytischer Effekte nach intravenöser, auch mehrmaliger Injektion hervor. Weitere Angaben zu Cremophor EL vgl. bei REHDER und SCHMIDT.

In den Versuchen mit *mehrfacher Zufuhr von Propanidid*, täglich 2 Narkosen an 3 aufeinanderfolgenden Tagen, zeigte sich am Tag nach der letzten Narkose an Hunden kein Einfluß auf die Zahl der roten und weißen Blutzellen, auf das Differentialblutbild und auf den

---

* Persönliche Mitteilung. Die Untersuchungen werden von Prof. OETTEL, Vorstand des Gewerbehygienisch-Pharmakologischen Instituts der BASF, Ludwigshafen, zu gegebener Zeit publiziert.

Hämoglobingehalt. Auch Leberfunktionsprüfungen (BSP-Test, Thymoltrübungstest) ergaben keine Abweichung von der Norm, vgl. Versuche zur Nierenfunktion S. 38.

Im Zusammenhang mit einer evtl. an verschiedenen Tagen auch beim Menschen wiederholten Narkose interessierte die Frage, ob und inwieweit mit anaphylaktischen Erscheinungen zu rechnen ist. Hierzu der klassische Versuch am Meerschweinchen*: In einer Versuchsreihe erfolgte mit Cremophor EL, in einer zweiten Versuchsreihe mit 5%iger Propanidid-Lösung, angesetzt in physiol. Kochsalzlösung mit 20% Cremophor EL, durch sechsmalige i.p. Injektion innerhalb 14 Tagen bei je 25 Tieren die Sensibilisierung. 3 Wochen nach der letzten i. p. Applikation blieb die i.v. Reinjektion *ohne anaphylaktische Erscheinungen.*

Versuche zur *örtlichen Verträglichkeit* von Propanidid 5%ig ergaben bei intravenöser Injektion an Hund, Kaninchen und Ratte keine erkennbaren Venenschäden.

Bei Injektion von 0,1 ml Propanidid 5%ig in eine gestaute Ohrenrandvene von Kaninchen und Kontakt des Narkotikum mit der Venenwand 1 min lang, kam es bei der Mehrzahl der Tiere ebenfalls zu keinen erkennbaren Venenreaktionen. Der gleiche Versuch an der V. saphena des Hundes mit 0,5 ml führte zu vorübergehender leichter Schwellung. Weder bei den Kaninchen noch bei den Hunden traten Thrombosen oder Nekrosen auf.

Intramuskulär an der Ratte 0,1 ml, an der Katze 0,5–1 ml appliziert, blieb praktisch reizlos. Subkutan 0,1 ml bei 25 Ratten eingespritzt, zeigte bei 2 Tieren örtliche Infiltrate und Nekrosen, bei den übrigen keinen Befund. Der Quaddelversuch am Kaninchenohr (0,1 ml intrakutan) ergab Infiltrate bis Nekrosen.

Zusammengefaßt erwies sich demnach die 5%ige Lösung im Tierversuch von guter Venenverträglichkeit. Daß der Stoff bei längerem Kontakt mit Gewebe nicht völlig reizlos ist, ergibt der Quaddelversuch.

Im Hinblick auf die vielfachen Diskussionen in der Literatur der letzten Jahre über die örtliche Verträglichkeit von intravenösen Narkotika bei versehentlicher intraarterieller Injektion haben wir auch diese Frage bei Propanidid eingehend untersucht. Die Ergebnisse sind in der Arbeit HOFFMEISTER, GRÜNVOGEL und WIRTH in diesem Heft niedergelegt.

---

* Versuchsanordnung entsprechend den Richtlinien der amerikanischen Food and Drug Administration (FDA).

Zusammenfassung

1. In Propanidid, 3-Methoxy-4(N,N-diäthylcarbamoylmethoxy)-phenylessigsäure-n-propylester, liegt nach Untersuchungen an Mäusen, Ratten, Kaninchen, Katzen, Hunden, Affen ein i.v. Narkotikum von kurzer Wirkungsdauer und sehr rascher Erholungszeit vor.

2. Die therapeutische Breite entspricht den bekannten i.v. Narkotika der Barbiturat- und Thiobarbiturat-Reihe.

3. Propanidid verhält sich wie Barbiturate hinsichtlich des wechselseitigen Antagonismus gegenüber zentralen Analeptika und der Narkose-Verlängerung durch Chlorpromazin-Vorgabe. Dagegen ist Reserpin-Vorgabe ohne besonderen Einfluß. Auch Iproniazid verlängert die Propanidid-Narkose nicht, führt jedoch zu einer geringen Verkürzung. (Versuche an der Maus.)

4. Im Gegensatz zu Barbiturat, das zur Abschwächung führt, wird durch Propanidid an der intakten und Spinalkatze der monosynaptische Patellarreflex deutlich, der polysynaptische homolaterale Flexorreflex vorübergehend leicht verstärkt.

5. Auf den Kreislauf wirkt Propanidid während der Narkose leicht blutdrucksenkend. Wiederherstellung der Ausgangslage 3 bis 10 min nach Injektionsbeginn. Dieser Effekt steht u. a. im Zusammenhang mit nachweisbarer Verringerung des peripheren Gefäßwiderstandes.

6. Zu Beginn der Narkose – etwa für 1–2 min – wird bei der Mehrzahl der Versuchstiere Hyperventilation beobachtet, der bei höheren Dosen eine mehrere Sekunden andauernde apnoische Phase folgen kann.

7. In den ersten min nach Propanidid-Zufuhr sind Standardbikarbonat und p_H nur uncharakteristisch verändert. 30 min nach Wirkstoffzufuhr liegt im arteriellen Blut von Hunden Azidose vor. Nach 4 Std. ist die Ausgangslage wiederhergestellt. Es ist unwahrscheinlich, daß die Hyperventilation auf er Blutsäuerung beruht.

8. Eine analgetische Wirkung, die die Narkose überdauert, ist im Tierversuch nicht zu beobachten, wohl aber ein leitungsanaesthetischer Effekt mit einer Wirkungsdauer zwischen Procain und Stoffen der Lidocain-Gruppe.

9. Die Grenzkonzentration frisch angesetzter Propanididlösungen (in physiol. Kochsalzlösung mit Cremophor EL-Zusatz), bei der in vitro Hämolyse einer 0,2%igen Aufschwemmung gewaschener menschlicher roter Blutkörperchen beginnt, liegt bei 2–3%.

10. Im Zusammenhang hiermit steht die Nierenverträglichkeit: Die 20fache menschliche narkotische Dosis kontinuierlich zur Dauernarkose appliziert, ist am Hund und in Clearance-Versuchen an der

Ratte nierenverträglich. Bei der 40fachen narkotischen Menschendosis ist die Clearance bei der Ratte herabgesetzt.

11. Im Meerschweinchenversuch kommen anaphylaktische Überempfindlichkeitserscheinungen nicht zur Beobachtung.

12. Propanidid wird im Stoffwechsel esteratisch gespalten. Die Hauptprodukte der esteratischen Spaltung sind nicht narkotisch und praktisch ungiftig. Die Cholinesterasen sind an der esteratischen Spaltung kaum beteiligt.

13. Propanidid wird mit Hilfe des Lösungsvermittlers Cremophor EL zu einem farblosen Aquat in Lösung gebracht. Bei Tiernarkosen ist zu berücksichtigen, daß Cremophor EL beim Hund wie ein Histamin-Liberator wirkt.

14. Örtlich ist Propanidid gut verträglich, insbesondere bei intravenöser Injektion.

Summary

1. Propanidide, 3-methoxy-4-(N,N-diethylcarbamoylmethoxy)-phenylacetic acid-n-propylester, is, according to the results of investigations on mice, rats, rabbits, cats, dogs, monkeys, an intravenous anaestetic of short duration of action. The anaesthesia induced by it recedes rapidly.

2. Its anaesthetic range is of the same order as those of the known intravenous anaesthetics of the barbiturate and thiobarbiturate series.

3. With propanidide there is the same antagonism as between the barbiturates and the central analeptics, and as in the case of barbiturates anaesthesia is prolonged by previously administered chlorpromazine. Anaesthesia induced by propanidide is not notably influenced by previously administered reserpine. Iproniazide does not prolong propanidide anaesthesia, but shortens it slightly. (Tests on mouse).

4. In contrast to barbiturate, which has an inhibitory effect, propanidide markedly increases the monosynaptic patellar reflex of intact and spinal cats and temporarily slightly increases the polysynaptic homolateral flexor reflex.

5. The blood pressure is slightly lowered by propanidide during anaesthesia, reversion to the initial values taking place within three to ten minutes after beginning the injektion. One cause of this effect is observable diminution of peripheral vascular resistance.

6. Early in anaesthesia, for about one to two minutes, there occurs hyperventilation in most animals, which on higher dosage may be followed by apnoea for several seconds.

7. Thirty minutes after administration acidosis is present in the arterial blood of dogs, while during the first few minutes standard bicarbonate and p_H do not show characteristic changes. After four hours the initial condition has been restored. It is unlikely that the hyperventilation is due to blood acidosis.

8. Analgesic action outlasting anaesthesia was not seen in animal experiments, but a block anaesthesia effect with a duration intermediate between procaine and the lidocaine group.

9. The minimum concentration of freshly prepared propanidide solution (in physiological saline with Cremophor EL) with which in vitro haemolysis of a 0.2% suspension of washed human erythrocytes begins is 2–3%.

10. Renal tolerance is connected with this. Continuous administration of 20 times the human anaesthetic dosage (continuous anaesthesia) is tolerated by the kidneys of dogs and, according to clearance studies, of rats. 40 times the human anaesthetic dosage reduces clearance in the rat.

11. No anaphylactic hypersensitivity symptoms are produced in the guinea-pig test.

12. Propanidide is systematically broken down by enzymatic action. The chief metabolites produced by esteratic splitting are non-anaesthetic and virtually non-toxic. The cholinesterases are scarcely engaged in the esteratic splitting.

13. With the aid of the solubilizing agent Cremophor-EL propanidide yields colourless aqueous solutions. For use on dogs it should be remembered that Cremophor-EL acts as a liberator of histamine in this animal.

14. Propanidide is locally well tolerated, especially intravenous injections.

Literatur

FEURSTEIN, V.: Anaesthesist **6**, 177—179 (1957).
FREY, R. und K. J. HERMANN: Anaesthesist **6**, 170—173 (1957).
GIRNDT, O.: Arch. exp. Path. Pharm. **164**, 118 (1932).
GUEDEL, A. E.: Inhalation Anesthesia, a fundamental guide. (The Macmillan Company, New York 1937.)
HENSCHEL, W. F. und O. JUST: Anaesthesist **6**, 174—177 (1957).
HERTLE, F., O. SCHANNE und J. STAIB: Arzneimittel-Forsch. **7**, 311–314 (1957).
HOFFMEISTER, F. und W. WIRTH, Medizin und Chemie VII, 99—116 (1963).
KILLIAN, H. und H. WEESE: Die Narkose, S. 220 ff. (Georg Thieme Verlag, Stuttgart 1954.)
KRANTZ, J. C. jr., C. J. CARR, H. M. BUBERT und J. G. BIRD: J. Pharmacol. exp. Therap. **97**, 125—128 (1949).

LANGREHR, D. und H. L'ALLEMAND: Anaesthesist **12**, 325–334 (1963).
MENG, K.: Arch. exp. Path. Pharm. **246**, 66–67 (1963).
PULVER, R.: Anaesthesist **6**, 167–170 (1957).
REHDER, K. und L. SCHMIDT: Arzneimittel-Forsch. **7**, 703–705 (1957).
STRAUB, W. und G. VIAUD: Arch. exp. Path. Pharm. **169**, 1–8 (1933).
THUILLIER, M. J. und R. DOMENJOZ: Anaesthesist **6**, 163–167 (1957).
VATER, W.: Biochem. Pharmacol. **12**, Suppl., Ref. 527, S. 150 (1963).
WIRTH, W. und R. GÖSSWALD: Dtsch. Zahnärztl. Ztschr. **15**, 1271—1280 (1960).

Zur Wirkung von Propanidid auf Spontan-EEG und induzierte Potentiale von Katzen und Kaninchen

Von

F. Hoffmeister

Aus dem Pharmakologischen Laboratorium
der Farbenfabriken Bayer AG, Werk Wuppertal-Elberfeld
(Leiter: Prof. Dr. Dr. W. WIRTH)

In der vorliegenden Arbeit wird über elektroencephalographische Untersuchungen mit Propanidid [3-Methoxy-4-(N,N-diäthylcarbamoylmethoxy)-phenylessigsäure-n-propylester berichtet.

Da Propanidid ähnlich wie andere narkotisch wirksame Phenoxyessigsäureamide gegenüber herkömmlichen Narkotika pharmakologische Besonderheiten aufweist (WIRTH et al.; BRINLING u. SHOPIRO), sollte geklärt werden, ob es hinsichtlich seiner Wirkung auf hirnelektrische Abläufe bekannten narkotisch wirksamen Substanzgruppen wie z. B. den Barbituraten zugeordnet werden kann, oder ob es eine Sonderstellung einnimmt. Zu diesem Zweck wurde sein Einfluß auf narkoseempfindliche spontane und induzierte Potentiale im Vergleich mit einem Barbiturat (Hexobarbital) untersucht.

Methodik

Als Versuchstiere dienten Katzen und Kaninchen. Einem Teil der Katzen waren Dauer-Elektroden gesetzt worden, andere wurden, ebenso wie Kaninchen, im akuten Versuch verwendet. Die Präparation der Katzen für den akuten Versuch erfolgte in Äthernarkose, Immobilisation nach Absetzen des Äthers durch Succinylcholin-chlorid.

Abgeleitet wurde bei Katzen von der Formatio reticularis mesencephalica (stereotaktische Koordinaten: frontal +2 mm, lateral 1–3 mm, horizontal −3 mm), vom Thalamus (stereotaktische Koordinaten: frontal 11,5 mm, lateral 3–5 mm, horizontal + 2 mm), vom Cortex (stereotaktische Koordinaten: frontal + 26 mm, lateral 2–5 mm, intracortikal). Bei Kaninchen erfolgte die Ableitung von der Formatio reticularis mesencephalica in Höhe der caudalen 2 Hügel in 15 mm Tiefe, dem Hippocampus, dem ventromedialen Thalamus und dem frontalen Cortex.

Bipolar elektrisch gereizt wurde bei Katzen der Nervus ischiadicus, in der Formatio reticularis mesencephalica (Koordinaten s. o.) und im Thalamus (Koordinaten s. o.).

Elektrodenabstand 2–3 mm, Elektroden: mit Lack isolierte V 2a-Stahlröhrchen vom Durchmesser 0,3 mm und einer leitenden Spitze von 0,3–1 mm Länge.

Reizgeräte: Laboratory Stimulator Nr. 4 mit Stimulus Isolator Einheit 112 der American Electronics bzw. Reizgerät nach TOENNIS. Registriert wurde auf einem Schwarzer 8-Kanal-EEG-Gerät oder einem Schwarzer 12-Kanal Physioscript EE, Zeitkonstante 0,1, Frequenzblende 200. Zusätzlich wurden induzierte Potentiale auf einen Tectronics 502-Oszillographen gegeben und mittels der Recordine von TOENNIS photographiert.

Im einzelnen wurde untersucht:

1. Änderung des Spontan-EEGs von wachen Katzen und Kaninchen unter Substanzgabe.

2. Änderung der Amplitude und Form von induzierten Potentialen unter Substanzgabe.

Dabei wurden ausgewertet:

a) Monophasische induzierte Potentiale, die sich in der Formatio reticularis mesencephalica (Koordinaten s. o.) auf elektrischen Reiz des Nervus ischiadicus ableiten lassen. Impulsbreite: 0,2–2 msec. Reizstärke supramaximal.

b) Recruiting-Potentiale im Cortex auf elektrischen Reiz (5 Hz, Impulsbreite 0,2–1 msec) des ventromedialen Thalamus.

c) Potentiale, die durch elektrische Reize in der Formatio reticularis mesencephalica ausgelöst und im frontalen Cortex (Koordinaten s. o.) abgeleitet wurden. Die Reizfrequenz betrug 3 Hz, Impulsbreite 0,2–2 msec, jeder Reiz wird mit einer Potentialschwankung im Cortex von spezifischer Form und Amplitude beantwortet. Es können unterschieden werden: eine triphasische schnelle Komponente, Latenz 10–30 msec und biphasische langsame Komponenten, Latenz 50–150 msec. Der schnelle Anteil des Potentials wird über das lemniscale System fortgesetzt, die langsamen Komponenten verlaufen über extralemniscale Bahnen.

Narkotika hemmen die unter a) und b) beschriebenen Potentiale (vgl. ARDUINI and ARDUINI; DOMINO; SHOPIRO and SIGG) ebenso, wie die langsamen Komponenten des Cortex Potentials (FRENCH, VERZANO and MAGOUN).

Ergebnisse

1. Spontan-EEG

In Abb. 1 sind die EEG-Veränderungen im Verlaufe einer Propanidid-Narkose bei der Katze (40 mg/kg i.v.) wiedergegeben. Nach kurzem Spindelstadium wird die elektrische Aktivität bis black out gedämpft. Sekundärentladungen treten in regelmäßiger Folge von etwa 1/sec in Erscheinung. Mit dem Abklingen der Narkose beginnt sich das EEG über das Stadium der scharfen Wellen und Spindeln zu normalisieren. 10–15 min nach der Injektion sind keine Abweichungen von der Norm mehr erkennbar. Beim Kaninchen wurden gleichsinnige Veränderungen beobachtet.

Der Ablauf der EEG-Veränderungen unter Propanidid entspricht damit qualitativ demjenigen unter Hexobarbital-Na. Die Gesamtdauer bis zur Normalisierung beträgt jedoch nach Hexobarbital-Na i.v. mehrere Stunden.

Es ist bekannt, daß unter dem Einfluß von Barbituraten das Erlöschen der elektrischen Aktivität, also das Auftreten von black outs mit Sekundärentladungen, klinisch mit dem Toleranzstadium einhergeht (SCHNEIDER und BLUM). Während bei Äther und einigen anderen Inhalationsnarkotika dieses EEG-Symptom bereits ein Gefahrenzeichen im Sinne einer Überdosierung darstellt, gibt das Auftreten von black outs unter Barbiturateinwirkung nur den Zustand einer reflexlosen Narkose mit maximaler Muskelentspannung wieder. Die Barbiturate besitzen also eine ausreichende EEG-Narkosebreite, d. h., einen genügenden Abstand der Dosis, die zu black outs führt von der tödlichen Dosis. Zur Klärung der Frage, ob dies unter dem Einfluß von Propanidid ebenso wie bei Hexobarbital-Na der Fall ist, wurde die EEG-Narkosebreite bestimmt. Wie aus Tab. 1 ersichtlich, ist an der Katze und am Kaninchen der Abstand der black out-Dosis von der tödlichen Dosis in der gleichen Größenordnung wie bei Hexobarbital-Na.

Tabelle 1
EEG-Narkosebreite

Tierart	Substanz	DL 50 mg/kg i.v.	geringste black out-Dosis mg/kg i.v.	EEG-Narkosebreite DL 50 black out
Katze	Propanidid	~ 90	~ 30	~ 3,0
	Hexobarbital	~ 90	~ 30	~ 3,0
Kaninchen	Propanidid	~ 80	~ 20	~ 4,0
	Hexobarbital	~ 70	~ 30	~ 2,3

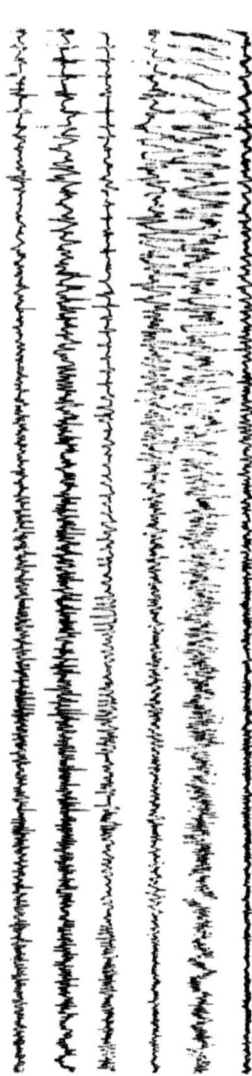

Abb. 1. Elektroencephalographischer Verlauf einer Propanidid-Narkose (40 mg/kg i. v.) bei der Katze.

Normal-EEG

40 mg/kg Propanidid i.v. während der Injektion

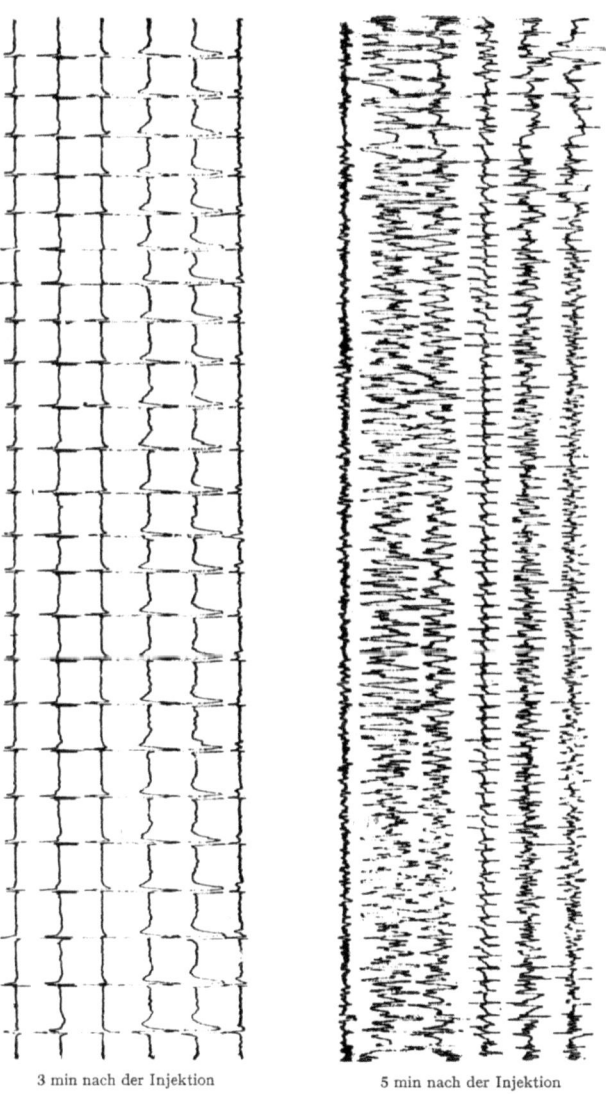

3 min nach der Injektion   5 min nach der Injektion

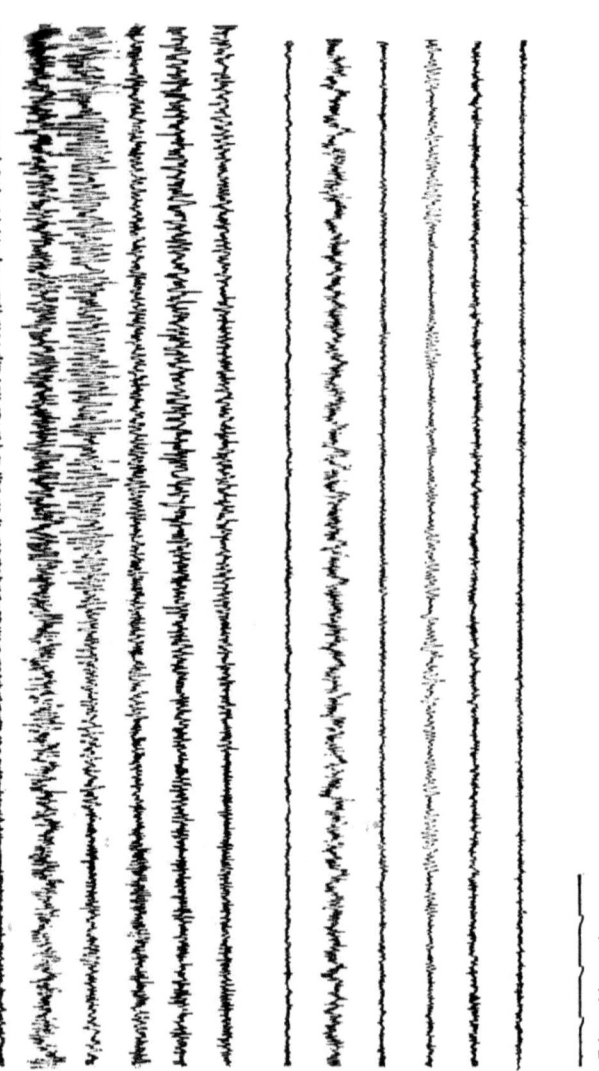

8 min nach der Injektion   15 min nach der Injektion

Nach der Injektion rascher Übergang zu black out. Wiederherstellung des Normal-EEG innerhalb 15 min. Ableitungen von oben nach unten: Cortex frontal rechts und links, occipitaler Cortex rechts, ventromedialer Thalamus links, Caudatuskopf links, Formatio reticularis mesencephalica links. Papiergeschwindigkeit 30 mm/sec

Zur Wirkung von Propanidid auf Spontan-EEG usw. 53

2. Induzierte Potentiale
a) Reticularis-Potential auf Ischiadicus-Reiz

Das Reticularis-Potential wird an der Katze durch 20 mg/kg Propanidid i.v. für 4–5 min abgeschwächt bis aufgehoben (vgl. Abb. 2 und 3).

Abb. 2. *Induzierte Potentiale und Verhalten*
Katzen

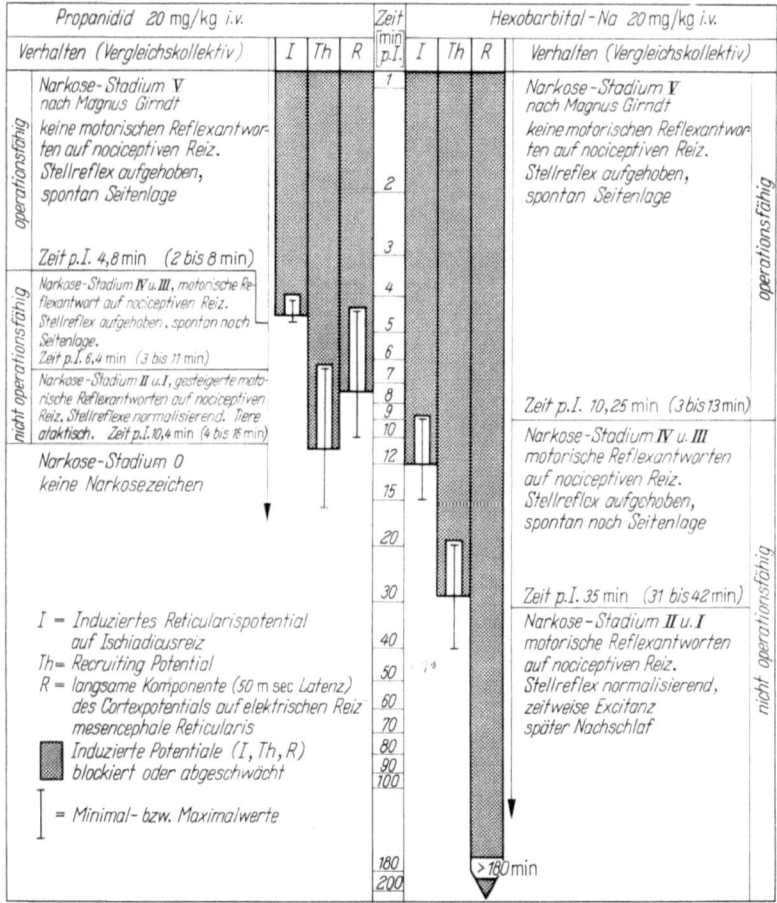

Das Reticularis-Potential auf Ischiadicusreiz wird nach Propanidid und Hexobarbital (je 4 Tiere pro Substanz und Dosis) 5–6 bzw. 12 min lang gehemmt. Für den gleichen Zeitraum nach der Injektion befinden sich die Tiere eines Vergleichskollektivs in operationsfähigem Zustand (Stadium V nach MAGNUS-GIRNDT). Nach Propanidid normalisieren sich Recruiting und Cortex-Potential (langsame Komponente) etwa gleichzeitig. Nach Hexobarbital-Na wird das Cortex-Potential auf Reticularis-Reiz um ein Mehrfaches länger gehemmt als das Recruiting.

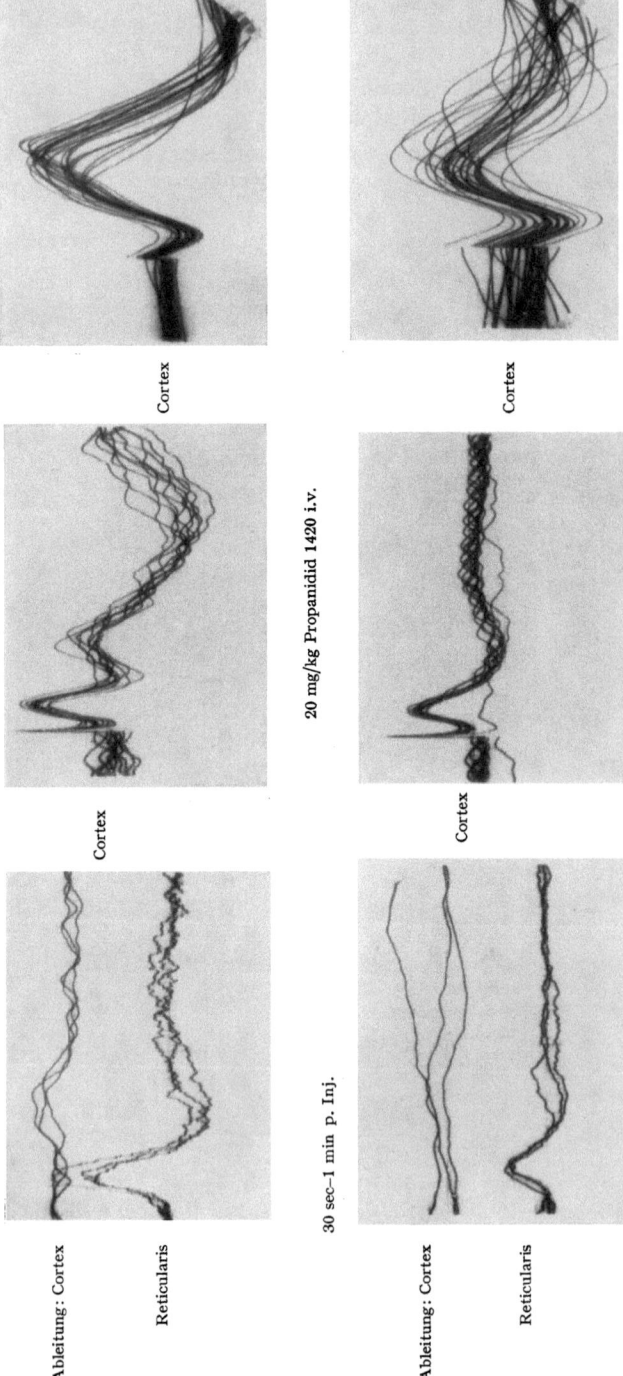

Abb. 3. Beeinflussung induzierter Potentiale durch Propanidid (20 mg/kg i.v.) (Katzen)

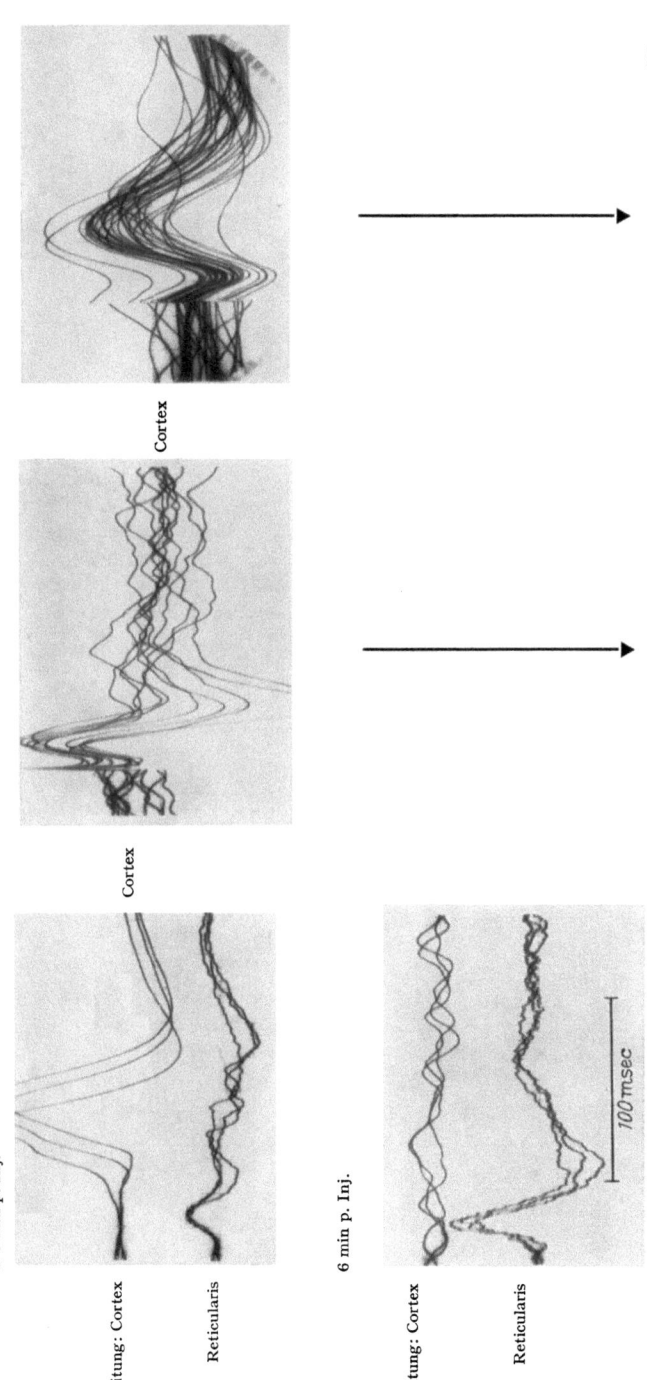

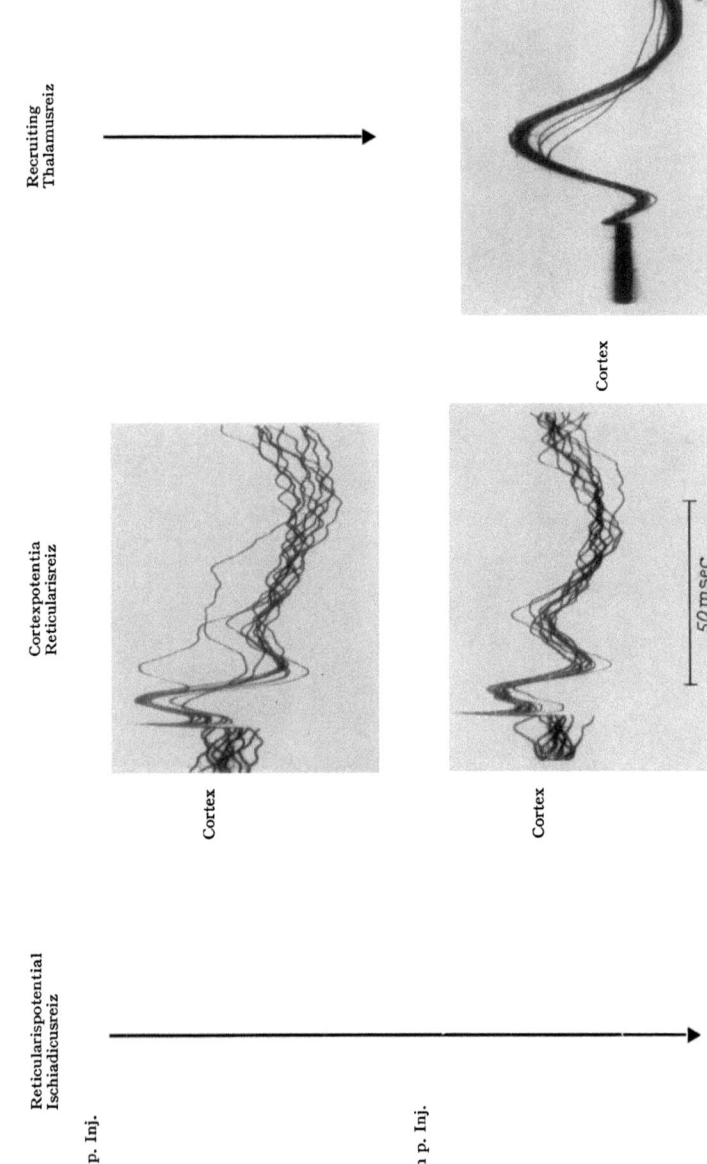

15 min p. Inj.

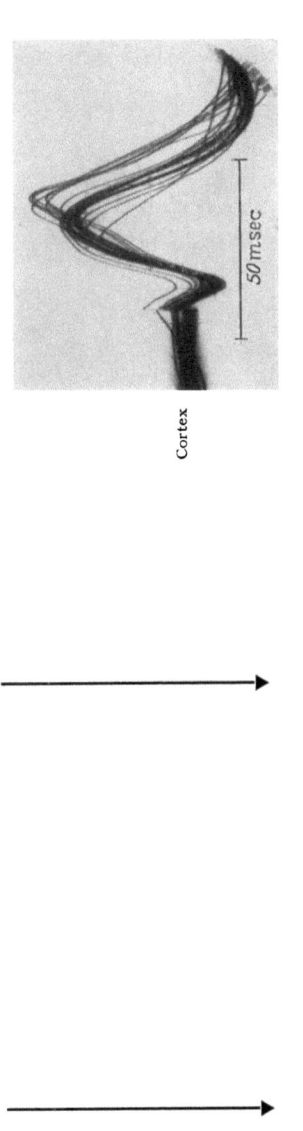

Cortex

Seite 54—57:

Von links nach rechts: Reticularispotential auf elektrischen Reiz des Nervus ischiadicus. Cortexpotential auf elektrischen Reiz der Formatio reticularis. Recruitingpotential.

Das Reticularispotential auf Ischiadicusreiz wird für 6 min abgeschwächt. 2—3 min post Inj. Sekundärpotential im Cortex. Die schnelle Komponente des Cortexpotentials auf Reticularisreiz ist 2—8 min post Inj. vergrößert, die langsamen Komponenten sind für 10 min abgeschwächt. Die Amplitude von Recruitingpotentialen wird 15 min lang verkleinert.

Die gleiche Dosis Hexobarbital blockiert das Reticularis-Potential für etwa 12 min.

b) Recruiting-Potentiale

Die Amplitude von Recruiting-Potentialen wird nach 20 mg/kg Propanidid i.v. für 10–15 min verkleinert, Hexobarbital i.v. 20 mg/kg schwächt für 20–30 min ab (Abb. 2 und 3).

c) Cortex-Potentiale auf Reticularis-Reiz

Die schnelle Komponente des Potentials wird durch Propanidid ebenso wie durch Hexobarbital entweder nicht beeinflußt oder vergrößert. Die langsamen Komponenten werden nach 20 mg/kg Propanidid für etwa 7–8 min abgeschwächt, Hexobarbital blockiert für mehr als 180 min (Abb. 2 und 3).

Das Reticularis-Potential auf Ischiadicus-Reiz wird nach Propanidid und Hexobarbital etwa für den Zeitraum abgeschwächt, in dem die Tiere operationsfähig sind (Narkosestadium VI oder V nach MAGNUS-GIRNDT = keine reflektorischen Abwehrbewegungen auf nociceptiven Reiz bei einem Vergleichskollektiv von 4 Katzen).

Die Normalisierung des Recruiting- und des Cortex-Potentials auf Reticularis-Reiz geht nach 20 mg/kg i.v. Propanidid etwa parallel mit dem Verschwinden äußerlich erkennbarer Narkosezeichen bei einem Vergleichskollektiv. Nach Hexobarbital normalisiert sich das Recruiting nach etwa 30 min. Während dieser Zeit befinden sich die Tiere etwa in Narkosestadium IV bis III (spontan Seitenlage aber motorische Reflexantworten auf nociceptiven Reiz), sind also nicht operationsfähig. Nach mehr als 30 min ist nur noch die langsame Komponente des Cortex-Potentials auf Reticularis-Reiz abgeschwächt. Von diesem Zeitpunkt an sind die Tiere eines Vergleichskollektivs zeitweise erregt, später schlafen sie (Nachschlaf). In Abb. 4 sind die während der Propanidid- und Hexobarbital-Narkose durchlaufenen EEG-Stadien mit ihrer zeitlichen Zuordnung zu der Veränderung von induzierten Potentialen dargestellt. Die einzelnen Stadien sind mit den Zahlen 1–10 bezeichnet, Stadium 10 = maximale Narkosetiefe. Stadium n entspricht der Norm.

Das Reticularis-Potential auf Ischiadicus-Reiz ist bei beiden Stoffen während der EEG-Stadien 10 bis 3 bzw. 4 abgeschwächt.

Besprechung

Propanidid wurde an Katzen und Kaninchen mit Hexobarbital-Na hinsichtlich seines Einflusses auf Spontan-EEG und induzierte Potentiale verglichen. Die Veränderung des Spontan-EEGs unter

Zur Wirkung von Propanidid auf Spontan-EEG usw. 59

...n Einfluß beider Stoffe ist zwar grundsätzlich gleichartig, jedoch
der relative Anteil der einzelnen Narkose-EEG-Stadien bei Hexo-
:bital und Propanidid in zeitlicher Hinsicht unterschiedlich. Bei
opanidid können besonders EEG-Stadien der postnarkotischen
holungsphase fehlen, die bei Hexobarbital stark ausgeprägt sind
d über verhältnismäßig lange Zeiträume beobachtet werden kön-
n.

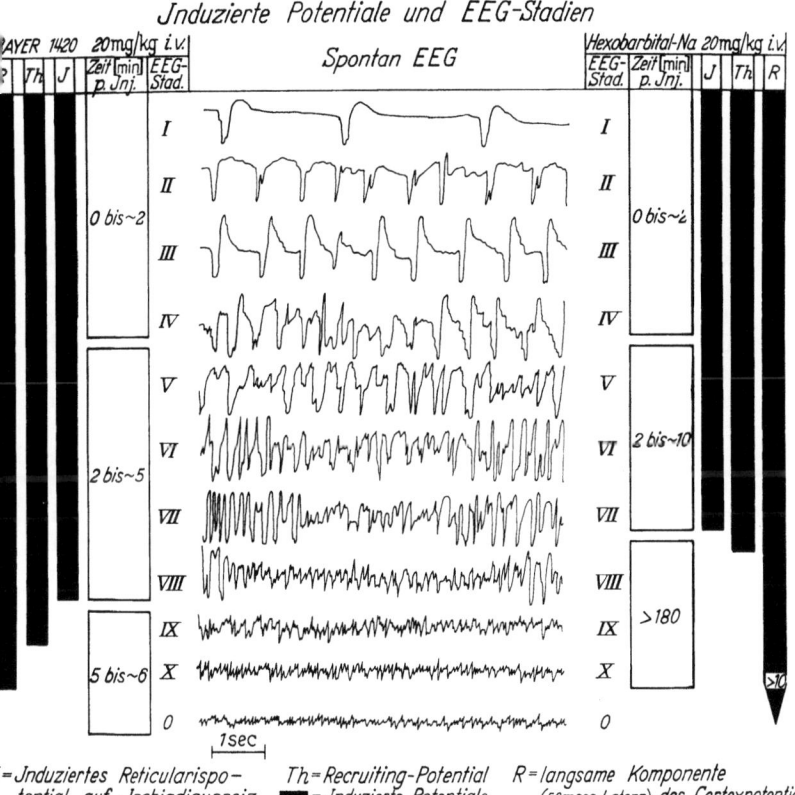

Abb. 4: EEG-Stadien während des Verlaufes einer Propanidid bzw. Hexobarbital-Narkose bei Katzen.
EEG-Stadium I = maximale Narkosetiefe (black out). Zunehmende Abflachung der Narkose von EEG-Stadium
I–X. EEG-Stadium 0 = Normal-EEG. Der EEG-Verlauf nach Propanidid und Hexobarbital ist grundsätzlich
gleichartig, jedoch sind nach Propanidid nicht immer alle EEG-Stadien zu erkennen. Operationsfähigkeit (= Zeit,
während der das induzierte Reticularis-Potential auf Ischiadicus-Reiz abgeschwächt ist bei beiden Stoffen
während der EEG-Stadien X–III bzw. IV.

Die EEG-Narkosebreite (Abstand der Dosis, die zu black outs führt, zur tödlichen Dosis) liegt für Propanidid und Hexobarbital an Katzen und Kaninchen etwa in der gleichen Größenordnung. Ein durch Ischiadicus-Reiz in der mesencephalen Retikulärformation induziertes Potential wird durch 20 mg/kg Propanidid für 5–6 min, durch die gleiche Dosis Hexobarbital für 12 min abgeschwächt. Dieser Zeitraum entspricht in etwa der Zeit, in der Vergleichskollektive sich in operationsfähigem Zustand (Stadium V–VI nach MAGNUS-GIRNDT) befanden. Recruiting- und Cortex-Potentiale auf Reticularis-Reiz (langsame Komponente) normalisieren sich nach 20 mg/kg Propanidid etwa im gleichen Zeitraum (7–12 min nach der Injektion). Nach der gleichen Dosis Hexobarbital-Na ist das Cortex-Potential auf Reticularis-Reiz um ein Mehrfaches länger gehemmt als die beiden anderen geprüften Reaktionen.

Nach den vorliegenden Ergebnissen scheint der EEG-Narkose-Mechanismus unter Propanidid grundsätzlich demjenigen von Hexobarbital und damit auch demjenigen anderer narkotisch-wirksamer Phenoxyessigsäureamide zu entsprechen (vgl. SHOPIRO und SIGG). Zwischen Propanidid und Hexobarbital bestehen jedoch deutliche zeitliche Unterschiede hinsichtlich der Gesamtdauer ihrer Wirkung auf verschiedene Funktionskreise innerhalb des ZNS. Während die Funktion reticulo-cortikaler und thalamo-cortikaler Bahnen nach Propanidid sich etwa gleichzeitig normalisieren, findet sich nach Hexobarbital eine isolierte langdauernde Hemmung der lemniscalen reticulo-cortikaler Verbindungen.

Möglicherweise ist die langdauernde reticulo-cortikale Hemmung nach Hexobarbital u. a. auf die Gegenwart narkotisch-wirksamer Abbau-Produkte dieses Barbiturats zurückzuführen und gibt damit ein elektroencephalographisches Äquivalent für den nach Barbituraten beobachteten Nachschlaf oder „overhang". Da der Abbau von Propanidid über eine einfache Esterspaltung zu einem narkotisch unwirksamen Präparat führt, ist es verständlich, daß dieses Phänomen hier nicht in Erscheinung tritt.

Summary

Propanidid produces similar qualitative changes of the spontaneous EEG of cats and rabbits as hexobarbital, viz. a typical narcosis EEG. Evoked potentials (reticularis potentials on stimulation of the sciatic nerve, cortical potentials on reticularis stimulation, recruiting) are diminished by both these substances. After Propanidid, all three potentials return to normal within 4–10 min.

After hexobarbital, the cortical potential after reticularis stimulation remains essentially longer reduced than the other two reactions. Possible connections between the course of anaesthesia and EEG changes are discussed.

Literaturverzeichnis

ARDUINI, A. und M. ARDUINI: J. Pharmacol. exper. Therap. **110**, 76, 1954.
BRINLING, J., T. SHOPIRO und E. B. SIGG: Arch. int. pharmacodyn. **136**, 113, 1962.
DOMINO: J. Pharmacol. exper. Therap. **115**, 449, 1954.
FRENCH, I. D., M. VERZANO und H. W. MAGOUN: Arch. Neurol. and Psychiatr. **69**, 519, 1953.
SCHNEIDER, J. und J. J. BLUM: Revue Neurologique **94**, 888 (1956).
SHOPIRO, T. D. und E. B. SIGG: Arch. int. pharmacodyn. **136**, 126 (1962).
WIRTH, W. und F. HOFFMEISTER: Anaesthesist 1964.

Über den fermentativen Abbau des Propanidid

Von

J. Pütter

Aus dem Physiologischen Laboratorium der Farbenfabriken Bayer AG, Werk Wuppertal-Elberfeld
(Leiter: Priv.-Doz. Dr. G. L. HABERLAND)

Einleitung

Propanidid ist ein Ultrakurznarkotikum, das von HILTMANN [1] synthetisiert wurde, und dessen pharmakologische Eigenschaften von WIRTH und HOFFMEISTER [2, 3, 4] im Tierexperiment untersucht wurden. Die zunächst bei Hunden und Katzen festgestellte kurze Narkosedauer hat sich auch klinisch bestätigt. Nach iv. Verabreichung von 500 mg pro Person beträgt die Narkosedauer 3–5 min.

Das Ziel der folgenden Untersuchungen war es, festzustellen, ob die Kürze der Narkosedauer durch einen enzymatischen Abbau erklärt werden kann, oder ob man nach anderen Mechanismen, z. B. Verschiebungen der Organverteilung, suchen muß. Nach bisherigen Erfahrungen über den Metabolismus von Arzneimitteln konnte mit folgenden fermentativen Abbaureaktionen gerechnet werden:

$$\begin{array}{c} C_2H_5 \\ O-CH_2-CO\overset{4}{+}N \\ \diagdown \\ \langle\rangle-O\underset{3}{+}CH_3 \overset{2}{\diagup\!\!\!\!\diagdown} C_2H_5 \\ CH_2-CO\underset{1}{+}O-CH_2-CH_2-CH_2 \end{array}$$

1. Spaltung der Esterbindung;
2. Entäthylierung (u. U. oxydativ);
3. Entmethylierung (u. U. oxydativ);
4. Abspaltung der Diäthylamidogruppe;
5. Hydroxylierung des Benzolkerns.

Unter diesen 5 denkbaren Reaktionstypen sind jedoch bisher nur bei Esterspaltungen derartig schnelle Umsätze beobachtet worden. Man darf also annehmen, daß die unter 2–5 genannten Reaktionen nur eine sekundäre Rolle bei der Zerstörung des Propanidid spielen. Wäre eine Esterspaltung an der Verkürzung der Narkose beteiligt, so müßte die entstehende Säure, die 3-Methoxy-4-(N,N-diäthylcarbamoylmethoxy)-phenylessigsäure (MDP),

$$\begin{array}{c} C_2H_5 \\ O-CH_2-CO-N \\ \diagdown \\ \langle\rangle-O-CH_3 C_2H_5 \\ CH_2-COOH \end{array}$$

narkotisch unwirksam sein. Wie WIRTH und HOFFMEISTER [2] fanden, ist dies auch der Fall. Wir haben deshalb zunächst untersucht, ob und in welchen Organen eine Esterspaltung meßbar ist. Die Tatsache, daß, wie wir im ersten Teil zeigen werden, mit manometrischen Methoden eine stöchiometrische Säurebildung zu messen ist,

Über den fermentativen Abbau des Propanidid   63

spricht für die Richtigkeit der Annahme der Esterspaltung. Außerdem werden wir im zweiten Teil dieser Arbeit noch den direkten Nachweis für die Entstehung von MDP erbringen.

1. Teil:

Manometrische Messungen der Esterspaltung

Methodik

Die Entstehung von MDP in *Blut oder Plasma* maßen wir unter anaeroben Bedingungen (5% CO_2 in Argon) in derselben Weise, wie wir es früher [5, 6] für die Messung der Milchsäurebildung durch Tumorzellen angegeben haben, nämlich durch manometrische Bestimmung des freigesetzten Kohlendioxyds aus dem im Serum vorhandenen Bikarbonat. Diese Meßmethode ist insofern berechtigt, als MDP bei physiologischem p$_H$ praktisch völlig dissoziiert ist (Dissoziationskonstante s. u.) und dementsprechend eine äquivalente Menge H^+-Ionen freisetzt. Bei längerer Versuchsdauer ist damit zu rechnen, daß die im Serum vorhandene Bikarbonat-Konzentration nicht ausreicht. Wir bestimmten in solchen Fällen das Bikarbonat vorher und setzten dann so viel 0,155 m $NaHCO_3$-Lösung zu, daß mindestens 2 μmol Bikarbonat im Überschuß im Reaktionsgefäß vorhanden waren.

Zur *Bestimmung des Bikarbonat-Gehaltes* begasten wir 3 ml Blutplasma mit 5% CO_2 in Argon und kippten nach Gleichgewichtseinstellung aus dem Seitenarm des Manometriegefäßes 0,3 ml 2 n H_2SO_4 (großer Überschuß) ein. Die entstehende CO_2-Menge ist ein direktes Maß für das vorher unter dem angewendeten CO_2-Druck gelöste Bikarbonat.

Zu untersuchende *Organe* homogenisierten wir in einer der jeweils gewünschten Verdünnung entsprechenden Menge Ringer-Bikarbonat-Lösung (RB) (Zusammensetzung s. [6]) mit einem Potter-Elvehjem-Homogenator 3 min lang unter Eiskühlung. Nicht pipettierbare gröbere Teilchen wurden mittels Filtration durch Glaswolle entfernt.

Den durch *Retention* der H^+-Ionen entstehenden Fehler haben wir durch folgende vereinfachende *Berechnung* eliminiert: Die einer bestimmten Höhenänderung entsprechende Menge MDP ermittelten wir, indem wir bei jedem Versuch in die Seitenarme zweier Reaktionsgefäße (größtes und kleinstes Gefäß der Reihe) je 15 μMol MDP (gelöst in 0,3 ml Wasser) gaben und diese Säure dann einkippten; der Mittelwert der Höhenänderung ergab die für die Umsatzberechnung benutzte Bezugsgröße. Vorversuche zeigten, daß bis zu 20 μMol MDP der Druckanstieg praktisch proportional dem MDP-Einsatz ist. Da wir für eine Meßreihe nur Gefäße verwendeten, deren Volumina sich um weniger als 2% unterschieden, konnte durch einfache proportionale Umrechnung der Umsatz für jedes Gefäß, in dem Propanidid gespalten wird, mit hinreichender Genauigkeit ermittelt werden. Die Auswertung nach der sonst üblichen Methode durch Berechnung der Gefäßkonstanten und gesonderte Ermittlung der Retention [7, 8] haben wir nur in Einzelfällen durchgeführt, um zu überprüfen, ob MDP wirklich die stöchiometrische CO_2-Menge freisetzt; wir haben dabei im Mittel 97% der Theorie gefunden.

Die *Beschickung* der Manometriegefäße geschah folgendermaßen: 3 ml Blut, Blutplasma (u. U. mit RB verdünnt) oder Organhomogenat wurden in den Hauptraum gegeben. In den Ansatz gaben wir, sofern nicht anders erwähnt, 15 µMol Propanidid in 0,2 ml 50%igem Methylglykol. (Andere Lösungsvermittler waren für manometrische Versuche weniger geeignet.) Nach dem Einhängen in den Thermostaten begasten wir 15 min mit 5% CO_2 in Argon. Nach Einstellung des Gleichgewichtes wurde die Reaktion durch Einkippen des Propanidid in den Hauptraum gestartet. – Die durch Einkippen des Lösungsvermittlers allein bewirkte Höhenänderung (durch Veränderung der Löslichkeit des CO_2) wurde bei der Berechnung berücksichtigt. Ferner wurde bei allen Versuchen mit Blut oder Homogenaten die ohne Propanidid durch glykolytische oder autolytische Vorgänge stattfindende Säurebildung subtrahiert.

Zur Messung der *Sauerstoffaufnahme* pufferten wir die Ringerlösung statt mit Bikarbonat mit 0,067 m Phosphatpuffer (p_H 7,3) ab und homogenierten darin die zu untersuchenden Organe. In den zentralen Einsatz gaben wir 0,2 ml 10% KOH, und als Gas beließen wir Luft. Die übrige Beschickung war wie sonst.

Ergebnisse

1. Versuche mit Blut

Zu orientierenden Zwecken durchgeführte Messungen mit *Blutsera verschiedener Tierarten* ergaben extreme Artunterschiede. Setzt man die weiter unten angegebene Abbaugeschwindigkeit des menschlichen Serums = 100, so ergaben sich für einen Einsatz von 15 µMol Propanidid in 3 ml Serum folgende relativen Anfangsgeschwindigkeiten: Hund 0, Katze 0, Hamster 0, Hammel 4,5, Kaninchen 5,5, Mensch 100, Meerschweinchen 380, Maus 3300, Ratte 4500. Alle Angaben beziehen sich auf unverdünntes Serum; soweit aus experimentellen Gründen Verdünnungen angewendet werden mußten, wurde die gemessene Anfangsgeschwindigkeit mit dem Verdünnungsfaktor multipliziert. Wir haben uns im folgenden bei der Untersuchung des Propanidid-Abbaues durch Blut auf menschliches Blut beschränkt, da die mit tierischem Serum gefundenen Werte für die Humanpharmakologie offenbar irrelevant sind.

3 ml heparinisiertes menschliches *Vollblut* (Heparin bewirkte im Gegensatz zu Natriumzitrat keine Hemmung der Enzymaktivität) bewirkte eine deutliche CO_2-Entwicklung bei Zusatz von Propanidid. Die quantitative Auswertung derselben war aber sehr erschwert, da auch ohne Propanidid die CO_2-Entwicklung sehr groß war; denn die glykolytisch recht aktiven Erythrozyten setzen den im Plasma gelösten Traubenzucker in Milchsäure um. Besser meßbare Werte wurden daher erzielt, wenn wir die Aktivität von Erythrozyten und Plasma getrennt maßen; es war dann in beiden Fraktionen, vor allem

Über den fermentativen Abbau des Propanidid 65

aber im Plasma, die CO_2-Entwicklung ohne Propanidid wesentlich geringer. Mit Propanidid war die CO_2-Entwicklung durch *Plasma* viel größer als durch *Erythrozyten*; sie betrug bei Ausgang von frischem Menschenblut – nach Umrechnung auf gleiches Volumen – etwa das Dreifache der Aktivität der Erythrozyten, wenn die glykolytische CO_2-Entwicklung subtrahiert war. – Eine spontane CO_2-Entwicklung aus Propanidid ohne Zusatz von Serum oder Organhomogenaten fand unter physiologischen Bedingungen nicht statt.

Für frisches *menschliches Blutplasma* fanden wir die in den Abb. 1 und 2 gezeigten Umsatzgrößen. Aus dem Vergleich *verschiedener Serumkonzentrationen* (Abb. 1) geht hervor, daß die Plasma-Esterase

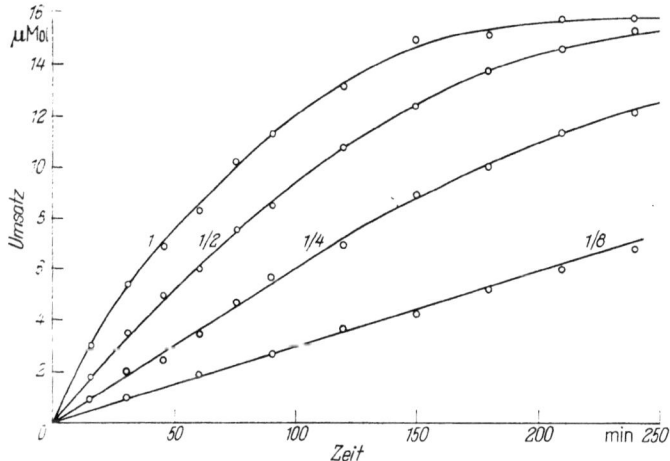

Abb. 1: CO_2-Entwicklung durch 3 ml menschliches Blutplasma in verschiedenen Verdünnungen (unverdünnt, auf $^1/_2$, auf $^1/_4$ und $^1/_8$ mit RB verdünnt) aus 15 μMol Propanidid in Abhängigkeit von der Reaktionszeit.

eine limitierende Komponente für die Reaktionsgeschwindigkeit darstellt. Ferner ist zu ersehen, daß der Umsatz stöchiometrisch verläuft (1 μMol Propanidid gibt 1 μMol CO_2); nach Erreichen dieses Grenzwertes findet keine weitere Reaktion mehr statt.

Die wichtige Frage der *Stöchiometrie* haben wir noch mit unverdünntem Plasma bei verschiedenen Substratkonzentrationen untersucht, indem wir die Reaktion ablaufen ließen, bis keine meßbare Änderung mehr erfolgte. Tabelle 1 demonstriert, daß der Umsatz der Theorie entspricht. – Kippten wir statt Propanidid direkt MDP ein, so erfolgte innerhalb 5 min eine entsprechende CO_2-Entwicklung;

Tabelle 1

Gesamt-CO_2-*Entwicklung durch* 3 ml *menschliches unverdünntes Blutplasma aus verschiedenen Einsätzen an Propanidid*

eingesetzt (μMol Propanidid)	gefunden (μMol CO_2)
15	14,75
7,5	7,62
3,0	2,8
1,5	1,3

im weiteren Versuchsverlauf traten dagegen keine manometrisch erfaßbaren Veränderungen mehr auf.

Abb. 2 zeigt den zeitlichen Verlauf des Umsatzes *verschiedener Substratkonzentrationen*. Bei Einsatz von 15 μMol Propanidid (5 μMol/ml) betrug die Anfangsgeschwindigkeit (ersichtlich aus dem Richtungsfaktor der Tangente) etwa 0,06 μMol · ml^{-1} · min^{-1} oder

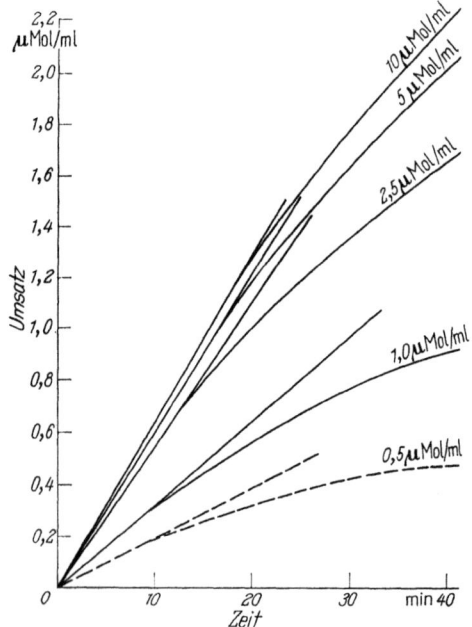

Abb. 2: CO_2-Entwicklung durch 3 ml unverdünntes menschliches Blutplasma aus verschiedenen Einsätzen an Propanidid (30 μMol, 15 μMol, 7,5 μMol, 3 μMol und 1,5 μMol) in jeweils 3 ml Versuchsansatz in Abhängigkeit von der Reaktionszeit. Die durch den Koordinatenanfangspunkt laufenden Tangenten zeigen den theoretischen Umsatz, der sich bei Beibehaltung der Anfangsgeschwindigkeit ergäbe.

0,18 μMol · min^{-1}. Der Vergleich mit den beiden Nachbarkurven zeigt, daß in diesem Bereich die Abhängigkeit der Anfangsgeschwindigkeit von der Substratkonzentration gering ist, d. h., daß sich der Umsatz der Reaktion nullter Ordnung nähert. Bei stärkerer Erniedrigung der Substratkonzentration wird jedoch in zunehmendem Maße die Substratkonzentration limitierend; offenbar nähern wir uns hier dem Anwendungsgebiet des Reaktionsgesetzes erster Ordnung. Die exakte kinetische Erfassung dieses Bereiches ist nicht möglich, denn von etwa 0,5 μMol/ml (gestrichelte Linie) an abwärts sind die Bestimmungen nicht mehr mit hinreichender Genauigkeit durchzuführen.

Die *Kinetik* fermentativer Reaktionen in dem Bereich zwischen der Reaktion nullter und erster Ordnung läßt sich mit hinreichender Genauigkeit nach der Methode von LINEWEAVER und BURK [9] ermitteln. Abb. 3 zeigt die so aus den Substratzusätzen S_0 und den Anfangsgeschwindigkeiten V_0 der Abb. 2 für Propanidid sich ergebenden Verhältnisse. Es ist so möglich, die experimentell nur ungenau zu ermittelnde V_0 für S_0-Werte < 1,0 μMol/ml zu erhalten, um auch den Bereich der klinischen Dosierung zu erfassen (s. u.). Ferner sind aus dem Verlauf der Geraden die maximale Geschwindigkeit (d.h. Geschwindigkeit bei Substratsättigung) $V_{max} = 0,077 \mu$Mol · ml^{-1} · min^{-1} und die Michaelis-Konstante (Substratkonzentration bei $^1/_2$ V_{max}) $K_M = 1,3$ μMol · ml^{-1} zu ermitteln.

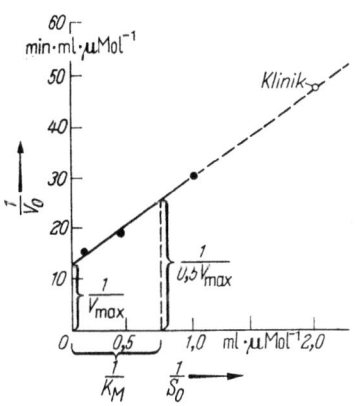

Abb. 3: Abhängigkeit zwischen Reaktionsgeschwindigkeit V_0 im Menschenplasma und Substratkonzentration S_0; Extrapolation auf klinische Werte; Ermittlung von V_{max} und K_M (Erläuterungen s. Text).

Nimmt man an, daß klinisch 500 mg pro Person verabreicht werden und daß diese sich zunächst auf 3 l Blutplasma verteilen, so ergibt sich eine Konzentration von etwa 0,5 μMol/ml, die also noch in der Größenordnung der Michaelis-Konstanten liegt. Das bedeutet, daß der Umsatz zwischen dem für die Reaktion nullter Ordnung und dem für die Reaktion erster Ordnung berechneten liegen muß. Laut Abb. 3 ergibt sich bei $S_0 = 0,5$ μMol · ml^{-1} eine Anfangsgeschwindigkeit $V_0 = 0,021$ μMol · ml^{-1} · min^{-1}. Die für den *halben Umsatz* benötigte Zeit $t_{1/2}$ (nicht „Halbwertszeit") läßt sich daher folgendermaßen einklammern:

$$S_0 \cdot \ln 2/V_0 > t_{1/2} > S_0/2\, V_0$$

$$\frac{0{,}5 \cdot 0{,}69}{0{,}021} \text{ min} > t_{1/2} > \frac{0{,}5}{2 \cdot 0{,}021} \text{ min}$$

$$16{,}5 \text{ min} > t_{1/2} > 12 \text{ min.}$$

Unter den genannten idealisierenden Bedingungen wird also die Hälfte der klinischen Dosis durch das Blutplasma etwa in 14 min umgesetzt. Dieser Wert kann einerseits höher liegen, da einmal keine gleichmäßige Verteilung im Blutplasma vorliegt und ferner ein Teil aus dem Plasma verschwindet; andererseits kann aber auch $t_{1/2}$ in vivo kleiner sein, da unter unseren experimentellen Bedingungen gewisse Fermentschädigungen nicht auszuschließen sind. Da man aber nach klinischen Erfahrungen ein $t_{1/2}$ von etwa 3 min postulieren sollte, erschien es uns doch sehr wahrscheinlich, daß die schnelle Aktivitätsabnahme *nicht durch die fermentative Kapazität des Blutplasmas allein* zu erklären ist. Wir haben deshalb nach Organen gesucht, in denen Propanidid schneller als im Blut abgebaut wird.

2. Versuche mit Organen

Wir bestimmten zunächst die Propanidid-Spaltung durch verschiedene *Kaninchenorgane*. Dabei fanden wir eine hohe Aktivität in der Leber, eine etwa zehnmal so kleine in der Niere und keine Aktivität in Herz und Gesamthirn. Für eine Verdünnung von 1 g Leber in 30 ml RB ergab sich die gleiche V_0 wie für unverdünntes Menschenblutplasma.

Die Lebern von *Hund* und *Katze* bauten Propanidid mit etwa ²/₃ der Geschwindigkeit der Kaninchenleber ab.

Da unsere Versuche gezeigt haben, daß von Tierart zu Tierart große Unterschiede in der Abbaugeschwindigkeit bestehen, hielten wir es für erforderlich, Versuche an *menschlichen* Organen, besonders an menschlicher Leber, einzubeziehen*.

Eine quantitativ vollgültige Bewertung dieser Versuche ist uns aus zwei Gründen nicht möglich: 1. Auf Grund der Todesursachen konnte eine völlige Intaktheit der Leber nicht sicher vorausgesetzt werden; außerdem handelte es sich um relativ alte Menschen. 2. Wir erhielten die

---

* Herrn Prof. Dr. Liebegott (Wuppertal) sei an dieser Stelle vielmals gedankt für seine wertvolle Unterstützung durch die Überlassung von Sektionsmaterial.

Organe erst etwa 20 Std. nach dem Tode, so daß ein postmortales Absinken der Fermentaktivität nicht auszuschließen ist. Die von uns erhaltenen Ergebnisse sind daher als Minimalwerte aufzufassen.*

Abb. 4 zeigt die Spaltung von Propanidid durch die *Leber* eines 50jährigen Mannes (Bronchialkarzinom, keine Lebermetastasen, aber Leber leicht zirrhotisch). Es ist zu erkennen, daß die Anfangsgeschwindigkeit bei einer Verdünnung von 1 g Leber (Feuchtgewicht) pro 30 ml RB etwa bei 0,1 μMol/min lag, also um etwa den Faktor 2 niedriger war als bei unverdünntem Plasma. Demnach

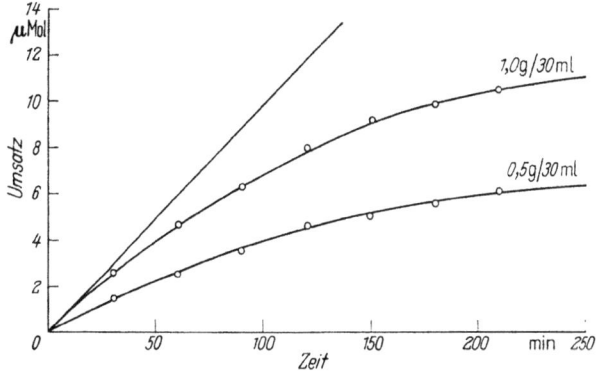

Abb. 4: Säurebildung durch menschliches Leberhomogenat (1,0 g/30 ml (mit V_0-Tangente) bzw. 0,5 g/30 ml) aus Propanidid.

enthielt 1 g Leber etwa 15mal so viel an Propanidid spaltender Esterase wie 1 ml Blutplasma. Es ist allerdings hinzuzufügen, daß wir, wie auch das Beispiel der Abb. 4 zeigt, keine strenge Proportionalität zwischen der Konzentration des Homogenates und der Anfangsgeschwindigkeit fanden, daß also eine Umrechnung auf die Spaltungsgeschwindigkeit in vivo nicht ohne weiteres möglich ist.

Auch bei menschlicher Leber verlief die Reaktion bei nicht zu großen Einsätzen und genügend langer Inkubation *quantitativ*, ohne das theoretische Maß zu überschreiten. Gaben wir direkt die freie Säure MDP zu, nachdem wir deren Lösung mit NaOH auf das p_H des Homogenates eingestellt hatten (beide p_H-Werte unter 5% CO_2 gemessen), so fand keine meßbare CO_2-Entwicklung statt.

---

* Versuche an Kaninchenlebern sprechen allerdings dafür, daß die Aktivität des Propanidid spaltenden Enzyms überraschend langsam abnimmt. So erlitt z. B. eine bei 24° aufbewahrte Leber in 22 Std. nur einen Aktivitätsverlust von 12%.

In einem weiteren Fall (70jähriger Mann, Herzinsuffizienz) verglichen wir die Aktivität *verschiedener Organe*. Die Leber-Aktivität war hier nur halb so groß wie bei dem 50jährigen. Setzten wir die V_0 der Leber gleich 100, so ergab sich:

Leber	Niere	Milz	Herz	Großhirnrinde	Großhirnmark
100	2 (?)	0	0	0	0

Zur Klärung der Frage, ob außer der geschilderten Esterspaltung auch *oxydative* Vorgänge am Abbau des Propanidid beteiligt sind, maßen wir die Sauerstoffaufnahme von Homogenisaten (in Phosphat-Ringer-Lösung) von Leber und Niere von Mensch und Kaninchen ohne und mit Zusatz von Propanidid bzw. MDP. Die geringe endogene Atmung der Organe konnte durch keine der beiden Verbindungen erhöht werden. Dies schließt zwar eine fermentative Oxydation dieser Verbindungen nicht völlig aus, beweist aber, daß deren Geschwindigkeit nicht von gleicher Größe wie die der Esterhydrolyse sein kann.

Zur Sicherstellung der Art des Abbauvorganges maßen wir noch die anaerobe Gasentwicklung mit Propanidid durch menschliche Leberhomogenate in Ringer-Phosphat-Lösung; sie war = 0, unabhängig davon, ob KOH in den Einsatz gegeben war oder nicht. Das beweist, daß die in den Versuchen mit Ringer-Bikarbonat-Lösung gemessene Gasentwicklung als aus dem Bikarbonat stammendes Kohlendioxyd anzusehen ist. Dieses kann nur durch eine *entstandene Säure* freigesetzt werden. Damit alleine ist es praktisch klar, daß die manometrisch gemessene Reaktion die Spaltung der Bindung 1 ist. (Spaltung der Bindung 4 führt zwar ebenfalls zur Freisetzung einer Säure, aber trotzdem nicht zur CO_2-Entwicklung, da gleichzeitig eine bei physiologischem p_H ionisierte Base entsteht.) Trotzdem schließen die manometrischen Versuche andere, manometrisch nicht erfaßbare Abbaumechanismen nicht hundertprozentig aus.

Da nach unseren Versuchen – unter den genannten Einschränkungen – menschliche Leber eine etwa 15mal so hohe Aktivität an Propanidid spaltendem Enzym wie die entsprechende Menge Blutplasma besitzt, und da das mittlere Lebergewicht etwa 1500 g beträgt, müßte die gesamte Leber in der Lage sein, den Abbau etwa siebenmal so schnell zu bewerkstelligen wie das Blutplasma, d. h. in 2 min etwa die Hälfte spalten. Es gibt einige Bedenken, die gegen diese vereinfachende Rechnung sprechen, vor allem den Einwand, daß wir die Kinetik des beteiligten Leberfermentes nicht genügend untersucht haben. Wir beabsichtigen, diese durch eingehendere Untersuchungen zu klären, wenn uns einmal eine frische, völlig gesunde menschliche Leber zur Verfügung stehen sollte. Vorerst erscheint es uns jedoch berechtigt, als erste Näherung anzunehmen, daß die Leber in der Lage ist, in wenigen Minuten die Hauptmenge des Applizierten zu spalten.

2. Teil:

Identifizierung des fermentchemischen Reaktionsproduktes als MDP

Vorversuche: Physikalisch-chemische Eigenschaften des Propanidid und des MDP

Die hier geschilderten Versuche haben vor allem den Zweck, die Methodik der Identifizierung des MDP zu erarbeiten. Jedoch verdienen sie darüber hinaus teilweise gewisses medizinisches Interesse wegen allgemeiner Charakterisierung der Verhaltensweise der beiden hier in Frage stehenden Substanzen.

Unsere spektrophotometrischen Untersuchungen im Ultravioletten, auf die wir hier im einzelnen nicht eingehen können, zeigten, daß Propanidid beim Stehen in schwach alkalischem, neutralem und saurem wäßrigem Medium bei Zimmertemperatur *stabil* ist. Dasselbe gilt für das Spaltprodukt MDP*. Bei stark alakalischem p_H sind dagegen beide Substanzen nicht mehr stabil. MDP läßt sich z. B. nach halbstündigem Stehen in 0,5 n NaOH auf die unten beschriebene Methode nicht mehr zurückgewinnen; vermutlich wird hierbei die Säureamidbindung gespalten.

Durch vergleichende Untersuchungen der UV-Absorption einer Standardlösung und einer gesättigten Lösung bestimmten wir die *Löslichkeit* von Propanidid und MDP. MDP löste sich bei p_H 7,0 bei 22° zu 1,6% und bei 37° zu 1,7%, in 1 n $HClO_4$ bei 22° zu 0,76%. Propanidid löste sich bei 37° und p_H 7,0 zu etwa 0,4%.

Die *Säuredissoziationskonstante* der MDP bestimmten wir durch p_H-Messungen nach Auflösung verschiedener Konzentrationen der freien Säure in CO_2-freiem Aqua bidest. Unter der Voraussetzung, daß die Gleichung

$$K = \frac{(\text{Anion}^-) \cdot (H^+)}{(\text{H-Anion})}$$

Gültigkeit hat (also keine Dimerisierung gelöster Moleküle oder dergl. stattfindet), fanden wir für K einen Wert von $4 \cdot 10^{-5}$ m.

Das *papierchromatographische* Verhalten der MDP untersuchten wir an einer Anzahl von Laufmittelsystemen bei der absteigenden Chromatographie. Die Anfärbung geschah mittels des Merckschen Universal-p_H-Indikators. Bei Benutzung von Anionenaustauscherpapier (Schleicher und Schüll) machten wir die besten Erfahrungen mit folgenden zwei Laufmittelsystemen:

1. 66 ml Azeton + 33,5 ml Di-n-butyläther + 0,5 ml Pyridin; RF = 0,85
2. 20 ml 2,4-Lutidin + 20 ml Dioxan + 3 ml Benzol; RF = 0,81.

---

* Herrn Dr. Hiltmann danken wir vielmals für die freundliche Überlassung von synthetischem MDP für unsere Vergleichszwecke.

Propanidid läßt sich aus wäßrigem Medium quantitativ mit Chloroform *ausschütteln*; dabei ist die Ausbeute unabhängig von p_H. MDP läßt sich aus stark oder schwach alkalischer wäßriger Lösung nicht, aus neutraler Lösung kaum und aus saurer Lösung unterhalb p_H 3 nahezu quantitativ mit Chloroform ausschütteln.

Methodik

Als Nachweismethoden des MDP aus biologischem Material haben sich folgende beide Techniken am besten bewährt:

A. Papierchromatographische Identifizierung: Die auf MDP zu untersuchende Flüssigkeit (Blut, Urin) oder Suspension (z. B. Leberhomogenat) wurde mit fester Soda (0,4 g/25 ml) versetzt und zweimal mit der gleichen Menge Chloroform ausgeschüttelt; die Schichten wurden nötigenfalls durch Einfrieren und anschließendes Zentrifugieren getrennt. Das Chloroform wurde verworfen. Die wäßrige Phase wurde mit dem gleichen Volumen 1 n $HClO_4$ versetzt und mit dem halben Volumen Chloroform homogenisiert; die Schichten wurden wie oben getrennt. Der chloroformige Extrakt wurde wie beschrieben mit den beiden Laufmitteln papierchromatographisch untersucht.

B. Präparative Identifizierung mit halbquantitativem Nachweis: Das zu untersuchende Material wurde zunächst wie oben alkalisch und sauer extrahiert. Die saure, mit dem Homogenisator durchgeführte Extraktion wurde zweimal wiederholt. Die vereinigten sauren Extrakte wurden bei 40° unter Abblasen des Lösungsmittels eingedampft; der Rückstand wurde aus wenig Äthanol umkristallisiert und mit eiskaltem Äther gewaschen. War MDP vorhanden, so lag der Schmelzpunkt zwischen 123 und 126° (Schmelzpunkt der synthetischen mehrfach umkristallisierten MDP = 126°), und der Mischschmelzpunkt zeigte keine Erniedrigung. Das kristallisierte MDP wurde dann gewägt.

Ergebnisse

Weder Organhomogenate noch Körperflüssigkeiten von Mensch oder Tier enthielten eine Substanz, die nach der Identifizierungsmethode A oder B die Anwesenheit von MDP hätte vortäuschen können. Dasselbe gilt, wenn wir Propanidid zusetzten und das Material ohne den geringsten Verzug aufarbeiteten. Setzten wir aber *authentisches MDP* zu Leberhomogenaten oder Urin und arbeiteten sofort wie beschrieben auf, so ließ es sich papierchromatographisch (A) gut nachweisen und chemisch-präparativ (B) mit etwa 75% Ausbeute isolieren. (Aus menschlichem Serum betrug die Ausbeute des zugesetzten MDP allerdings nur 45–50%.)

Setzten wir einem Serum MDP zu und arbeiteten dann den durch $HClO_4$ resultierenden Proteinniederschlag und den eiweißfreien Überstand getrennt auf, so wurde in beiden Fraktionen etwa gleich viel MDP wiedergefunden. Es findet offenbar eine gewisse teilweise reversible *Bindung an das Protein* statt.

Als weiteren Kontrollversuch inkubierten wir Lebern verschiedener Tierarten mit MDP ohne und mit Anwesenheit von Sauerstoff, um seine *Stabilität gegen Leberfermente* zu prüfen. Wie Tab. 2 zeigt, lagen die Ausbeuten kaum unter der, die man bei sofortiger Aufarbeitung erhält. Die wiedergewonnene Substanz war nach Schmelzpunkt und chromatographischem Verhalten unverändert.

Tabelle 2

Wiedergewinnung von zugesetztem MDP nach fünfstündiger Inkubation desselben mit Leberhomogenaten (200 mg MDP auf 8 g Frischleber in 30 ml RB) bei 37° ohne und mit Anwesenheit von Sauerstoff (5% CO_2 in Argon bzw. 5% CO_2 in Luft)

	Mensch	Kaninchen	Ratte
aerob	65%	50%	69%
anaerob	72%	68%	70%

Gaben wir zu *Leberhomogenaten* von Mensch, Ratte oder Kaninchen das Narkotikum Propanidid und inkubierten 5 Std. unter den Bedingungen unserer manometrischen Messungen, so ließ sich in jedem Falle die Bildung von MDP nach A oder B eindeutig nachweisen. Die jeweiligen Ausbeuten gehen aus Tab. 3 hervor.

Tabelle 3

Ausbeuten an MDP (% der Theorie bei stöchiometrischem Umsatz) nach Inkubation von Leberhomogenaten (8 g Leber in 30 ml RB) mit 200 mg Propanidid; Gasphase: 5% CO_2 in Argon bzw. in Luft

	Mensch	Kaninchen	Ratte
aerob	38%	20%	34%
anaerob	45%	32%	43%

Auch nach Inkubation von menschlichem *Serum* mit Propanidid ließ sich MDP papierchromatographisch nachweisen; die Kristallisation ist uns hier noch nicht geglückt, vermutlich wegen des zu kleinen Umsatzes.

Aus dem *Urin* operierter Patienten, die 500 mg Propanidid erhalten hatten, konnten wir 25–35% des Applizierten als MDP isolieren.

Beispiel: 394 ml Urin 2 Std. nach der Operation erhalten; in 200 ml davon 59,8 mg MDP gefunden, entsprechend 68,3 mg Propanidid oder 134,5 mg in 394 ml; Ausbeute 27%.

Das kristallisierte Produkt hatte einen Schmelzpunkt von 124 bis 125° und wies die beiden für MDP gefundenen RF-Werte auf. In Anbetracht der Tatsachen, daß einmal die Isolierung aus dem Urin mit einem gewissen Verlust behaftet ist und ferner die Ausscheidung nach 2 Std. sicher noch nicht abgeschlossen ist, ist anzunehmen, daß beim Menschen MDP das Hauptausscheidungsprodukt des Propanidid ist.

Besprechung

Die manometrischen Versuche haben gezeigt, daß menschliches Blutplasma sowie die Lebern von Menschen und von allen untersuchten Versuchstieren (Hund, Ratte, Kaninchen, Katze) in der Lage sind, das Kurznarkotikum Propanidid mit großer Geschwindigkeit zu zerstören, und zwar offenbar durch Spaltung der Esterbindung. Hinsichtlich der Geschwindigkeit des Abbaues unterscheiden sich die Versuchstiere untereinander und gegenüber dem Menschen erheblich. Die Spaltungsgeschwindigkeit im menschlichen Blut scheint nicht groß genug zu sein, um die Kürze der Narkosedauer zu erklären, wohl aber die Spaltungsgeschwindigkeit durch Leberfermente. Den exakten Nachweis für die reale Bedeutung des menschlichen Leberfermentes könnten aber erst eingehende kinetische Untersuchungen an frischer gesunder Menschenleber erbringen.

Die Mitwirkung anderer Faktoren für die Narkosedauer bei Propanidid wie eine Verschiebung der Organverteilung, die z. B. im Falle des Thiopental früher im wesentlichen auf die Aufnahme des Narkotikum in das Fettgewebe (10, 11, 12), heute vorzugsweise mit der Durchblutungsgröße der Organe (13, 14) in Zusammenhang gebracht wird, ist aufgrund unserer Versuche nicht völlig auszuschließen. Man darf aber doch mit großer Wahrscheinlichkeit sagen, daß im Falle des Propanidid chemische Abbaumechanismen weit mehr im Vordergrund stehen als bei Kurznarkotika vom Thiopental-Typ. Dies bringt u. a. den Vorteil des schnellen restlosen Nachlassens der Wirkung und der Möglichkeit des Nachinjizierens mit sich.

Die Spaltungskapazität der Leber kann nur dann für die Narkosedauer entscheidend sein, wenn auch die Hauptmenge des zirkulierenden Blutes und somit des Applizierten in dieser Zeit die Leber passiert. Setzt man die Leberdurchblutung mit etwa 1300 ml/min [15] an, so ergibt sich, daß dies in der Tat möglich ist. Man muß allerdings zusätzlich annehmen, daß das Narkotikum in der Lage ist, sehr schnell aus dem Hirn wieder auszutreten.

Daran, daß die Spaltung, die wir manometrisch messen, in der Tat eine Esterspaltung ist und zu der narkotisch unwirksamen Säure

MDP führt, kann nach unseren papierchromatographischen und chemisch-präparativen Versuchen kein Zweifel bestehen. Ferner ist es nahezu völlig sicher, daß diese Esterspaltung die entscheidende Reaktion bei der Inaktivierung des Propanidid ist. Die Richtigkeit dieser Auffassung läßt sich durch Versuche mit ^{14}C-markiertem Propanidid belegen; denn wie DUHM et al. [16] bei Ratten gezeigt haben, ist MDP das weitaus überwiegend gebildete Stoffwechselprodukt des Propanidid. Auf die von diesen Autoren berichteten wichtigen Organverteilungs- und Ausscheidungskurven der aus markiertem Propanidid stammenden Radioaktivität sei an dieser Stelle hingewiesen.

Unsere Versuche schließen nicht aus, daß außer der Esterspaltung noch andere Veränderungen des Propanidid stattfinden. Dafür spricht z. B. der Verlust, den wir beim Inkubieren des letzteren mit Leberhomogenisat feststellen mußten. Er war bei Menschenleber recht gering, bei Kaninchenleber aber beträchtlich, besonders unter aeroben Versuchsbedingungen.

Die Frage, ob es sich bei der menschlichen Propanidid spaltenden Esterase aus Serum und der aus Leber um identische Fermente handelt, können wir noch nicht beantworten, da wir weder die Fermente isolierten noch die Kinetik des Leberfermentes untersuchten. Auch die gleichzeitige Beteiligung verschiedener Esterasen der Leber bzw. des Blutes ist denkbar.

Es sei in diesem Zusammenhang auf eine chemisch nahe verwandte Verbindung, das 2-Methoxy-4-allyl-phenoxyessigsäure-N,N-diäthylamid, aufmerksam gemacht,

$$\underset{\underset{CH_2-CH=CH_2}{\underset{|}{\bigcirc}-O-CH_3}}{O-CH_2-CO-N\begin{matrix}C_2H_5\\ \\C_2H_5\end{matrix}}$$

die zeitweise als Kurznarkotikum Anwendung gefunden hat [17, 18]. Trotz der scheinbaren Ähnlichkeit geht hier der chemische Abbau einen völlig anderen Weg; denn es ist bei dieser Verbindung nicht eine hydrolytische Spaltung, sondern ein oxydativer Vorgang für den Abbau entscheidend. Dabei entsteht (unter Verschiebung der Doppelbindung) ein Derivat der Zimtsäure [19]. Gemeinsam ist allerdings beiden Mechanismen, daß eine lipophile Substanz zu einer hydrophilen abgebaut wird.

Zusammenfassung

Das Blutplasma von Menschen und einigen, aber nicht allen Versuchstieren ist in der Lage, durch hydrolytische Spaltung der Esterbindung Propanidid zu der entsprechenden freien Säure, der 3-Methoxy-4-N,N-diäthylcarbamoylmethoxy-phenylessigsäure (MDP) abzubauen. Die Reaktionsgeschwindigkeit läßt sich quantitativ bestimmen durch manometrische Messung der CO_2-Entwicklung aus bikarbonat-haltigem Medium.

Auch die Lebern der Menschen und der untersuchten Versuchstiere sind in der Lage, dieselbe Reaktion zu katalysieren; Hirn war dagegen stets wirkungslos. Die Spaltung durch Homogenate menschlicher Leber war mehrfach schneller als die durch menschliches Blutplasma.

Durch Versuche in vitro mit biologischem Material konnte MDP sowohl papierchromatographisch wie auch in Form der isolierten Kristalle als Reaktionsprodukt des enzymatischen Propanidid-Abbaues identifiziert werden. Auch im Harn behandelter Patienten wurde ein großer Teil des verabreichten Propanidids als MDP wiedergefunden.

Andere Abbaumechanismen als die Esterspaltung sind nicht völlig auszuschließen; jedoch spricht die Geschwindigkeit der MDP-Bildung dafür, daß diese Reaktion als der entscheidende Inaktivierungsmechanismus anzusehen ist. Vereinfachende Schätzungen erlauben die Annahme, daß der Abbau des Propanidids durch Esterasen maßgebend an der Verkürzung der Narkosedauer beteiligt ist.

Summary

The blood plasma of humans and of some – but not of all – animals is able to decompose Propanidid by hydrolytic cleavage of the ester bond forming the corresponding free acid, i. e. the 3-methoxy-4-N,N-diethyl-carbamidomethoxy-phenyl-acetic acid (MDP). The reaction velocity can be quantitatively determined by manometric measurement of the CO_2 developped out of the bicarbonate of the medium.

Homogenates of human and animal livers also catalyze the same reaction; brain on the other hand, was always ineffective. The hydrolysis caused by human liver homogenates was several times faster than that caused by human blood plasma.

By in vitro experiments with biological material, MDP could be identified both by means of paper chromatography and in the form of the crystals isolated out of the reactive mixture resulting from the enzymatic decomposition of Propanidid. A large portion of the Propanidid administered was also recovered in the urine of treated patients.

Decomposition mechanisms other than the ester cleavage should not be excluded completely; however, the rate of MDP formation suggests that this reaction is to be considered the decisive mechanism of inactivation. Simplifying calculations permit the assumption that the decomposition by esterases of Propanidid is decisively involved in shortening the period of anaesthesia.

Literaturverzeichnis

1. HILTMANN, R., H. WOLLWEBER, F. HOFFMEISTER und W. WIRTH: Dieses Buch S. 1.
2. WIRTH, W. und F. HOFFMEISTER: Dieses Buch S. 17.
3. HOFFMEISTER, F.: Dieses Buch S. 47.
4. HOFFMEISTER, F., E. GRÜNVOGEL und W. WIRTH: Dieses Buch S. 88.
5. PÜTTER, J.: Arzneimittel-Forsch. **10**, 8 (1960).
6. PÜTTER, J.: Z. Krebsforschg. **64**, 101 (1961).
7. WARBURG, O.: Über den Stoffwechsel der Tumoren; Springer-Verlag, Berlin 1926.
8. NEGELEIN, O.: In „Biochemisches Taschenbuch" hgg. v. H. M. RAUEN, Springer-Verlag (Berlin 1956), S. 997—1009.
9. LINEWEAVER, H. und D. BURK: J. Amer. Chem. Soc. **56**, 658 (1934).
10. BRODIE, B. B., L. C. MARK, E. M. PAPPER, P. A. LIEF, E. BERNSTEIN und E. A. ROVENSTINE: J. Pharmacol. exp. Therap. **98** (1950) 85.
11. BRODIE, B. B., E. BERNSTEIN und L. C. MARK: J. Pharmacol. exp. Therap. **105**, 421 (1952).
12. SHIDEMANN, F. E., T. C. GOULD, W. D. WINTERS, R. C. PETERSON und W. K. WILNER: J. Pharmacol. exp. Therap. **107**, 368 (1953).
13. PRICE, H. L., P. J. KOVNAT, J. N. SAFER, E. H. CONNOR und M. L. PRICE: Clin. Pharmacol. Therapeut. **1**, 16 (1960).
14. PRICE, H. L.: Anesthesiology **21**, 40 (1960).
15. STARY, Z.: In „Physiologische Chemie", hgg. v. B. FLASCHENTRÄGER und E. LEHNARTZ, Springer-Verlag (Berlin 1956), S. 8 und S. 14.
16. DUHM, B., W. MAUL, H. MEDENWALD, K. PATZSCHKE und L. A WEGNER: Dieses Buch S. 78.
17. THUILLIER, M. J. und R. DOMENJOZ: Anaesthesist **6**, 163 (1957).
18. FREY, R. und K. J. HERRMANN: Anaesthesist **6**, 170 (1957).
19. PULVER, R. und F. LITVAN: Arzneimittel-Forsch. **10**, 111 (1960).

Tierexperimentelle Untersuchungen mit Propanidid-^{14}C

Von **B. Duhm, W. Maul, H. Medenwald, K. Patzschke** und **L. A. Wegner**

Aus dem Isotopenlaboratorium der Farbenfabriken Bayer A. G., Werk Wuppertal-Elberfeld

Das Kurznarkotikum Propanidid unterscheidet sich hinsichtlich seiner pharmakodynamischen Wirkungen [1, 2] von zahlreichen anderen intravenös anwendbaren Narkotika. Es schien uns deshalb angezeigt, mit Hilfe der radioaktiv markierten Verbindung zu untersuchen, wie sich die Radioaktivität nach Applikation von Propanidid im tierischen Organismus verhält. Besonders interessierten uns Ausscheidungsverhalten, Metabolismus und Organaffinität. – Da die Radioaktivität des ins Propanidid eingebauten Kohlenstoff-^{14}C im Organismus verfolgt wurde, beziehen sich unsere Messungen auf die pharmakologisch wirksame Substanz *und* auf deren unwirksame Metaboliten.

Synthese

Aus Bariumkarbonat-(^{14}C) hergestelltes Kaliumzyanid [3] wurde mit 3-Methoxy-4-benzoyloxybenzylchlorid (I) zu 3-Methoxy-4-benzoyloxybenzylzyanid umgesetzt; dessen alkalische Verseifung lieferte Homovanillinsäure (II), die unter der kondensierenden Wirkung von Chlorwasserstoff mit n-Propanol verestert wurde. Der gebildete Homovanillinsäurepropylester wurde mit Chloressigsäurediäthylamid in azetonischer Lösung in Gegenwart von Pottasche zu Propanidid (III) kondensiert. Nach Hochvakuumdestillation wurde ein chromatographisch reines Produkt erhalten mit einer spezifischen Aktivität von 21 µC/mg.

$$\begin{array}{c}\text{O}-\text{CH}_2-\text{CO}-\text{N}\begin{array}{c}\diagup\text{C}_2\text{H}_5\\ \diagdown\text{C}_2\text{H}_5\end{array}\\ |\\ \text{OCH}_3\end{array}$$

$$\overset{*}{\text{CH}_2}-\overset{*}{\text{COO}}-\text{CH}_2-\text{CH}_2-\text{CH}_3$$

III Propanidid

Methodik

Für die tierexperimentellen Untersuchungen verwandten wir 120 männliche Sprague Dawley Ratten im Gewicht von ca. 170 g und zwei männliche Kaninchen im Gewicht von 3,8 kg. Alle Tiere wurden bei normaler Ernährung (Ratten: Altromin®-Rattenfutter und Wasser ad libitum, Kaninchen: Höing-Kaninchenfutter, Wasser ad libitum) und in nicht nüchternem Zustand in die Versuche eingesetzt.

Als Normaldosis wählten wir unter Berücksichtigung der Wirkung der zu applizierenden Substanz 50 mg Propanidid/kg Tier i.v. Die Ratten fielen danach in eine etwa 4 min andauernde Narkose. Zur Applikation wurde das radioaktive Präparat mit der zehnfachen Menge Cremophor EL®* angerieben und mit physiologischer Kochsalzlösung soweit verdünnt, daß die Injektionslösung 0,5% Propanidid enthielt. Die Injektionsgeschwindigkeit betrug bei den Ratten 3,4 ml/min. Bei niedrigerer Dosis (10 und 1 mg/kg i.v.) wurde die Konzentration der Applikationslösung verändert, injiziertes Volumen und Injektionsgeschwindigkeit aber konstant gehalten. Bei höherer Dosis (250 mg/kg i.v.) wurde die Konzentration des Propanidid auf 2,5% erhöht und die Injektionsgeschwindigkeit soweit erniedrigt, daß diese Tiere dieselbe Substanzmenge pro Zeiteinheit erhielten wie die Ratten bei der Normaldosis. – Den Kaninchen wurde eine 2,5%ige Lösung mit einer Geschwindigkeit von 2 ml/min in die Ohrvene injiziert. – Unter diesen Applikationsverhältnissen wurde bei der Dosis von 50 mg/kg i.v. eine Narkose ohne Zwischenfälle beobachtet; bei der Dosis von 250 mg/kg starb eine von fünf Ratten.

Vor der Bestimmung der Aktivitätskonzentration in den Organen wurden je 5 Ratten gemeinsam in einem Käfig gehalten; die Tiere wurden in Äthernarkose durch Eröffnen der Halsgefäße getötet, die zu untersuchenden Organe nach weitgehendem Ausbluten herauspräpariert und nach Wägung und Gefriertrocknung die Radioaktivität bestimmt. Liquor wurde durch Suboccipitalpunktion gewonnen. – Für Ausscheidungsuntersuchungen befanden sich die Tiere einzeln in Stoffwechselkäfigen, die ein getrenntes und vollständiges Sammeln von Urin und Faeces erlaubten. Zur Steigerung des Urinflusses erhielten die Ratten je 3 ml physiologische Kochsalzlösung 15 min vor und 60 min nach der Applikation von Propanidid. – Das Anlegen von Gallenfisteln zur Untersuchung der Aktivitätsausscheidung über die Galle erfolgte bei Ratten in Evipan®**-Narkose durch Einlegen eines Katheters in den Ductus choledochus. 1–2 Std. nach Narkoseende wurde

---

* BASF, Ludwigshafen.
** Bayer, Leverkusen.

die Substanz appliziert. Der Gallenfluß bei diesen wachen Tieren betrug etwa 0,8 ml/h und blieb während der Versuchszeit annähernd konstant. – Die Bestimmung der mit der Ausatemluft eliminierten Aktivität erfolgte bei Ratten, deren Käfig mit einem konstanten Strom kohlendioxydfreier Luft gespült wurde. Das Kohlendioxyd der abgeatmeten Luft wurde in hintereinandergeschalteten Gaswaschflaschen in Natronlauge absorbiert, in Bariumkarbonat übergeführt und radioaktiv gemessen. – Zur Untersuchung der renalen Clearance erhielten Ratten eine fünfstündige intravenöse Dauerinfusion der markierten Substanz in einer Konzentration von 8,5 mg pro 2 ml und Stunde. Die Blutentnahme erfolgte bei diesen Tieren in stündlichen Abständen aus dem retrobulbären Plexus des Auges. – Bei Kaninchen wurde der Urin durch Blasenkatheter entnommen; zur restlosen Entleerung der Blase wurde in zweistündigen Abständen über den Dauerkatheter eine Blasenspülung durchgeführt. Urin und Spülflüssigkeit wurden für die radioaktive Messung vereinigt. – Die für die Aktivitätsbestimmung benötigte Milch wurde Ratten 5 Tage post partum nach vorheriger Injektion von 1,5 I.E. Oxytocin mittels Saugpumpe abgemolken. Die bei jeder Abnahme erhaltene Milchmenge betrug etwa 1 g pro Ratte.

Die Identifizierung der renal ausgeschiedenen Stoffwechselprodukte erfolgte durch Hochspannungselektrophorese und inverse radioaktive Verdünnungsanalyse. Zur papierelektrophoretischen Trennung wurde die Apparatur der Firma Hormuth nach WIELAND und PFLEIDERER [4] verwandt; Puffer p$_H$ 6,2 (100 ml Pyridin, 10 ml Eisessig, 890 ml Wasser); Papier Whatman Nr. 1; Feldstärke ca. 40 V/cm; Laufzeit 60 min.

Zur Aktivitätsbestimmung wurden aus den pulverisierten Proben der tierischen Organe und der Faeces homogene, 2 cm^2 große Preßlinge in sättigungsdicker Schicht hergestellt. Ihre Aktivitätskonzentrationen wurden mittels eines Vergleichsstandards in automatisierten Meßplätzen unter Verwendung von Endfenster-Methanproportionalzählrohren bestimmt und zur Berechnung der Werte für das feuchte Organ verwendet. – Die Aktivitätsbestimmungen von Flüssigkeiten (Applikationslösung, Galle, Harn usw.) erfolgte entweder durch Einbringen in Formamid und Messung im 2 π-Methandurchflußzählrohr oder durch Eintrocknen gleicher Volumina auf Filterpapierplättchen und anschließender Messung mittels Endfensterzählrohr.

Soweit nicht anders vermerkt, liegen jedem Meßpunkt die Werte von 5 Tieren zugrunde; für jede Aktivitätsbestimmung wurden bei ausreichender Substanzmenge zwei Meßproben hergestellt, so daß jedem Kurvenpunkt im allgemeinen 10 Messungen zugrunde liegen. Als Fehler wurde der mittlere Fehler des Einzelwertes $\sqrt{\frac{[vv]}{n-1}}$ verwendet.

Ergebnisse

Ausscheidungsversuche an 13 Ratten nach Gabe von 50 mg/kg i.v. zeigten, daß die verabreichte Aktivität zu 94–97% renal und zu 3–6% über die Faeces eliminiert wird. In Abb. 1 sind die Ausscheidungsverhältnisse in Form einer Summationskurve dargestellt. Die Ausscheidung der Aktivität lief schnell ab: nach 2 Stunden waren bereits etwa 90% eliminiert, und nach 4–5 Stunden war die renale Ausscheidung fast abgeschlossen. Im Tierkörper ohne Magen-Darmtrakt waren 24 Std. post appl. nur noch ca. 0,5% der verabreichten Menge vorhanden. Betrachtet man zu einer genaueren Analyse des renalen Ausscheidungsverhaltens die pro Stunde aus-

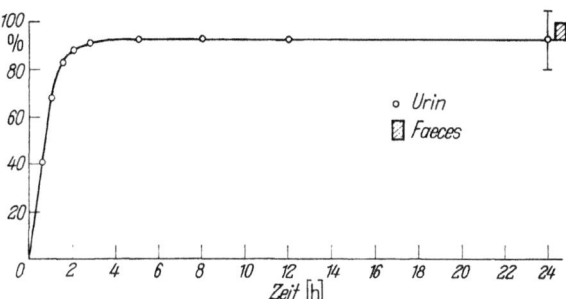

Abb. 1: Ausscheidung der Aktivität in Prozent der verabreichten Menge nach i.v.-Applikation von 50 mg/kg Propanidid-^{14}C.

geschiedene Aktivitätsmenge (Abb. 2), so wird ersichtlich, daß der weitaus größte Teil der applizierten Aktivität mit einer biologischen Halbwertszeit von ca. 40 min ausgeschieden wird.

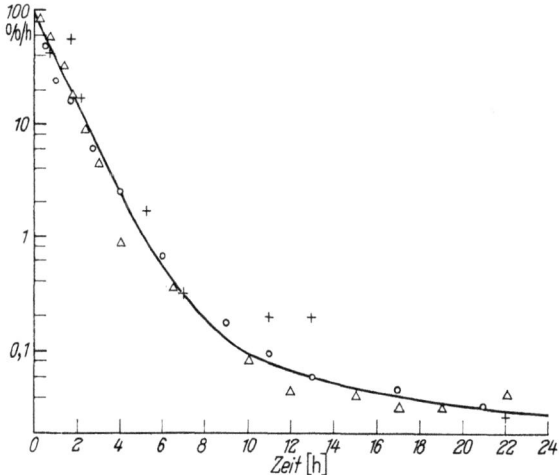

Abb. 2: Stündliche Aktivitätsausscheidung in Prozent der applizierten Aktivität nach Gabe von Propanidid-^{14}C. −O−O− 1 mg/kg i.v., −△−△− 50 mg/kg i.v., −+−+− 250 mg/kg i.v.

Da dieser Wert nicht mit der Halbwertszeit übereinstimmt, die sich für die Elimination der Aktivität aus den Organen ergibt, wird später noch darauf eingegangen.

Ausscheidungsversuche zur Frage der Dosisabhängigkeit zeigten innerhalb der Dosierungen von 1 mg/kg i.v. bis zu 250 mg/kg i.v.

hinsichtlich der Gesamtausscheidung (Tabelle 1) und der pro Stunde ausgeschiedenen Aktivität (Abb. 2) keine Unterschiede, so daß unter den gewählten Versuchsbedingungen für die prozentuale renale Ausscheidungsgeschwindigkeit keine Abhängigkeit von der Dosis besteht.

Tabelle 1

Über Urin, Faeces und Galle ausgeschiedene Aktivität in Prozent der verabreichten Menge

Dosis	Tierzahl	Urin	Faeces	Galle
1 mg/kg i.v.	5	96%	4%	—
10 mg/kg i.v.	5	97%	3%	—
50 mg/kg i.v.	2	97%	3%	—
50 mg/kg i.v.	6	94%	6%	—
50 mg/kg i.v.	5	95%	5%	—
250 mg/kg i.v.	4	96%	4%	—
50 mg/kg p.o.	5	94%	6%	—
50 mg/kg i.v. (Gallenfistel)	5	92%	1%	7%

Weiterhin ist aus der Tabelle 1 zu entnehmen, daß zwischen intravenöser und oraler Gabe von 50 mg/kg bezüglich der Gesamtausscheidung nach 30 Stunden praktisch kein Unterschied zu erkennen ist. Hieraus und aus Bestimmungen der Aktivitätskonzentrationen im Tier ist auf eine weitgehend vollständige enterale Resorption zu schließen. Die Ausscheidungsgeschwindigkeit (pro Stunde eliminierte Menge) ist dagegen nach oraler Verabreichung in den ersten Stunden post appl. kleiner als nach intravenöser; dieses dürfte auf die Dauer der Resorption des Propanidid zurückzuführen sein. – Die über die Faeces zur Ausscheidung gelangende Aktivität beruht wahrscheinlich zum überwiegenden Anteil auf Aktivität, die über die Galle in den Darmtrakt gelangt ist, denn Gallenfisteltiere schieden etwa die gleiche Aktivitätsmenge biliär aus, die bei den Normaltieren in den Faeces gefunden wurde. Ein kleiner Teil der in den Faeces enthaltenen Aktivität (ca. 1%) dürfte direkt über die Darmschleimhaut ins Darmlumen sezerniert werden. Das Vorhandensein eines enterohepatischen Kreislaufes halten wir für wenig wahrscheinlich.

Die renale Clearance wurde an 5 Ratten mit intravenösem Dauertropf untersucht. Aus den stündlich abgenommenen Blut- und alle 20 min gesammelten Urinproben wurde nach Umrechnung der Blut- in Serumaktivitätswerte der renale Clearancefaktor berechnet. Er betrug ca. 0,4 ml pro min und 100 cm² Körperoberfläche und lag im Bereich der aus der Literatur bekannten Inulin-Clearancewerte für die Ratte (0,36–0,69 ml pro min und 100 cm²) [5–8]. Dieser Wert deutet darauf hin, daß die Aktivität nach Gabe von Propanidid glomerulär ausgeschieden wird.

Ausscheidungsversuche an 2 Kaninchen bestätigten die an Ratten beobachtete schnelle renale Aktivitätsausscheidung. 2 Stunden post appl. waren schon 90% der Aktivität über den Urin ausgeschieden. In den Faeces wurden – im Gegensatz zu den Rattenversuchen – wesentlich geringere Aktivitätsmengen (bis zu 48 Stunden weniger als 0,5% der applizierten Menge) gefunden.

Zur Klärung der Frage, ob eine Aktivitätsausscheidung über die Milch erfolgt, wurden 8 Ratten 30 Minuten und 4 Stunden nach

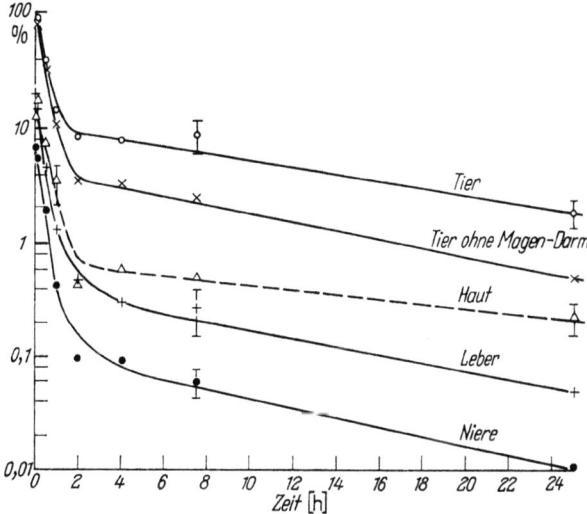

Abb. 3: Aktivitätsgehalt im Tier und einigen Organen in Prozent der verabreichten Menge nach i.v.-Applikation von 50 mg/kg Propanidid-^{14}C.

Verabreichung von 50 mg/kg i.v. gemolken; zu den gleichen Zeiten wurde Blut entnommen. Eine halbe Stunde nach der Applikation waren in Milch und Blut etwa gleiche Aktivitätskonzentrationen enthalten; 4 Stunden danach betrug die Aktivitätskonzentration in der Milch nur noch ein Drittel des Halbstundenwertes während die Konzentration im Blut stärker abgesunken war (vgl. Abb. 4). Diese geringere Abnahme der Aktivitätskonzentration in der Milch kann dadurch erklärt werden, daß die abgepumpte Milch in der Drüse bereits gebildet wurde, als noch hohe Blutspiegel vorlagen. – Der Nachweis von Aktivität sagt jedoch nichts über das Vorhandensein von pharmakologisch wirksamem Propanidid in der Milch aus.

Die nach i.v.-Gabe von 50 mg/kg Propanidid in den Organen der Tiere befindliche Aktivität wurde an je 5 Ratten bestimmt, die 2–5–30–60 min und 2–4–7,5–24–48–96 Stunden nach der Applikation getötet wurden.

Den Gehalt der Aktivität im gesamten Tier, im Tierkörper ohne Magen-Darmtrakt, Haut, Leber und Niere gibt Abb. 3 wieder. 2 Stunden nach Applikation sind im Tier nur noch ca. 10% der gegebenen Aktivität vorhanden; läßt man den Magen-Darmtrakt außer Betracht, erniedrigt sich dieser Wert auf 4%. Organe mit anfangs

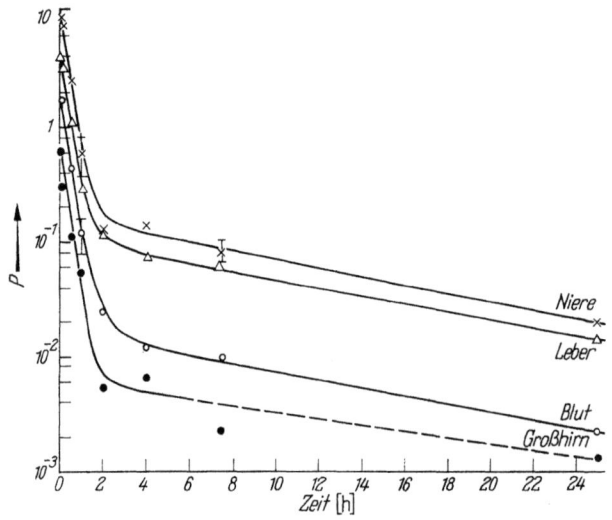

Abb. 4: Aktivitätskonzentration in Niere, Leber, Blut und Großhirn nach i.v.-Applikation von 50 mg/kg Propanidid-^{14}C. – Das auf der Ordinate aufgetragene Dosisverhältnis P kann nach Multiplikation mit 5 in mg% – umgerechnet auf Propanidid – gelesen werden.

hoher Aktivität wie Leber und Niere enthalten zu diesem Zeitpunkt nur noch 0,5% und 0,1%. In Abb. 4 ist der Konzentrationsverlauf der Aktivität für Blut, Niere, Leber und Großhirn dargestellt. Das auf der Ordinate aufgetragene Dosisverhältnis P ist der Quotient aus der im Organ gemessenen Aktivitätskonzentration und der im Gesamttier zum Zeitpunkt der Applikation vorhandenen mittleren Konzentration. Bei der gewählten Dosis von 50 mg/kg entspricht damit ein Dosisverhältnis von 1 einer auf Propanidid bezogenen Konzentration von 5 mg%. Auffallend sind die anfangs hohen Konzentrationen in der Niere, was auf die sehr schnell einsetzende Aktivitätsausscheidung über den Urin zurückzuführen sein dürfte, und die niedrigen Werte für das Großhirn. Die Aktivitätskonzentrationen in den weiterhin gemessenen Organen liegen während der Versuchszeit zwischen den Werten von Leber und Großhirn mit Ausnahme der noch tiefer liegenden Werte von Liquor, Zwischen- und Kleinhirn. Für die in Abb. 4 nicht dargestellten Organe sind in Abb. 5 die Dosisverhältnisse zum Zeitpunkt 30 min post appl. wiedergegeben. 48 Stunden nach der Applikation betrug die maximale Aktivitätskonzentration in den untersuchten Organen etwa 0,3 ppm und 96 Stunden nach Verabreichung weniger als 0,05 ppm.

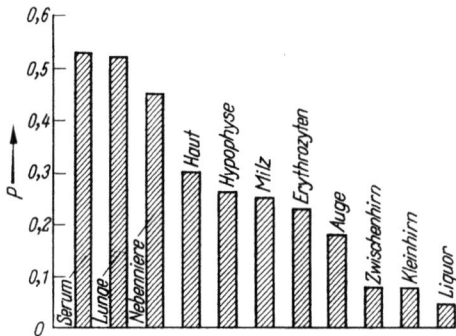

Abb. 5: Aktivitätskonzentration 30 min nach i.v.-Applikation von 50 mg/kg Propanidid-^{14}C in verschiedenen Organen der Ratte. – Das auf der Ordinate aufgetragene Dosisverhältnis P kann nach Multiplikation mit 5 in mg% – umgerechnet auf Propanidid – gelesen werden.

Unsere Messungen zeigen, daß die Aktivität schnell in die Organe einschließlich Liquor cerebrospinalis diffundiert. In den untersuchten Organen ist das Aktivitätsmaximum innerhalb von 2 min erreicht. Die Elimination aus den Organen erfolgt innerhalb der ersten 2 Stunden mit einer biologischen Halbwertszeit von ca. 20 min.

Diese „Organ-Halbwertszeit" stimmt nicht mit dem oben an Hand der Urinausscheidung gefundenen Wert von 40 min überein. Eine Gleichheit dieser beiden Halbwertszeiten muß nur dann vorhanden sein, wenn
1. die Aktivität überwiegend renal eliminiert wird und
2. die Sammelperioden für den Urin klein gegenüber den zeitlichen Konzentrationsänderungen im Ureter-Urin sind.

In unserem Fall ist Forderung 2 nicht erfüllt, da die Blase als sammelndes und ausscheidungsverzögerndes Organ bei der Urinausscheidung dazwischengeschaltet ist (es wurde kein Katheterurin gewonnen) und der Urin nur halbstündlich gesammelt wurde. Außerdem gaben einzelne Tiere den ersten Urin erst etwa 2 Stunden nach Applikation ab. Das führt erfahrungsgemäß dazu, daß bei einer kurzen Organ-Halbwertszeit, der sich eine längere anschließt, die für die Urinausscheidung gemessene Halbwertszeit länger ist als die Organ-Halbwertszeit. Somit kann die Organ-Halbwertszeit von 20 min, die mit der Ureter-Urin-Halbwertszeit übereinstimmen dürfte, als die biologische Halbwertszeit der Aktivitätselimination angesehen werden. –

Im späteren Bereich (bis zu 96 Stunden post appl.) erfolgt die Elimination der geringen Restaktivität aus den Organen mit der längeren Halbwertszeit von 10–15 Stunden.

Das Aktivitätsverhältnis zwischen Erythrozyten und Plasma blieb im Mittel mit einem Wert von 0,5 innerhalb der ersten 7,5 Stunden konstant. Beim Waschen der Erythrozyten sank deren Aktivitätskonzentration exponentiell ab. Nach fünfmaligem Waschen mit einem der Plasmamenge entsprechenden Volumen physiologischer Kochsalzlösung betrug die Erythrozytenaktivität nur noch 20% der Ausgangsaktivität. Diese leichte Abgabe der Aktivität im in-vitro-Versuch steht im Einklang mit der in vivo gefundenen schnellen Eliminationsgeschwindigkeit aus Erythrozyten und Organen.

Alle bisher wiedergegebenen Ergebnisse beziehen sich auf die in den Ausscheidungen bzw. Organen gemessene Radioaktivität. Auf eine Umrechnung dieser Werte in Gewichtseinheiten der applizierten Substanz wurde bewußt verzichtet, da Propanidid im Organismus sehr rasch abgebaut wird.

Die schnelle stoffliche Veränderung des Propanidid im Organismus wurde durch PÜTTER [9] nachgewiesen und wird von uns mit folgenden Ausscheidungsuntersuchungen bestätigt:

Nach intravenöser Injektion von 50 mg/kg Propanidid an Ratten wurde der Sammelurin der ersten 24 Stunden hochspannungspapierelektrophoretisch untersucht. Unverändertes Propanidid konnte nicht nachgewiesen werden. Wie ein Vergleich der Wanderungswerte der Metaboliten ($\approx +30$ mm und $\approx +80$ mm) mit denen authentischer Substanzen zeigte, lagen ca. 98% der ausgeschiedenen Aktivität in Form von Stoffwechselprodukt A und ca. 2% in Form von Stoffwechselprodukt B vor. Das Ergebnis wurde durch inverse Verdünnungsanalyse gesichert. –

Um ausschließen zu können, daß unverändertes Propanidid möglicherweise ausgeschieden, jedoch während der Sammelzeit des Urins vor der elektrophoretischen Trennung hydrolysiert war, wurde der Harn der Versuchstiere nach Injektion von 50 mg/kg Propanidid portionsweise aufgefangen und ohne zeitliche Verzögerung papierelektrophoretisch untersucht. Die unveränderte Verbindung konnte selbst in den ersten Urinproben nicht nachgewiesen werden. Damit ist der Beweis erbracht, daß Propanidid nicht in unveränderter Form über den Harn der Versuchstiere eliminiert wird. Die Halbwertszeit der Spaltung des Propanidid zu pharmakologisch unwirksamen Stoffwechselprodukten dürfte wesentlich kleiner sein als die kürzeste Halbwertszeit der Ausscheidung der Radioaktivität.

In weiteren Versuchen wurde gezeigt, daß die abgeatmete Luft von Ratten nach intravenöser Injektion von 50 mg/kg Propanidid nur sehr geringe Mengen an radioaktivem Kohlendioxyd enthält. Da weniger als 0,1% der verabreichten Aktivität in Form von Kohlendioxyd abgeatmet wurde, kann ein tiefgreifender Abbau des Moleküls, der neben Abspaltung von radioaktivem Kohlendioxyd zu inaktiven, nach unserer Methode nicht nachweisbaren Folgeprodukten führen würde, ausgeschlossen werden.

Summary

Investigations with the ^{14}C-labelled short-acting narcotic Propanidid (3-Methyl-4-[N,N-diethylcarbamidomethoxy-]phenylaceticacid-n-propylester) on rats showed: maximum levels of activity in blood and organs are reached within 2 min after intravenous application. A short biological half life of 20 min results from the decline of the activity-concentration in the organs. Accordingly excretion takes place fast. 90% of the administered activity has been eliminated as metabolites via the urine within 2 hours after application. These metabolites are 3-Methoxy-4-(N,N-diethyl-carbamidomethoxy)-)phenylaceticacid (about 98%) and 3-Methoxy-4-(carboxyl-methoxy)-phenylaceticacid (2%). Up to 6% are excreted via the faeces. There is no indication for a dose-depending excretion within dose-limits from 1 to 250 mg/kg.

Literatur

1. WIRTH, W. und F. HOFFMEISTER: Dieses Buch S. 17.
2. HOFFMEISTER, F.: Dieses Buch S. 47.
3. SIXMA, F. L. J., H. HENDRIKS, K. HELLE, U. HOLLSTEIN und R. VAN LING: Rec. trav. chim. **73**, 161 (1954).
4. WIELAND, T. und G. PFLEIDERER: Angew. Chem. **67**, 257 (1955).

5. MENG, K.: Naunyn-Schmiedebergs Arch. exp. Path. Pharmak. **246**, 66 (1963).
6. PETERS, G.: Naunyn-Schmiedebergs Arch. exp. Path. Pharmak. **235**, 113 (1959).
7. FRIEDMAN, S. M., J. R. POLLEY und C. L. FRIEDMAN: Amer. J. Physiol. **150**, 340 (1947)
8. GRIBETZ, D., K. VAN LOON und J. D. CRAWFORD: Amer. J. Physiol. **183**, 401 (1955).
9. PÜTTER, J.: Dieses Buch S. 61.

Tierexperimentelle Untersuchungen zur i.a. Verträglichkeit von Narkotika

Von

F. Hoffmeister, E. Grünvogel und W. Wirth

Aus dem Pharmakologischen Laboratorium
(Leiter: Prof. Dr. Dr. W. WIRTH)
der Farbenfabriken Bayer A. G., Werk Wuppertal-Elberfeld

Eine Reihe von Narkotika haben in der Klinik schwere Schäden hervorgerufen, wenn sie irrtümlich i.a. injiziert wurden. Zu Zwischenfällen kam es nach i.a. Injektion von hochprozentigen Thiopental-Lösungen (STONE und DONNELLY), Hydroxydion (MEYER und THEOBALD) und von 2-Methoxy-4-Allyl-Phenoxyessigsäurediäthylamid bei Verwendung von α-Naphthyl-essigsaurem-Na als Lösungsvermittler (PERRAT).

Da jedoch auch nach i.a. Injektion anderer Pharmaka wie z. B. Myanesin®* (OGILVIE, PENFORD u. a.), Äthyläther (LAPEYRE, CAMPO u. a.), Tubocurarin (FELL; ROLLASON; RUSSEL), Meperidin-Diparcol (SENEQUE, HUGUENARD), Pentobarbital (STONE und DONNELLY), Strophanthin (OEHLECKER), Phenothiazin-Derivaten (STONE und DONNELLY) und sogar Blut (YEE, WESTHAL und WILSON) Gewebszerstörungen bis zur Nekrose beobachtet wurden, scheint die i.a. Injektion von pharmakologisch aktiven Substanzen auch über die Narkotika hinaus mit Risiken verbunden zu sein. Dieses Risiko kann mit

---

* British Drug Houses, London.

Sicherheit nur dann ausgeschaltet werden, wenn es gelingt, eine Injektionsmethode zu finden, die die irrtümliche Arterienpunktion verhindert.

Auf der anderen Seite bestehen jedoch zweifellos erhebliche Arterienverträglichkeitsunterschiede zwischen einzelnen Substanzen und Lösungsansätzen.

Um die voraussichtliche Gefährdung eines Patienten bei irrtümlicher i.a. Injektion besser abschätzen zu können, wurden in den letzten Jahren eine Reihe von tierexperimentellen Untersuchungen durchgeführt. Hierbei sind im wesentlichen folgende Methoden angewendet worden:

1. KINMONTH und SHEPHARD: Injektion in die Art. centralis des Kaninchenohres mit Unterbrechung des Kreislaufes durch Abklemmen des Ohres für 15 Minuten.

2. LOESCHKE und BEER: wie 1. Abklemmen für 20 Minuten.

3. BOEHMER und RÜGHEIMER: i.a. Injektion in die Art. femoralis des Hundes.

4. WEIS und FISCHER: j.a. Injektion in die Art. femoralis der Ratte.

5. SCHWARZKOPF: i.a. Injektion in die Mesenterialgefäße.

6. MEYER und THEOBALD: i.a. Injektion in die Art. femoralis des Kaninchens.

Die Übertragbarkeit der tierexperimentellen Befunde auf den Menschen ist problematisch, da, um überhaupt Schäden zu erzeugen, beim Tier entweder wesentlich höhere Dosen gegeben werden müssen, oder aber, wie bei KINMONTH und SHEPHARD, durch Unterbrechung des Kreislaufs unphysiologische Verhältnisse geschaffen werden. Darüber hinaus sind die mit einzelnen Methoden erhobenen Befunde quantitativ außerordentlich unterschiedlich, wobei die relative Arterienverträglichkeit oder -unverträglichkeit einer Substanz weitgehend von der jeweils verwendeten Tierart, dem Applikationsort und den zur Beurteilung von Schäden benützten Kriterien bestimmt wird.

Wir haben deshalb versucht, durch vergleichende Untersuchung einiger Narkotika in 4 Tests an 3 Tierarten einen Anhalt dafür zu bekommen, welche Methode bei erträglichem Aufwand die Verhältnisse beim Menschen am besten wiedergibt.

Im einzelnen haben wir folgende Fragen gestellt:

1. Relative Verträglichkeit der untersuchten Präparate.
2. Einfluß der Dosis auf die Verträglichkeit.
3. Einfluß der Konzentration auf die Verträglichkeit.

Folgende Methoden wurden verwendet:

1. i.a. Injektion in die Femoral-Arterie der Ratte (nach Weis und Fischer)

Hierbei wurde die zu untersuchende Substanz unter Äthernarkose in die freipräparierte Art. femoralis distalwärts injiziert und anschließend die Wunde durch Nähte verschlossen. Gewertet werden in der Originalmethode funktionelle Ausfälle. Fehlen des Spreizreflexes = Schädigungsgrad 1, Lähmung der Pfote = Schädigungsgrad 2. Die Dosis beträgt einheitlich 25 mg/kg i.a., Injektionsdauer einheitlich 2-5 Sek. Beobachtungszeitraum 7 Tage.

Wir haben die Methode etwas modifiziert:

Verlängerung der Beobachtungszeit auf 14 Tage (Beobachtung 1/6; 1; 2; 3; 4; 5; 6; 7; 9; 11; 13 und 14 Tage p. Inj.), Untersuchung der Dosis-Wirkungsbeziehung, Registrierung von Nekrosen.

Zur statistischen Bearbeitung wurden die Ergebnisse mittels Mehrfach-Streuungsanalysen durchgerechnet*.

Folgende Pharmaka wurden geprüft:

1. 2-Methoxy-4-Allyl-phenoxyessigsäure-diäthylamid (MAP) 5%ig in 10%igem wäßrigem α-Naphthyl-essigsaurem-Na gelöst (entspricht der Zusammensetzung von Estil®**.

2. 2-Methoxy-4-Allyl-phenoxyessigsäure-diäthylamid (MAP) 5%ig in Lecithin-Emulsion (entspricht der Zusammensetzung von Detrovel®*** = G 29505.

3. Hydroxydion 1-5%ig in H_2O oder 0,9% NaCl-Lösung.

4. Thiopental-Na 5%ig in H_2O.

5. Thiopental-Na 2,5%ig in H_2O.

6. Hexobarbital-Na 10%ig in H_2O.

7. Hexobarbital-Na 5%ig in H_2O.

8. Propanidid 5%ig in 0,9%iger wäßriger NaCl-Lösung + 20% Cremophor EL®****.

9. Propanidid 2,5%ig in 0,9%iger wäßriger NaCl-Lösung + 12% Cremophor EL.

Von allen Substanzen wurden einheitlich 25; 40 und 60 mg/kg, in einzelnen Fällen auch höhere und niedrigere Dosen i.a. gegeben. Pro Dosis und Substanz wurden 5-20 Ratten beiderlei Geschlechts mit einem Gewicht von 100-150 g verwendet.

---

* Wir danken Herrn Dipl.-Mathematiker Bambynek-Leverkusen für die rechnerische Bearbeitung.
** Dr. Rudolf Reiss Chem. Werke, Berlin (nicht mehr im Handel).
*** Geigy A.G., Basel (nicht mehr im Handel).
**** BASF, Ludwigshafen.

Untersuchungen zur i.a. Verträglichkeit von Narkotika 91

Ergebnisse

a) Funktionsstörungen nach i.a. Injektion

In Abb. 1 ist das Gesamtergebnis gemittelt aus den Dosen 25; 40 und 60 mg/kg i.a. und über die ganze Versuchsdauer von 14 Tagen (12 Meßwerte) für jeden Stoff dargestellt, so daß ein Gesamtkriterium für jede Substanz vorliegt. Unterschiedliche Konzentrationen wurden gesondert gewertet.

Abb. 1: *Intraarterielle Verträglichkeit von Narkotika/Rattenversuch* nach WEIS und FISCHER. Zeit – ($^{1}/_{6}$ bis 14 Tage p. op.; 12 Meßwerte) und Dosenmittel 25; 40 und 60 mg/kg i.a., 5 bis 20 Tiere pro Dosis.

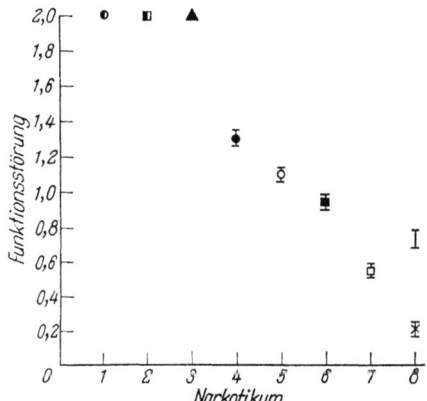

1. ◉ = 2-methoxy-4-allyl-phenoxyessigsäurediaethylamid (MAP) 5% in 10%iger α-naphthylessigsaurer-Na-Lösung. 2. ▯ = Hydroxydion 1% in H$_2$O. 3. ▲ = 2-methoxy-4-allyl-phenoxyessigsäurediaethylamid (MAP) 5% in Lecithin-Emulsion. 4. ● = Thiopental-Na 5% in H$_2$O. 5. ○ = Thiopental-Na 2,5% in H$_2$O. 6. ■ = Propanidid 5% in 0,9%iger NaCl-Lösung + 20% Cremophor EL. 7. □ = Propanidid 2,5% in 0,9%iger NaCl-Lösung + 12% Cremophor EL. 8. × = Hexobarbital-Na 10% in H$_2$O. I = Mindestabstand zweier Mittelwerte für $p = 0,05$. $\bar{z}$ = 95% Vertrauensbereich der Mittelwerte. Funktionsstörung: 1 = Spreizreflex aufgehoben, 2 = Lähmung der Pfote. Es bestehen deutliche Unterschiede in der i.a.-Verträglichkeit von verschiedenen Narkotika. MAP und Hydroxydion schädigen am stärksten. Propanidid und Hexobarbital-Na am schwächsten. Geringere Konzentrationen werden besser vertragen als höhere.

Die funktionellen Störungen nach i.a. Applikation von MAP in α-Naphthyl-essigsaurem-Na, MAP in Lecithin-Emulsion und Hydroxydion erreichen in jedem Fall das Maximum. Deutlich besser verträglich ist 5%iges Thiopental, dann folgt Thiopental 2,5%ig, Propanidid 5%ig, Propanidid 2,5%ig und Hexobarbital-Na 10%ig. Die Wirkungsunterschiede zwischen den einzelnen Stoffen sind mit Ausnahme von Hydroxydion, MAP in Lecithin-Emulsion und MAP in α-Naphthyl-essigsaurem-Na, die voneinander nicht getrennt werden können, hoch signifikant.

In Abb. 2 sind die mit denselben Stoffen erzielten Ergebnisse aufgeschlüsselt nach Dosen, jedoch ebenfalls über die Zeit gemittelt, dargestellt. Hierbei zeigt sich, daß MAP in α-Naphthyl-essigsaurem-Na, MAP in Lecithin-Emulsion und Hydroxydion bereits mit 25mg/kg i.a. den Maximaleffekt erreichen. Die 5%ige Thiopental-Lösung ist besser verträglich. Es besteht eine deutliche Dosis-Wirkungsbeziehung. Noch besser verträglich ist die 2,5%ige Thiopental-Lösung.

Abb. 2: *Intraarterielle Verträglichkeit von Narkotika/Rattenversuch* nach Weis und Fischer. Funktionsstörungen, Dosis-Wirkungsbeziehung (Zeitmittel $^1/_6$ bis 14 Tage p. op. 12 Meßwerte). 5 bis 20 Tiere pro Substanz und Dosis. I = Mindestabstand zweier Mittelwerte für $p = 0,05$. $\bar{x}$ = 95% Vertrauensbereich der Mittelwerte.

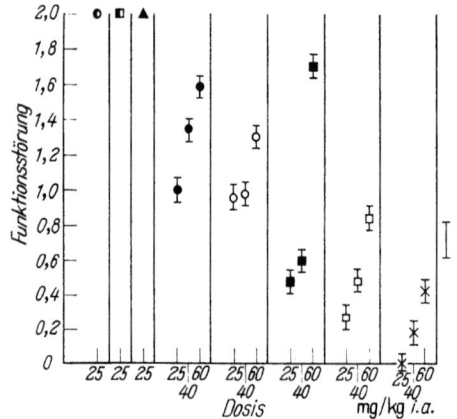

◐ = 2-methoxy-4-allyl-phenoxyessigsäurediethylamid (MAP) 5% in 10%iger α-naphthylessigsaurer Na-Lösung. ◨ = Hydroxydion 1% in H_2O. ▲ = 2-methoxy-4-allyl-phenoxyessigsäurediethylamid (MAP) 5% in Lecithin-Emulsion. ● = Thiopental-Na 5% in H_2O. ○ = Thiopental-Na 2,5% in H_2O. ■ = Propanidid 5% in 0,9%iger NaCl-Lösung + 20% Cremophor EL. □ = Propanidid 2,5% in 0,9%iger NaCl-Lösung + 12% Cremophor EL. × = Hexobarbital-Na 10% in H_2O. Funktionsstörungsgrad: 1 = Spreizreflex aufgehoben, 2 = Lähmung der Pfote. Der Grad der Funktionsstörung nimmt mit der Dosis zu. Eindeutige Dosiswirkungsbeziehungen bei 5%iger Thiopental-, 2,5%iger Propanidid- und 10%iger Hexobarbital-Lösung. Weniger ausgeprägt bei 2,5%iger Thiopental- und 5%iger Propanidid-Lösung.

Hier ist die Dosis-Wirkungsbeziehung nicht so deutlich ausgeprägt. Die 5%ige Propanidid-Lösung ist bei den Dosen 25 und 40 mg/kg i.a. gut verträglich, während bei 60 mg/kg i.a. deutliche Funktionsstörungen auftreten. Ähnlich wie bei Thiopental ist die 2,5%ige Lösung von Propanidid besser verträglich als die 5%ige. Hexobarbital-Na 10%ig scheint bei Berücksichtigung der absoluten Dosen am besten verträglich zu sein.

Die Funktionsstörungen nach MAP in α-Naphthyl-essigsaurem-Na und MAP in Lecithin-Emulsion und Hydroxydion bilden sich innerhalb des Beobachtungszeitraumes kaum zurück. Bei allen ande-

Untersuchungen zur i.a. Verträglichkeit von Narkotika 93

ren Stoffen wird die maximale Schädigung im allgemeinen 4 Stunden nach der Injektion beobachtet. Die Reparationstendenz nach Applikation der einzelnen Produkte ist in Abb. 3 dargestellt. Bei Thiopental bilden sich die Schäden am langsamsten nach Anwendung der 5%igen Lösung zurück. Die Reparationstendenz nach 2,5%igem Thiopental entspricht der von 5%igem Propanidid. Propanidid 2,5%ig ist am besten verträglich.

Abb. 3: *Intraarterielle Verträglichkeit von Narkotika/Rattenversuch* nach WEIS und FISCHER. Funktionsstörungen, Zeit-Wirkungsbeziehung. Dosenmittel: (25; 40 und 60 mg/kg i.a.). 5 bis 20 Tiere pro Substanz und Dosis.

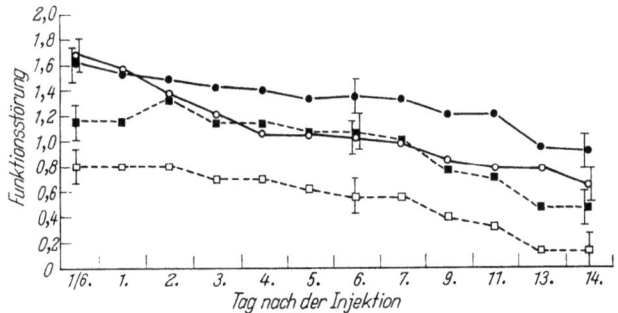

○ = Thiopental-Na 2,5% in H$_2$O, ● = Thiopental-Na 5,0% in H$_2$O, □ = Propanidid 2,5% in 0,9%iger NaCl-Lösung + 12% Cremophor EL, ■ = Propanidid 5,0% in 0,9%iger NaCl-Lösung + 20% Cremophor EL. Funktionsstörungsgrad: 1 = Spreizreflex aufgehoben, 2 = Lähmung der Pfote. Maximale Schädigung im allgemeinen 4 Std. nach der Applikation. Langsame und unvollständige Reparation innerhalb 14 Tagen.

Bei der Untersuchung der Dosis-Wirkungsbeziehung fiel die verhältnismäßig große Schädigung nach Applikation der hohen Dosis (60 mg/kg i.a.) der 5%igen Propanidid-Lösung auf. Wir haben deshalb die Reparationstendenz nach Applikation dieser Dosis näher untersucht. Wie aus Abb. 4 ersichtlich, ist die initiale Schädigung durch 60 mg/kg i.a. 5%igem Propanidid größer als diejenige durch die gleiche Dosis der 5%igen Thiopental-Lösung. Die Reparationstendenz ist nach Propanidid jedoch deutlicher ausgeprägt, so daß am Ende des Versuches (nach 14 Tagen) die Restschäden nach Thiopental größer sind als nach Propanidid.

b) Nekrosen nach i.a. Injektion

Neben funktionellen Störungen wurde auch das Auftreten von Nekrosen gewertet. Als Nekrose galt jede anatomische Läsion, gleichgültig, ob sie nur eine Zehe oder das ganze Bein betraf.

Absolut unverträglich mit 60–100% Nekrosen sind MAP in α-Naphthyl-essigsaurem-Na, MAP in Lecithin-Emulsion und Hydroxydion (Tab. 1). Es folgt die 5%ige Thiopental-Lösung mit 20% und Propanidid 5%ig mit 8%. Thiopental 2,5% und Hexobarbital-Na

Abb. 4: *Intraarterielle Verträglichkeit von Narkotika/Rattenversuch* nach WEIS und FISCHER. Funktionsstörungen $^1/_2$ bis 14 Tage p. op. Dosis 60 mg/kg i.a. 5 bis 20 Tiere pro Dosis und Substanz.

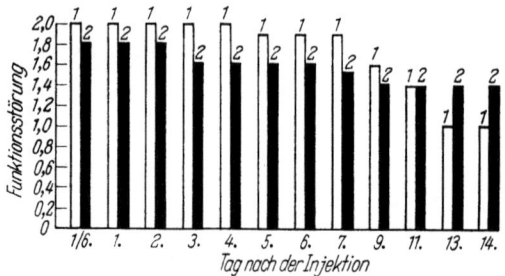

1 □ = Propanidid 5% in 0,9%iger NaCl-Lösung + 20% Cremophor EL. 2 ■ = Thiopental 5% in H$_2$O. Funktionsstörungsgrad: 1 = Spreizreflex aufgehoben, 2 = Lähmung der Pfote. 60 mg/kg Propanidid in 5%iger Lösung schädigen initial stärker als die gleiche Dosis der 5%igen Thiopental Lösung. Die Schäden nach Propanidid klingen jedoch schneller ab als nach Thiopental.

10%ig verursachten in 3% der Fälle Nekrosen. Nach 5%igem Hexobarbital-Na und 2,5%igem Propanidid traten keine anatomisch erfaßbaren Läsionen in Erscheinung.

0,9% NaCl-Lösung und der Lösungsvermittler von Propanidid (Cremophor EL) verursachten keine Schäden.

2. Injektion in die Arteria cubitalis der Katze

Methodik

Verwendet wurden Katzen beiderlei Geschlechts im Gewicht von 2,0 bis 3,0 kg (einzelne zwischen 1,7 und 4,0 kg).

Prämedikation mit 0,5 mg/kg Atropin s.c., anschließend Äthernarkose. Bei i.a. Applikation von mehr als 100 mg/Tier, Thiopental wurde unter Succinylcholin-chlorid (0,02 mg/kg i.v.) intubiert, um künstlich beatmen zu können. Die Arteria cubitalis einer Vorderextremität wurde freipräpariert und proximal und distal von einem Faden angehoben. Unter vorübergehender Drosselung oder Absetzen der Äthernarkose wurde das Narkotikum in Richtung von proximal nach distal in die Arterie eingespritzt. Eine zwischen Einstich und Kanülenspitzen aufgesetzte Dieffenbachklemme verhinderte ein Austreten des Narkotikums aus dem Einstichkanal. Die Injektionsdauer richtete sich nach der Dosis und betrug 2 Minuten für 100 mg/Tier. Bei den übrigen Dosen entsprechend mehr bzw. weniger. Nach Blutstillung durch Kompression und Entfernen der Haltefäden wurde

Untersuchungen zur i.a. Verträglichkeit von Narkotika

Tabelle 1

Intraarterielle Verträglichkeit von Narkotika/Rattenversuch nach WEIS *und* FISCHER

Tiere mit Nekrosen
Mittelwerte aus den Dosen 25; 40 und 60 mg/kg i.a.
5–20 Tiere pro Substanz und Dosis

Substanz	% Tiere mit Nekrosen		
1. 2-methoxy-4-allyl-phenoxyessigsäure-diäthylamid (MAP) 5% in 10%iger α-naphthylessigsaurer Na-Lösung	100%	untereinander nicht signifikant unterschieden	
2. Hydroxydion 1% in H$_2$O	73%		
3. 2-methoxy-4-allyl-phenoxyessigsäure-diäthylamid (MAP) 5% in Lecithin-Emulsion	60%		99,9% Signifikanz
4. Thiopental-Na 5% in H$_2$O	20%	untereinander nicht signifikant unterschieden	
5. Propanidid 5% in 0,9% NaCl-Lösung + 20% Cremophor EL	8%		Signifikanz 95%
6. Thiopental-Na 2,5% in H$_2$O	3%	untereinander nicht signifikant unterschieden	
7. Hexobarbital-Na 10% in H$_2$O	3%		nicht signifikant
8. Hexobarbital-Na 5% in H$_2$O	0%	untereinander nicht signifikant unterschieden	
9. Propanidid 2,5% in 0,9% Na-Lösung + 12% Cremophor EL	0%		

das Operationsfeld unter Instillation von Marfanil®*-Prontosil®*-Puder durch Hautnaht geschlossen. Postoperativ erhielten die Katzen 10 mg/kg, an den beiden folgenden Tagen je 5 mg/kg Leucomycin®* i.m.

In der postoperativen Beobachtungszeit von 35 Tagen (bei schweren Nekrosen auch kürzer) wurde täglich auf Schwellung, Schmerzen, funktionelle (Lähmungen, Muskelkontrakturen) und anatomische (Nekrosen) Veränderungen untersucht. Das Ausmaß der Schädigungen wurde in Schlüsselzahlen (zwischen 0–3) angegeben. In Tabelle 2 sind die Mittelwerte unter Berücksichtigung der zeitlichen Zuordnung aufgeführt. In Abb. 5 sind die Maximalwerte dargestellt.

Abb. 5: *Intraarterielle Verträglichkeit von Narkotika an Katzen* (Maximalwerte)

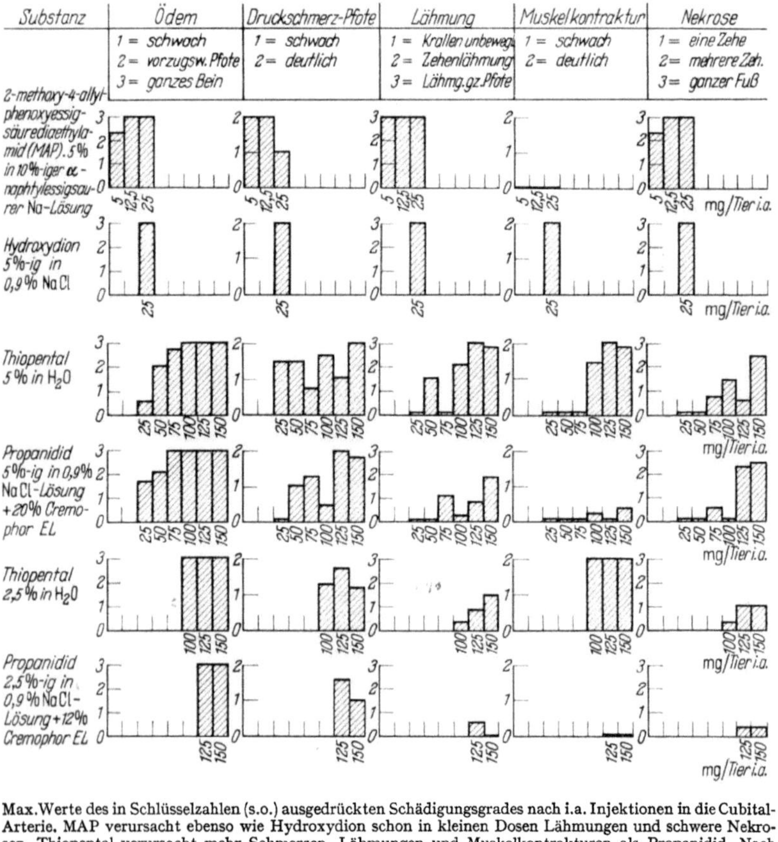

Max.Werte des in Schlüsselzahlen (s.o.) ausgedrückten Schädigungsgrades nach i.a. Injektionen in die Cubital-Arterie. MAP verursacht ebenso wie Hydroxydion schon in kleinen Dosen Lähmungen und schwere Nekrosen. Thiopental verursacht mehr Schmerzen, Lähmungen und Muskelkontrakturen als Propanidid. Nach Propanidid finden sich schon in kleinen Dosen deutliche Ödeme. Die 2,5%igen Lösungen sind etwas besser verträglich als die 5%igen.

---

* Bayer, Leverkusen.

Untersuchungen zur i.a. Verträglichkeit von Narkotika 97

Ergebnisse

In dieser Versuchsanordnung wurden Thiopental, Propanidid, MAP in α-Naphthyl-essigsaurem-Na und Hydroxydion (Stichversuch in einer Dosis) verglichen.

MAP in α-Naphthyl-essigsaurem-Na und Hydroxydion sind schon in geringen Dosen schlecht verträglich. Nach Applikation kleinerer Dosen der 5%igen Propanidid-Lösung (25 bis 50 mg/Tier i.a.) fielen reversible Ödeme auf. Höhere Dosen verursachten zusätzlich Druck- und Bewegungsschmerzen und angedeutete Muskelkontrakturen. 125 mg/Tier führten zu Nekrosen (bei einem Tier auch 75 mg/Tier).

Die 5%ige Thiopental-Lösung verursachte in den geringeren Dosen weniger ausgeprägte Ödeme, während Druck- und Bewegungsschmerzen etwas deutlicher waren. Nach höheren Dosen kam es zu ausgeprägten Muskelkontrakturen. Nekrosen traten ab 75–100 mg/Tier i.a. auf.

Die 2,5%igen Lösungen von Propanidid und Thiopental sind besser verträglich als die 5%igen, wobei Propanidid noch besser als Thiopental vertragen wird. Nekrosen in größerem Umfange nach: 200 mg/Tier Propanidid 2,5%ig bzw. 125 mg/Tier Thiopental 2,5%ig.

Der Lösungsvermittler von Propanidid (Cremophor El) wurde, ebenso wie die 0,9%ige NaCl-Lösung, praktisch reizlos vertragen.

3. i.a. Injektion in die Arteria femoralis an Kaninchen (nach Meyer und Theobald)

Methodik

In dieser Versuchsanordnung wird die Arteria femoralis dargestellt und distalwärts unterbunden. Die Injektion erfolgte in proximaler Richtung, so daß der Abfluß des Narkotikums praktisch unverdünnt durch die Art. profunda-femoris erfolgt. Gewertet werden funktionelle und anatomische Läsionen innerhalb 21 Tage p. Inj., Injektionsdauer 1 Minute.

Im einzelnen wurden registriert: Ödeme, Fehlen des Spreizreflexes, Lähmungen und Nekrosen. Das Ausmaß der Schädigungen wurde in Schlüsselzahlen (von 0–3) angegeben. In Tab. 3 sind die Mittelwerte unter Berücksichtigung des zeitlichen Ablaufes, in Abb. 6 die Maximalwerte dargestellt.

Ergebnisse

Ähnliche Unterschiede wie in den anderen beiden Versuchsanordnungen finden wir auch hier. Schlecht verträglich sind 5%iges MAP in α-Naphthyl-essigsaurem-Na (die Substanz wurde nur in einer kleinen Dosis geprüft) und in Lecithin-Emulsion, während Propanidid in 2,5 und 5%iger Lösung wieder etwas besser vertragen

Tabelle 2 *Intraarterielle Verträglichkei*

Substanz	Konzentration %	Lösungsmittel	Dosis mg/Tier i.a.	Anzahl der Tiere	Ödem				Schmerzempfindlichkeit Druckschmerz Pfote			
					Stdn. bis 4	Tage p. Op. 1–7	8–21	22–35	Stdn. bis 4	Tage p. Op. 1–7	8–21	22–35
NaCl	0,9	H₂O	27	4		0,3	0,3					
Cremophor EL	20		600	5	0,2	0,4						
Propanidid	5	Cremophor + NaCl 0,9% ↓	25	3	1,0	1,7						
	5		50	3	1,7	2,0	0,7		1,0			
	5		75	3	3,0	2,7				1,3	0,3	0,7
	5		100	5	3,0	3,0	0,4			0,4	0,2	
	5		125	4	1,8	3,0	0,5	*	0,8	1,0	2,0*	1,5*
	5		150	5	2,6	3,0	1,6*	0,6*		1,2	1,8*	1,6*
	2,5		125	5	2,8	3,0	0,4	0,4*	0,6	1,6	1,2	0,8*
	2,5		150	5	3,0	3,0	0,8	*		1,0	0,8	0,6*
	2,5		200	5	2,7	3,0	0,2*	0,2*	0,4	0,8	1,8*	1,8*
Thiopental-Na	5	H₂O ↓	25	4	0,3	0,5			1,5	0,5		
	5		50	2		2,0				1,5	1,5	1,0
	5		75	3		2,7	1,0			0,7	0,7	0,7
	5		100	5	2,5	3,0	0,8*	0,2*		1,4	1,6*	1,4*
	5		125	5	2,6	3,0	1,0*	0,6*	0,8	1,0	1,0*	0,6*
	5		150	5	3,0	3,0	1,6*	1,4*	0,4	0,8	2,0*	2,0*
	2,5		100	4	2,8	3,0	0,3	0,6	1,3	0,8	1,0	0,5
	2,5		125	5	2,2	3,0	1,0*	1,0*	0,4	1,0	1,2*	1,0*
	2,5		150	4		3,0	1,5*	0,5*		1,8	1,3*	1,8*
2-methoxy-4-allylphenoxyessigsäurediäthylamid	5	10%ige α-naphthyl-essigsaure Na-Lösung	5	3	0,3	2,3	0,7*			1,3	2,0*	
	5		12,5	1		3,0	3,0					2,0
	5		25	1		3,0					1,0	1,0
Hydroxydion	1	0,9% NaCl	5	1		1,0						
	2,5		12,5	1	1,0	1,0					2,0	2,0
	5,0		25	1	1,0	3,0	3,0			2,0	2,0	

* = einzelne Tiere getötet wegen Nekrose, letzter Befund extrapoliert

Freies Feld = o. B.
1 = schwach
2 = vorzugsweise Pfote
3 = ganzes Bein

Freies Feld = nein
1 = schwach
2 = deutlich

Untersuchungen zur i.a. Verträglichkeit von Narkotika

von Narkotika (Katzen)

Schmerzempfindlichkeit				Funktionelle Veränderungen						Anatomische Veränderungen Nekrose			
Bewegungsschmerz				Lähmung				Muskelkontrakt.					
Stdn.	Tage p. Op.			Stdn.	Tage p. Op.			Stdn.	Tage p. Op.	Stdn.	Tage p. Op.		
bis 4	1–7	8–21	22–35	bis 4	1–7	8–21	22–35	bis 4	1–35	bis 4	1–7	8–21	22–35
	0,8												
0,7 0,2 0,8 1,2	0,7 0,4 1,3 1,4	0,7 1,5 1,8*	0,3 1,0* 1,6*	1,0 0,8 1,8	0,8 0,6	0,2 0,3 0,2*	0,2 0,3* 0,2*	0,2 0,4			0,8	2,3 2,4*	0,7 2,3* 2,4*
0,2 0,4 1,2	0,6 0,6 1,4*	* 0,6* 1,2*	0,6	0,2 0,2	0,2 0,2*	0,2* * 0,2*					0,4	0,4 0,4 1,0*	0,4* 0,4* 1,4*
1,5 1,0 0,6 1,4 1,2	0,6* 0,4* 1,6*	0,6* 0,4* 1,6*	1,5 2,0 3,0 2,8	0,6 1,8	* 0,8* 2,0*	* 0,8* 1,8*	1,4 2,0 1,8			0,2 0,6 2,0	0,7 1,4* 0,6* 2,4*	0,7 1,4* 0,6* 2,4*	
1,0 2,0	0,6* 2,0*	0,6* 1,5*	0,8	0,8 1,5	0,3 * 0,3*	0,3 * 0,3*	2,0 2,0 2,0			0,5	1,0* 1,0*	0,3 1,0* 1,0*	
0,3	2,0 2,0 1,0	2,3* 3,0 3,0	3,0 3,0	1,0 3,0 3,0	3,0 3,0 3,0	3,0* 3,0 3,0	3,0 3,0				2,3* 3,0 3,0	3,0 3,0	
1,0	3,0	3,0		3,0	3,0	1,0 3,0		2,0			3,0	1,0 3,0	2,0

Freies Feld = o. B. 1 = Hinken 2 = Hinken und Schonen 3 = nicht auftreten	Freies Feld = o. B. 1 = Krallen unbeweglich 2 = Zehenlähmung 3 = Lähmung ganze Pfote	Freies Feld = nein 1 = schwach 2 = deutlich	Freies Feld = nein 1 = eine Zehe 2 = mehrere Zehen 3 = ganzer Fuß

Tabelle 3 *Intraarterielle Verträglichkeit von Narkotika*
Methode nach MEYER und THEOBALD
(Kaninchen)

Substanz	Konzentration %	Dosis mg/Tier i.a.	Anzahl der Tiere	Ödem Stdn. bis 3	Ödem Tage p. Op. 1-7	Ödem Tage p. Op. 8-21	Zehenspreizung Stdn. bis 3	Zehenspreizung Tage 1-7	Zehenspreizung Tage 8-21	Lähmung Stdn. bis 3	Lähmung Tage 1-7	Lähmung Tage 8-21	Nekrose äußerlich Stdn. bis 3	Nekrose Tage 1-7	Nekrose Tage 8-21
NaCl	0,9	9	5												
Cremophor	20	400	5												
Propanidid	5 / 5	50 / 100	4 / 3		0,5 / 0,7	0,7	0,3	0,5 / 1,0	0,3 / 1,0	0,3	0,5 / 1,4	0,5 / 1,7			
	2,5 / 2,5 / 2,5	50 / 75 / 100	5 / 5 / 4		0,2		0,6 / 0,8	0,6 / 1,5	0,2 / 0,4 / 0,8	0,6 / 1,0	0,4 / 1,3	0,4 / 0,8			0,3
Thiopental-Na	5 / 5	50 / 100	4 / 5		0,6		0,5 / 2,0	1,8	1,6	0,8 / 2,2	2,0	2,0			
	2,5 / 2,5 / 2,5	50 / 75 / 100	5 / 5 / 5		0,4	0,6*	0,6 / 1,6	0,4 / 1,6 / 2,0	0,6 / 2,0*	0,6 / 1,8	1,2 / 2,6	0,4 / 2,4*		0,4	0,4*
Hexobarbital-Na	10 / 10	50 / 100	4 / 5		0,4	0,2	0,3 / 1,4	0,8 / 1,4	0,3 / 1,4	0,3 / 1,4	1,4	1,0			
	5 / 5	50 / 100	5 / 5				0,4 / 1,6	0,4 / 1,6	1,6	0,4 / 1,4	0,4 / 1,4	1,0			0,2

Untersuchungen zur i.a. Verträglichkeit von Narkotika

	2,5	25	4	0,3	1,5	1,8	1,8	2,0	2,0	1,8	2,0	2,3		
Hydroxydion	1	10,0	5				0,8	1,0	0,5	0,8	1,2	0,2		
2-methoxy-4-allyl-phenoxyessigsäurediäthylamid 5% in 10%iger α-naphthylessigsaurer Na-Lösung	5	12,5	4		0,3	0,5	1,0	1,8	1,5	1,3	2,3	2,3	0,3	
2-methoxy-4-allyl-phenoxyessigsäurediäthylamid 5% in Lecithin-Emulsion	5	50	4		1,8	1,8*	1,8	1,8	1,5*	1,8	2,5	2,5*	0,5	1,5

* = einzelne Tiere getötet wegen Nekrose, letzter Befund extrapoliert

Freies Feld = o. B.
1 = Oberschenkel
2 = Pfote oder Sprunggelenk
3 = ganzes Bein

Freies Feld = o. B.
1 = geringer
2 = gar nicht

Freies Feld = o. B.
1 = Bewegungseinschränkung im Hüft-, Knie- oder Sprunggelenk
2 = Lähmung der Hüft-, Oberschenkel- oder Unterschenkelmuskulatur
3 = schlaffe od. spastische Lähmungen am ganzen Bein

Freies Feld = o. B.
1 = isolierte Hautnekrose
2 = deutliche Nekrose Sprunggelenk oder Pfote

Abb. 6: *Intraarterielle Verträglichkeit von Narkotika an Kaninchen (Maximalwerte)*. Methode nach MEYER und THEOBALD.

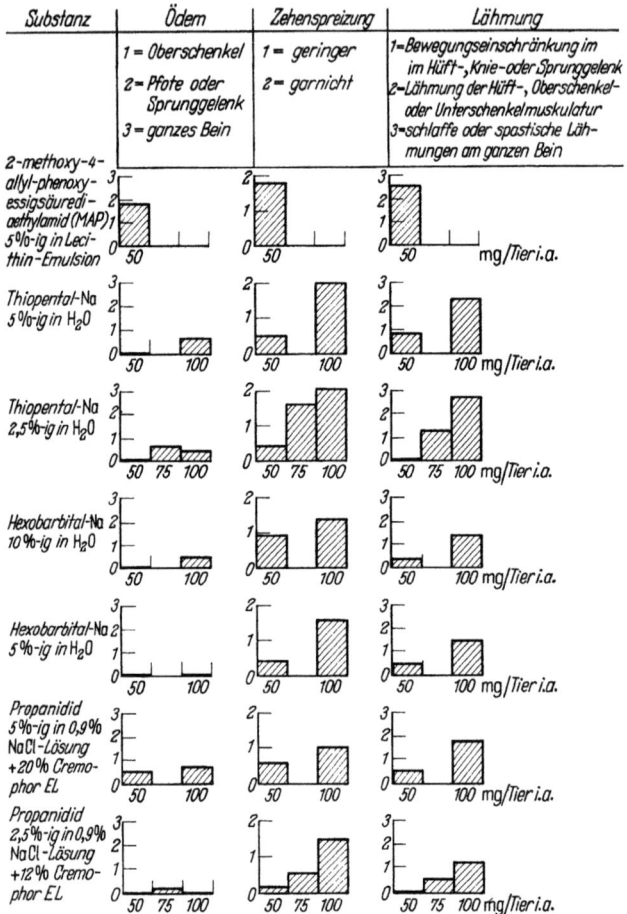

Geprüft wurden nur die mit Zahlen bezeichneten Dosen. Max. Werte des in Schlüsselzahlen (s. o.) ausgedrückten Schädigungsgrades nach i.a. Injektion in die Arteria femoarils. MAP und Hydroxydion sind schlechter verträglich als Hexobarbital und Thiopental. Zwischen Hexobarbital und Thiopental besteht kein deutlicher Unterschied. Propanidid wird am besten vertragen.

wird als die entsprechenden Thiopental-Lösungen. Hexobarbital-Na verursacht in 10%iger und 5%iger Konzentration ebenfalls erhebliche Schäden, die diejenigen von 5%igem und 2,5%igem Thiopental nicht wesentlich nachstehen.

0,9% NaCl-Lösung und Cremophor El wurden ohne Schäden vertragen.

4. i.a. Injektion in die Arteria centralis des Ohres von Kaninchen (nach Kinmonth und Shephard)

Methodik

In flacher Hexobarbital-Narkose erfolgte die Injektion in die Arteria centralis. Anschließend wird der Kreislauf im Ohr durch Anlegen einer Klemme für 15 Minuten unterbrochen.

Beobachtungszeit 21 Tage. Gewertet wird die Häufigkeit von Nekrosen und die Nekrosefläche in Prozent der Gesamtohrfläche. Bei dieser Versuchsanordnung wurde auf die Untersuchung der Dosis-Wirkungsbeziehung verzichtet.

Ergebnisse

In einer ersten Versuchsreihe wurden Thiopental und Propanidid in 5- und 2,5%iger Lösung jeweils am gleichen Tier verglichen. Ein Präparat wurde in das linke Ohr, das Vergleichspräparat in das rechte Ohr des Tieres injiziert.

Hierbei scheint die 5%ige Lösung der beiden Substanzen etwa gleich verträglich zu sein, während die 2,5%ige Thiopental-Lösung etwas weniger Schäden hervorruft als die gleiche Konzentration von Propanidid (Tab. 4). Wegen der erheblichen Streuung bei dieser Methode war jedoch eine statistische Sicherung unmöglich.

In der zweiten Serie wurde Thiopental, Hexobarbital und MAP in α-Naphthyl-essigsaurem-Na miteinander verglichen. Hierbei wurden die untersuchten Präparate jeweils nur in ein Ohr der Tiere injiziert. In dieser Serie ergibt sich kein signifikanter Unterschied zwischen der 2,5%igen und der 5%igen Thiopental-Lösung. 10%iges Hexobarbital verursacht deutliche Schädigungen, die 5%ige Lösung wird jedoch gut vertragen. Auch hier ist die Streuung erheblich. MAP in α-Naphthyl-essigsaurem-Na ist weitaus schlechter verträglich.

Besprechung und Zusammenfassung

Die i.a. Verträglichkeit von Narkotika wurde in 4 Versuchsanordnungen an 3 Tierspezies untersucht.

In der Versuchsanordnung nach WEIS und FISCHER an der Ratte bestehen deutliche Wirkungsunterschiede zwischen den geprüften Substanzen. Intraarteriell unverträglich sind hier MAP in α-Naphthyl-essigsaurem-Na, MAP in Lecithin-Emulsion und Hydroxydion. Bei den anderen Substanzen besteht eine deutliche Abstufung. Thiopental 5%ig ist relativ am schlechtesten verträglich. Es folgt 2,5%iges Thiopental. Etwa gleich starke Schäden wie nach 2,5%igem Thiopental finden sich nach 5%igem Propanidid. Noch besser verträglich

Tabelle 4 *Intraarterielle Verträglichkeit von Narkotika*
(Kaninchenohr)

Methode nach KINMONTH und SHEPHARD

	Substanz	Dosis mg/Tier	Konzentration %	Lösungsmittel	Anzahl der Tiere	% Tiere mit Nekrose	Nekrosefläche in % der gesamten Ohrfläche
Vergleichsversuch an beiden Ohren eines Tieres	Propanidid	10	5	0,9% NaCl-Lösung + 20% Cremophor EL	4	75	29,5 ± 26
	Thiopental-Na	10	5	H_2O		75	12,1 ± 13,3
	Propanidid	10	2,5	0,9% NaCl-Lösung + 12% Cremophor EL	8	75	20,9 ± 17,7
	Thiopental-Na	10	2,5	H_2O		50	7,3 ± 16,4
Jeweils nur ein Ohr zur Applikation verwendet	Thiopental-Na	10	5	H_2O	15	60	12,9 ± 13
	Thiopental-Na	10	2,5	H_2O	8	62,5	4,3 ± 6,4
	Hexobarbital-Na	20	10	H_2O	5	100	18,0 ± 15,7
	Hexobarbital-Na	10	5	H_2O	6	0	0
	2-methoxy-4-allylphenoxy-essigsäurediäthylamid (MAP)	10	5	10% α-naphthylessig-saurer Na-Lösung	6	100	51,2 ± 4,8
	2-methoxy-4-allyl-phenoxy-essigsäurediäthylamid	5	2,5	10% α-naphthylessig-saurer Na-Lösung	6	100	51,3 ± 12,4

sind die 2,5%ige Propanidid-, die 10%ige und die 5%ige Hexobarbital-Lösung. Die Reparationstendenz der funktionellen Schäden nach Propanidid ist ausgeprägter als nach Thiopental. Nekrosen treten nach MAP in α-Naphthyl-essigsaurem-Na, MAP in Lecithin-Emulsion und Hydroxydion am häufigsten auf. Alle anderen Stoffe sind wesentlich besser verträglich.

Unsere mit Thiopental, Hydroxydion, MAP in α-Naphthylessigsaurem-Na und MAP in Lecithin-Emulsion erhobenen Befunde stimmen bei Berücksichtigung nur der Dosis 25 mg/kg und Beurteilung der Funktionsstörungen mit den Ergebnissen von WEIS und FISCHER gut überein. Jedoch erscheint eine Untersuchung der Dosis- und Konzentrations-Wirkungsbeziehung in jedem Fall notwendig, um sichere Angaben über die Verträglichkeit einer Substanz machen zu können. Dies gilt besonders für die relativ besser verträglichen Stoffe.

Ähnliche Befunde wie bei den Versuchen an der Ratte fanden wir auch nach i.a. Injektion in die Arteria cubitalis von Katzen. Auch hier waren MAP in α-Naphthyl-essigsaurem-Na ebenso wie Hydroxydion schon in kleinen Dosen unverträglich. Eine genauere Analyse des Wirkungsunterschiedes zwischen Propanidid und Thiopental ergab eine relativ bessere Verträglichkeit der 5- und 2,5%igen Propanidid-Lösung gegenüber den gleichen Konzentrationen von Thiopental, wobei die 2,5%igen Lösungen in jedem Fall verträglicher waren als die 5%igen. Nach Propanidid fanden sich ausgeprägtere Ödeme als nach Thiopental. Umgekehrt schien Thiopental vermehrt Schmerzen, Lähmungen und Muskelkontrakturen zu verursachen. Propanidid scheint bis zu einer Grenzdosis ohne schwere Schäden vertragen zu werden. Beim Erreichen einer kritischen Konzentration im Gewebe ruft es jedoch deutliche Schäden hervor. Thiopental verursacht dagegen schon in kleineren Dosen erhebliche funktionelle Ausfälle.

Die i.a. Verträglichkeit nach Injektion in die Art. femoralis von Kaninchen entspricht für MAP in beiden Zubereitungen, Hydroxydion und Thiopental etwa unseren Befunden an der Ratte und, soweit geprüft, bei der Katze.

Unsere Ergebnisse mit Thiopental stimmen mit den von MEYER und THEOBALD publizierten Befunden im wesentlichen überein, die Schädigungen nach MAP in Lecithin-Emulsion waren jedoch bei unserem Material wesentlich ausgeprägter.

Im Gegensatz zu den Versuchen an der Ratte verursachte Hexobarbital-Na am Kaninchen deutliche Schäden, die quantitativ denjenigen nach Thiopental entsprachen. Propanidid war besser verträglich als Thiopental und damit auch etwas besser als Hexobarbital-Na.

Insgesamt ist der Einfluß der Konzentration auf die Verträglichkeit auch hier erkennbar, jedoch nicht so ausgeprägt, wie in den Versuchsanordnungen an Ratte und Katze.

Bei i.a. Injektion in die Art. centralis des Kaninchenohres nach KINMONTH und SHEPHARD erwies sich MAP in α-Naphthyl-essigsaurem-Na wiederum als unverträglich. Eine Differenzierung zwischen Propanidid, Thiopental und Hexobarbital-Na in 10%iger Konzentration war bei Applikation nur einer Dosis (10 mg/Tier) nicht möglich.

LOESCHKE und BEER fanden bei höheren Dosen (7 mg/kg) und längerer Unterbrechung des Kreislaufs die 5%ige Propanidid-Lösung schlechter verträglich als die 5%ige Thiopental-Lösung. Unsere Versuche bestätigen diesen Befund nicht in vollem Umfange, sie widersprechen ihm aber auch nicht. Es erscheint jedoch sehr fraglich, ob die Methode von KINMONTH und SHEPARD ein brauchbares Modell für die Verhältnisse beim Menschen darstellt, da das Kaninchenohr anatomische und funktionelle Besonderheiten aufweist, die im menschlichen Unterarm nicht vorliegen.

Versucht man, die Ergebnisse aller Untersuchungen zusammenzufassen, so ergibt sich folgendes Bild:

1. Keines der untersuchten Narkotika ist absolut arterienverträglich, jedoch bestehen deutliche Verträglichkeitsunterschiede zwischen einzelnen Substanzen. Die Verträglichkeit nimmt in folgender Reihenfolge zu:

MAP 5%ig in 10%igem α-Naphthyl-essigsaurem-Na $\leq$ MAP in 5%iger Lecithin-Emulsion $\leq$ Hydroxydion 1–5%ig in H_2O oder NaCl $\ll$ Thiopental 5%ig in H_2O < Propanidid 5%ig in Cremophor El < Thiopental 2,5%ig in H_2O < Propanidid 2,5%ig in Cremophor El. Die Verträglichkeit von Hexobarbital-Na in 10 und 5%iger Lösung dürfte etwa mit derjenigen der 5- bzw. 2,5%igen Propanidid-Lösung vergleichbar sein.

2. Das Ausmaß der Schädigung nimmt – soweit untersucht (Propanidid und Thiopental) – mit Höhe der Dosis zu. Bei funktionellen Schäden bestehen klarere Dosis-Wirkungs-Beziehungen als bei anatomischen Läsionen.

3. Verdünntere Lösungen (Thiopental und Propanidid 2,5%ig) sind relativ besser verträglich als konzentriertere (5%ige) Lösungen. Die 2,5%igen Lösungen verursachen in höheren Dosen jedoch ebenfalls Schäden.

Demnach scheint die Gefährdung eines Patienten bei versehentlicher i.a. Injektion mit der Höhe der applizierten Dosis und der Konzentration der Lösung zuzunehmen. Dabei dürfte die Dosis jedoch größeren Einfluß auf die Verträglichkeit haben als die Konzentration.

Unsere Versuche erlauben keine Aussage über den Mechanismus der zu den beschriebenen Schädigungen führt. Da die i.a. Injektion der einzelnen Stoffe unterschiedliche Symptome hervorruft – MAP in α-Naphthyl-essigsaurem-Na verursacht motorische Lähmung mit Übergang zu trockenem Brand, Thiopental verursacht Schmerzen, Muskelkontraktur, Lähmungen und Übergang zu feuchten Nekrosen; Propanidid ausgeprägte Ödeme, weniger Lähmungen, kaum Muskelkontrakturen und nach extrem hohen Dosen feuchte Nekrosen – ist es denkbar, daß hierbei auch unterschiedliche Mechanismen beteiligt sind.

Möglicherweise kann diese Frage durch ausgedehntere histologische Untersuchungen geklärt werden.

Für eine erste Prüfung auf i.a. Verträglichkeit von Pharmaka erscheint uns die Versuchsanordnung nach WEIS und FISCHER in der von uns angegebenen Modifikation am geeignetsten. Jedoch sollten die mit dieser Methode gewonnenen Ergebnisse in jedem Fall an einer anderen Tierart kontrolliert werden, um tierspezifische Verträglichkeitsunterschiede zu erkennen.

Summary

The local tolerance of some anaesthetics after intra-arterial injection was investigated on rats (WEIS and FISCHERS method: injection into the femoral artery), cats (injection into the cubital artery) and rabbits (MEYER and THEOBALD's method: injection into the femoral artery; and KINMONTH and SHEPHARD's method: injection into the auricular artery).

Intra-arterial injection of anaesthetics can be followed by oedema pain, muscular contractions, pareses and necroses.

There are distinct differences in toleration between the examined substances. Tolerance increases in the following order:
2-Methoxy-4-allyl-phenoxyacetic acid diethylamide dissolved in 10% aqueous sodium α-naphthylacetic acid $\leq$ 2-Methoxy-4-allyl-phenoxyacetic acid diethylamide dissolved in 5% lecithin emulsion $\leq$ Hydroxydion 1% in H_2O or NaCl $\ll$ Thiopental 5% in H_2O < Propanidid 5% in Cremophor EL < Thiopental 2,5% in H_2O < Propanidid 2,5% in Cremophor EL. Tolerance of Hexobarbital in 10 and 5% solution is different in various tests. It is better tolerated by rats than rabbits. 0,9% NaCl solution and the solvent for Propanidid (Cremophor EL) do not cause any damage.

The degree of damage increases with the amount of dosage with the substance investigated in this respect (Propanidid and

Thiopental). More diluted solutions (Thiopental and Propanidid 2,5%) are relatively better tolerated than more concentrated solutions (5%). However the 2,5% solutions in higher dosage also produce damage.

Literatur

BOEHMER und RÜGHEIMER: Anaesthesist **11**, 112–114 (1962).
FELL, J. N.: Brit. Med. J. **1**, 95 (1935).
KINMONTH und SHEPHARD: Brit. Med. J. **2**, 914 (1959).
LAPEYRE, N. C., A. CAMPO und P. CARABALONA: Montpellier Med. **39**, 219 (1951).
LOESCHKE und BEER: Münchner med. Wschr. **105**, 421–425 (1953).
MEYER und THEOBALD: Anaesthesist **12**, 150 (1963).
OEHLECKER, F.: Medizinische **2**, 1673 (1953).
OGILVIE, T. A., J. B. PENFOLD und D. R. T. CLENCON: Lancet **1**, 947 (1948).
PERRAT, W.: Med. Klinik **57**, 230–233 (1962).
ROLLASON, W. N.: Brit. Med. J. **1**, 1350 (1950).
RUSSEL, F. R.: Lancet **2**, 869 (1948).
SCHWARZKOPF: Dtsch. med. Wschr. **83**, 1089 (1958).
SENEQUE, J. und P. HUGUENARD: Anesth. Analg. (Paris) **10**, 627 (1953).
STONE und DONNELLY: Anesthesiology **21**, 29 (1960).
WEIS und FISCHER: Anaesthesist **11**, 114 (1962).
YEE, J., P. R. WESTHAL und J. L. WILSON: Ann. Surg. **136**, 1019 (1952).

Funktionelle und morphologische Veränderungen nach Injektion des Kurznarkotikums Propanidid in die Arteria femoralis der Ratte

Von

K.-H. Weis und J. Ruckes

Aus dem Institut für Anaesthesiologie (Direktor: Prof. Dr. R. FREY) und dem Pathologischen Institut (Direktor: Prof. Dr. H. BREDT) der Johannes Gutenberg-Universität Mainz

Neben der selbstverständlichen Prüfung der lokalen Venenverträglichkeit eines neuen intravenösen Narkosemittels, besteht heute kein Zweifel mehr an der berechtigten Überprüfung der Schädigungen nach einer intraarteriellen Applikation im Tierversuch.

Verschiedene intravenöse Narkotika, die in den vergangenen Jahren in der Anästhesie eingeführt worden waren, wurden durch schwerste Komplikationen nach einer irrtümlichen intraarteriellen Injektion belastet (SCHWARZKOPF; LOESCHKE und BEER; PERRET; COHEN; WEIS und FISCHER [62b]).

Den diesbezüglichen Tierversuchen mit Propanidid lagen 2 Fragen zugrunde:

1. Führt die intraarterielle Injektion des Präparates bei der Ratte zu funktionellen Schäden?
2. Welche Veränderungen lassen sich am 7. Tag nach der intraarteriellen Injektion histologisch an den Gefäßen, Muskeln und Nerven nachweisen?

Methodik

Die Untersuchungen wurden an 90 Sprague-Dawley-Ratten weiblichen Geschlechts, zwischen 230 und 290 g Gewicht, in Gruppen zu je 15 Tieren, durchgeführt. Die Tiere lebten unter normalen Stallbedingungen mit freiem Zugang zu Wasser und Futter (Standardfutter).

Die Methodik der Injektionstechnik und Bewertung der Funktionsstörungen wurden an anderer Stelle ausführlich beschrieben (WEIS und FISCHER 1962b).

Folgende Präparate wurden für die Injektion bei je 15 Tieren ausgewählt:

1. Propanidid 2,5% (25 mg/kg Ratte)
2. Propanidid 5,0% (25 mg/kg Ratte)
3. Cremophor EL®* 15% (Injektionsvolumen entsprechend der 2,5%igen Lösung Propanidid)
4. Cremophor EL 20% (Injektionsvolumen entsprechend der 5%igen Propanididlösung
5. Thiopental** 2,5% (25 mg/kg Ratte)
6. Physiologische Kochsalzlösung (Injektionsvolumen entsprechend der Thiopentallösung).

Alle 90 Tiere kamen gemeinsam in den Versuch, so daß die Beurteilung der Funktionsveränderungen nach den Grundsätzen eines Blindversuches erfolgen konnte. Für die statistische Auswertung der Funktionsschäden wurden der Mittelwert $\bar{x}$ und der mittlere Fehler des Mittelwertes $S\bar{x}$ errechnet.

Nach Abschluß der siebentägigen Beobachtungszeit wurden die Tiere getötet. Die hintere Extremität, in deren Femoralarterie injiziert worden war, wurde exartikuliert und in Formalin fixiert. Bei der Kontrollgruppe,

---

* BASF, Ludwigshafen.
** Thiopental = Trapanal® (Promonta G. m. b. H., Hamburg).

die physiologische Kochsalzlösung injiziert erhalten hatte, wurde zusätzlich das unbehandelte Bein mit entfernt. Somit kamen insgesamt 7 verschiedene Gruppen, bestehend aus je 15 Hinterläufen, zur histologischen Untersuchung.

Der Gefäßstamm wurde mit den Nerven und nur wenig umgebenem Gewebe möglichst weit nach distal präpariert. Das so gewonnene, etwa stricknadeldicke Material wurde von kranial nach kaudal in 3 gleiche Abschnitte unterteilt (I, II, III). Jeder dieser Abschnitte wurde seinerseits in gleiche Partien aufgeteilt und gemeinsam in einen Paraffinblock eingebettet. Außerdem wurde je ein Stück Muskelgewebe aus dem Musculus quadriceps (IV) und dem Musculus gastrocnemius (V) entnommen und in Paraffin einbebettet. Aus den mittleren Anteilen eines jeden Blocks (I–V) wurden in engen Stufen 5 Schnitte hergestellt und mit Hämatoxylin-Eosin, Azan, Elastica van Gieson, sowie nach GOLDNER und GOMÖRRI gefärbt. Dadurch war gewährleistet, daß jedes Gefäß an 6 sicher differenten Stellen beurteilt werden konnte. Bei den Gefäßen wurde besonders auf Veränderungen der Intima, Elastica und Muscularis, sowie des perivaskulären Raumes geachtet. Bei der Skelettmuskulatur und den Nerven richtete sich die Aufmerksamkeit auf Veränderungen im Sinne von Ödem, Verquellung, Nekrose, Entzündung und Markscheidenveränderung. Die beobachteten pathologischen Veränderungen wurden nach dem Schweregrad mit kein, geringer und schwerer Befund bewertet und in ein eigens dafür aufgestelltes Diagramm eingetragen. Die Durchsicht und Beurteilung der Schnitte geschah nach laufenden Nummern im Blindversuch. Nach Abschluß dieser Arbeiten wurde das gesamte histologische Material entsprechend den zugeteilten Schweregraden der Veränderungen geordnet. Erst daraufhin erfolgte das Entschlüsseln des Materials hinsichtlich der injizierten Lösungen.

Ergebnisse

1. Physiologische Kochsalzlösung

Die intraarterielle Injektion von physiologischer Kochsalzlösung führte zu keinen Beeinträchtigungen der motorischen Funktion des Beines oder der Pfote. Der Beinumfang entsprach dem der unbehandelten Seite.

2. Cremophor EL 12% und 20%

Die Injektion in die Arteria femoralis verlief ohne jegliche nachfolgende Reaktion. Die Beweglichkeit der Pfote und der Zehen blieb, unabhängig von der verwandten Konzentration, unbeeinflußt. Der Beinumfang änderte sich nicht.

3. Thiopental 2,5% (Abb. 1 und 2)

4 Stunden nach der intraarteriellen Injektion hatten von 14 Tieren 13 eine völlige Lähmung der Pfote. 1 Tier konnte bei erhaltener Dorsal- und Plantarflexion die Zehen nicht spreizen. Die Umfangsänderung von 18,6% entsprach dem höchsten gemessenen Wert. Im

Funktionelle und morphologische Veränderungen usw. 111

Verlauf der nachfolgenden Tage bildete sich die Funktionsstörung zwar stetig zurück, es blieb jedoch eine deutliche Restschädigung. Am siebenten Tag waren 4 Tiere noch komplett gelähmt und 10 konnten die Zehen nicht spreizen. Die Schwellung bildete sich rascher zurück. Am dritten Tag betrug der Unterschied nurmehr 4%.

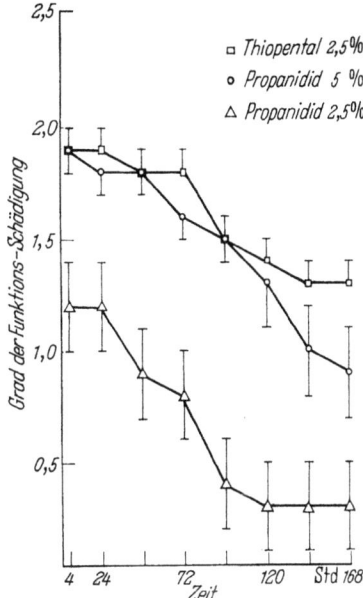
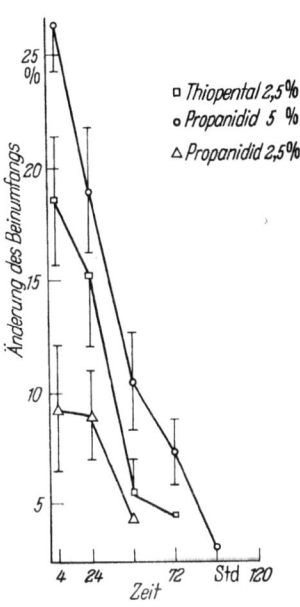

Abb. 1: Funktionelle Schädigung der hinteren Extremität. Abszisse: Beobachtungszeit in Stunden. Ordinate: Grad der Funktionsschädigung. Thiopental □, Propanidid 5,0% ○, Propanidid 2,5% △.

Abb. 2: Abszisse: Beobachtungszeit in Stunden. Ordinate: Änderung des Beinumfanges in % des Kontrollbeines. Thiopental □, Propanidid 5,0% ○, Propanidid 2,5% △.

4. Propanidid 5,0% (Abb. 1 und 2)

Die Funktionsschädigung entsprach in Ausmaß und Verlauf der Rückbildung bei der Thiopentalgruppe.

Das Maximum der Funktionsschädigung war nach 4 Stunden aufgetreten. 13 Tiere von 15 waren völlig gelähmt, 2 konnten die Pfoten bewegen, jedoch die Zehen nicht spreizen. Am siebenten Tag hatten sich 4 Tiere völlig erholt, 2 blieben gelähmt und bei 9 fehlte das Spreizvermögen der Zehen.

Die Schwellung im Bereich des Oberschenkels war stärker ausgebildet als in der Thiopentalgruppe. Die Zunahme des Beinumfangs betrug nach 4 Stunden 26% und war nach 96 Stunden auf 3% abgesunken.

5. Propanidid 2,5% (Abb. 1 und 2)

Das Maximum der Funktionsschädigung war wiederum bereits 4 Stunden nach Injektion nachweisbar, das Ausmaß blieb jedoch hinter den beiden vorangegangenen Gruppen zurück. 1 Tier zeigte keine Funktionsstörung, 10 konnten die Zehen nicht spreizen und nur 3 waren völlig gelähmt. Innerhalb der Beobachtungsperiode erfolgte eine weitgehende Erholung. 62 Stunden nach der Injektion hatten 12 Tiere ihre normale Funktion wieder erreicht, eines konnte die Zehen nicht spreizen und eines blieb völlig gelähmt.

Die Schwellung war mäßig ausgeprägt (9% nach 4 Stunden) und bildete sich rasch zurück, so daß nach 48 Stunden nur noch eine Schwellung von 4,6% nachweisbar war.

6. Morphologische Befunde

6.1. Veränderungen der Gefäße

Die histologischen Untersuchungen des Gefäßstammes in den Abschnitten I, II und III zeigten bei 37 Tieren von 90 eine Entzündung der Arterie an der Injektionsstelle. Die Bilder variierten von einer zellulären Intimareaktion bis zum voll ausgeprägten Zustand einer Arteriitis (Abb. 3, 4). Weiterhin fand sich bei allen Tieren eine perivaskuläre Entzündung, teilweise mit Fremdkörpergranulomen, die gelegentlich aus dem perivaskulären Raum auf das Gefäß und die benachbarte Muskulatur übergriff. Es zeigte sich, daß die Arteriitis unabhängig vom injizierten Mittel entstand. Bei den Tieren, denen eine physiologische Kochsalzlösung oder Propanidid 2,5% und 5% intraarteriell injiziert worden waren, fanden sich in etwa gleicher Zahl und in gleichem Schweregrad Veränderungen am proximalen Abschnitt der Arteria femoralis. Die gleichartigen Befunde wurden aber auch bei den Tieren, die Thiopental erhalten hatten, beobachtet. Diese umschriebenen Veränderungen der Arterie waren als Folge der mechanischen Läsion bei der Injektion offensichtlich ohne Einfluß auf die Muskelschäden. Im peripheren Bereich der untersuchten Gefäße ließen sich bei keiner Gruppe, gleich welches Präparat injiziert worden war, pathologische Veränderungen nachweisen.

6.2. Veränderungen der Muskulatur

Die an der Muskulatur beobachteten Veränderungen waren grundsätzlich gleicher Art. Die Muskelfasern waren unmittelbar betroffen. Es fanden sich fließende Übergänge von nekrotischen oder

Funktionelle und morphologische Veränderungen usw.

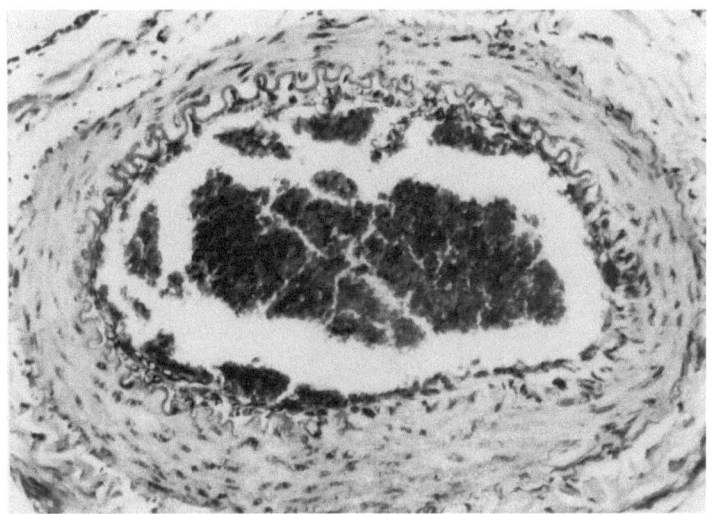

Abb. 3: Mäßige zelluläre Reaktion der Intima bei ödematöser Auflockerung. Elastika und Wandmuskulatur intakt. Tier 45, Cremophor 12%, HE, Abbm. 210:1.

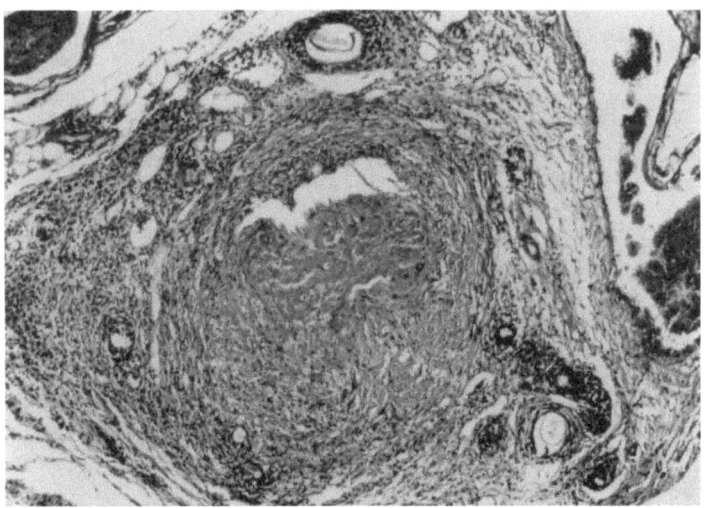

Abb. 4: Schwerste Arteriitis mit völligem Umbau der Gefäßwand und subtotalem Verschluß des Lumens. Erhebliche perivaskuläre Entzündung. Tier 10, Cremophor 12%, HE, Abbm. 85:1.

8 Anaesthesiologie u. Wiederbelebung, Band 4, „Propanidid"

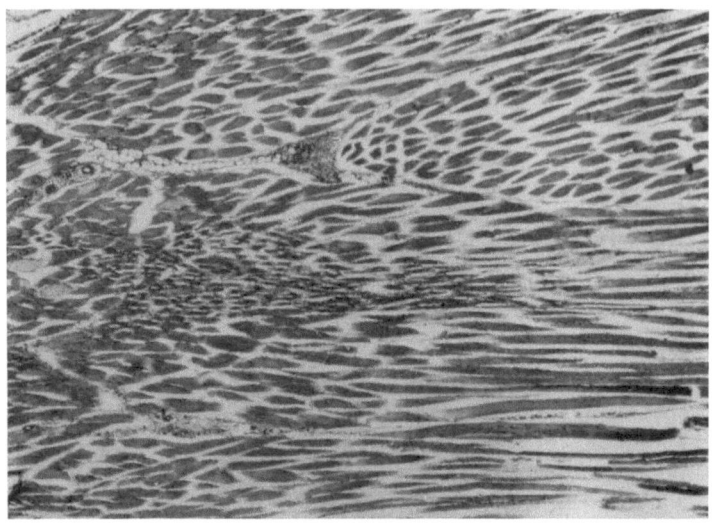

Abb. 5: Untergehende Muskulatur mit geringer reaktiver Entzündung. Tier 74, Propanidid 2,5%, HE, Abbm. 135:1.

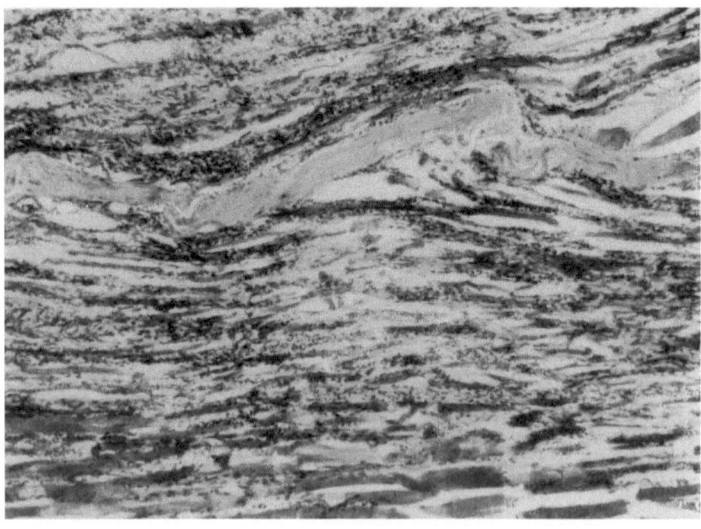

Abb. 6: Ausgedehnte Muskelnekrosen mit erheblicher reaktiver Entzündung. Tier 18, Propanidid 5%, HE, Abbm. 85:1.

Funktionelle und morphologische Veränderungen usw. 115

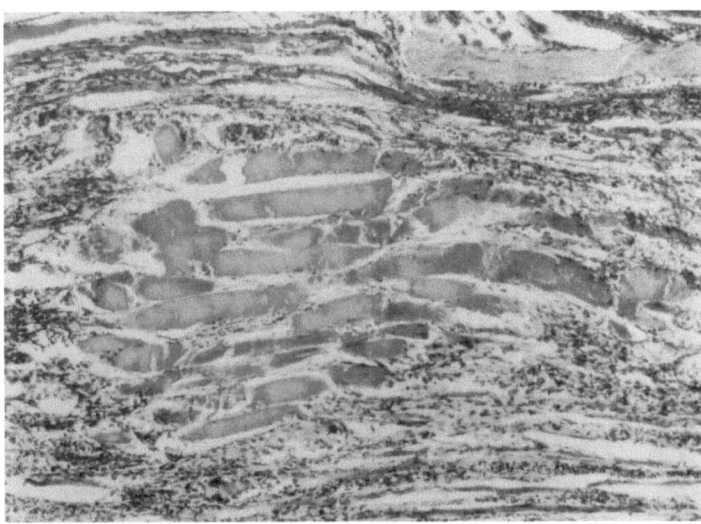

Abb. 7: Untergegangener Muskelbezirk mit erheblicher reaktiver Entzündung. Tier 18, Propanidid 5%, HE, Abbm. 210:1.

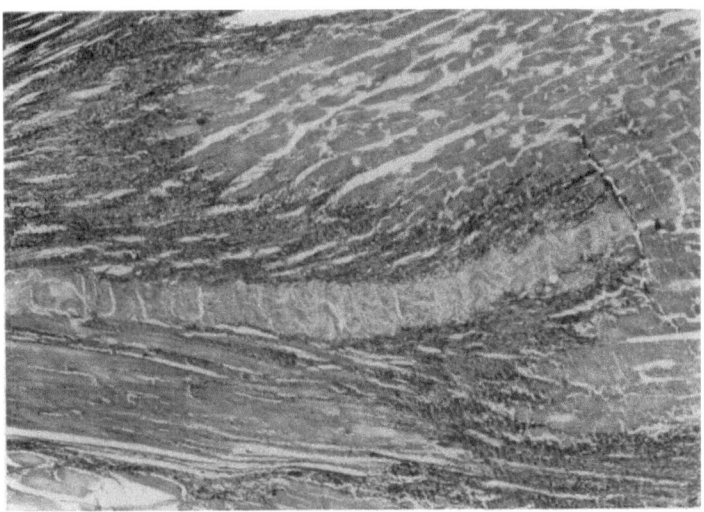

Abb. 8: Ausgedehnte Nekrosen mit reaktiver Entzündung. Tier 25, Thiopental 2,5%, HE, Abbm. 100:1.

im Untergang befindlichen Einzelfasern (Abb. 5) bis zu flächenhaften infarktartigen Nekrosen. Um die nekrobiotischen Muskelfasern hatten sich Rundzell- bzw. Fibroblastenreaktionen entwickelt. Die infarktartigen Bezirke wurden von einem an Fibroblasten reichen und von myogenen Riesenzellen durchsetztem Granulationsgewebe umsäumt (Abb. 6, 7, 8). Das histologische Bild dieser Entzündung wurde also wesentlich durch die reparativen Vorgänge bestimmt.

An den untersuchten Nerven ließen sich keine pathologischen Veränderungen nachweisen.

6.3. Zuordnung der histologischen Befunde

Die Beurteilungen des Schweregrades der histologischen Veränderungen wurden, wie in der Methodik dargestellt, nach 3 Stufen vorgenommen:
kein Befund, geringer Befund, schwerer Befund.

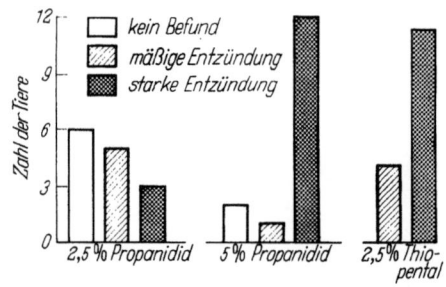

Abb. 9: Zusammenfassende Darstellung der morphologischen Veränderungen nach dem Schweregrad der Befunde.

Die Ordnung des Materials entsprechend diesen Kriterien brachte nachfolgendes Resultat:

Kein Befund	geringer Befund	schwerer Befund
68	10	25 Extremitäten

Nach Aufschlüsseln des Materials zeigte sich:

6.3.1. Unter den 68 Hinterbeinen ohne Befund fanden sich: die normalen, nicht injizierten Hinterläufe, ferner die Gruppen: physiologische Kochsalzlösung, Cremophor EL 12% und 20% mit je 15 Tieren.

6.3.2. Auf die Gruppen Propanidid 2,5%, 5% und Thiopental 2,5% entfielen die restlichen 44 Hinterextremitäten. Die Verteilung ist in Abb. 9 dargestellt. Hervorzuheben ist der deutliche Unterschied zwischen der Gruppe Propanidid 2,5% einerseits und Propanidid 5% und Thiopental 2,5% andererseits.

Diskussion

Bei der gemeinsam mit FISCHER entwickelten Versuchsanordnung zur Prüfung der intraarteriellen Verträglichkeit eines intravenösen Narkosemittels im Tierexperiment wurde Thiopental zur Erzeugung einer Standardschädigung gewählt. Von diesem in der klinischen Anästhesie am weitesten verbreiteten intravenösen Narkosemittel sind zahlreiche Zwischenfälle auf Grund irrtümlicher intraarterieller Injektionen bekannt geworden.

Ein Vergleich neuer Präparate mit Thiopental im tierexperimentellen Blindversuch gibt trotz der subjektiven Beurteilung der Schädigungen wichtige Aufschlüsse für die Anwendung am Patienten.

In der vorliegenden Serie war die Thiopentalschädigung etwas stärker ausgeprägt als in den früheren Untersuchungen (WEIS und FISCHER 1962). Der Vergleich mit den beiden Konzentrationen des Propanidid im Blindversuch ergab eine im Ausmaß und Rückbildung etwa identische Schädigung durch 2,5%ige Thiopental- und 5%ige Propanididlösung. Die Schädigungen durch eine 2,5%ige Propanididlösung waren deutlich geringer.

Das morphologische Korrelat der Funktionsschädigung, charakterisiert durch qualitativ gleichartige, reparative Entzündungsprozesse als Folge einer Schädigung der Muskelfasern durch Thiopental und Propanidid, entsprach nach der quantitativen Zuordnung des Schweregrades exakt den beobachteten funktionellen Ausfällen. Auf Grund der Untersuchungen am siebenten Tag nach der intraarteriellen Injektion konnten nur reparative Veränderungen beobachtet werden.

Aus früheren Untersuchungen (WEIS und FISCHER 1962b) ist jedoch bekannt, welch schwere Kapillarschäden mit hochgradigen Ödemen 24—48 Stunden nach der Injektion von Thiopental auftreten.

Die chemische Konstitution des Propanidid zwingt zu einem Vergleich mit anderen, bereits früher experimentell geprüften Kurznarkotika der gleichen Stoffgruppe*. Hierbei zeigte sich auch, daß

---

* 2-Methoxy-4-allylphenoxy-essigsaure-N,N-diäthylamid Wasserlöslichkeit durch 1. 10% α-Naphthylessigsäure (Estil®); 2. Lecithinemulsion (G 29505 Geigy).

entscheidende Fortschritte hinsichtlich des verwandten Lösungsvermittlers erzielt worden sind. Cremophor EL konnte in einer Konzentration von 12% und 20% ohne jegliche Folgen intraarteriell injiziert werden, während etwa nach 10%iger α-Naphthylessigsäure vollständige Nekrosen des Gewebes zu beobachten waren. Keines der früher untersuchten Kurznarkotika (WEIS und FISCHER 1962a+c) führte zu einer geringeren Schädigung als Thiopental bei gleicher Konzentration und Dosierung. Bei der klinischen Anwendung des Propanidid darf, wenn irgendeine Unsicherheit hinsichtlich der intravenösen Lage der Injektionskanüle besteht, das Präparat nicht injiziert werden.

Zusammenfassung

An 90 Ratten wurde im Blindversuch die intraarterielle Verträglichkeit des intravenösen Kurznarkosemittels Propanidid sowie des Lösungsvermittlers Cremophor EL mit der des Thiopental verglichen.

Die funktionellen Schäden nach Thiopental (25 mg/kg 2,5%) und Propanidid (25 mg/kg 5,0%) waren gleich schwerwiegend. Die Schädigungen nach 2,5%iger Propanididlösung (25 mg/kg) waren demgegenüber deutlich geringer. Die histologischen Veränderungen des Gefäßstammes der Arteria femoralis und Partien des Musculus quadriceps und Musculus gastrocnemius 7 Tage nach der intraarteriellen Injektion zeigten ebenfalls den gleichen Schweregrad bei Thiopental und 5,0%igem Propanidid und ein geringeres Ausmaß nach 2,5%igem Propanidid.

Summary

Intra-arterial tolerance of the intravenous short-acting anaesthetic Propanidide and the solvent Cremophor EL was investigated and compared with Thiopental in a blind trial on 90 rats.

Functional damage was equally severe after Thiopental (25 mg/kg 2.5%) and Propanidide (25 mg/kg 5.0%). Propanidide 2.5% solution (25 mg/kg) caused distinctly less damage. Histological changes of the trunk of the femoral artery and parts of the quadriceps and gastrocnemius muscles 7 days after intra-arterial injection were also equally severe after Thiopental and Propanidide 5.0% and less after Propanidide 2.5%.

Literaturverzeichnis

COHEN, M.: Lancet II, 361, 409 (1948).
LOESCHKE, G. C. und R. BEER: Münch. med. Wschr. **104**, 1175 (1962).
PERRET, W.: Med. Klin. (1962) 230.
SCHWARZKOPF, H.: Dtsch. med. Wschr. **83**, 1089 (1958).
WEIS, K. H. und F. FISCHER: Klin. Wschr. **40**, 205 (1962a); Chirurg **33**, 134 (1962b); Klin. Wschr. **40**, 1158 (1962c).

Zur Gefäßverträglichkeit von Propanidid

Von

R. Beer, G. C. Loeschcke, G. Fank und Ch. Hecht

Aus der Anaesthesie-Abtlg. (Leiter: Prof. Dr. R. BEER).
der Chirurg. Univ.-Klinik München (Direktor: Prof. Dr. R. ZENKER)

Zur Testung der gefäßschädigenden Eigenschaften von Narkosemitteln bei intraarterieller Verabreichung führten wir Versuche am Kaninchenohr und an der Hundeextremität durch, deren Ergebnisse z. T. an anderer Stelle veröffentlicht sind (Münch. med. Wschr. 105, 421 [1963]).

Bei den bereits publizierten Versuchen wurde in einer ersten Versuchsserie das zu testende Mittel in die Zentralarterie des Kaninchenohres injiziert. Die Dosis wurde hierbei so gewählt, daß sie einer üblichen narkotischen Dosis für den Erwachsenen, umgerechnet auf das Körpergewicht des Versuchstieres entsprach. Ausgewertet wurde die entstandene Nekrosefläche, ausgedrückt in Prozent der Ausgangsfläche des Ohres. Es ergab sich einmal, daß Propanidid in 5%iger Lösung weitaus besser gefäßverträglich war als das Phenoxyessigsäurederivat Estil®*. Andererseits war aber die Versuchsanordnung bei der gewählten Dosierung zu unempfindlich, um einen Vergleich zu anderen Mitteln, wie z. B. Thiopental oder Methohexital zuzulassen.

Erst in einer zweiten Versuchsserie, bei der wir jeweils 0,2 ml/kg in die Ohrarterie injizierten und die Einwirkungsdauer des Mittels durch Abklemmen der Ohrwurzel auf 20 min ausdehnten, zeigte sich, daß Propanidid doch in einem größeren Ausmaß zu Nekrosen

---

* Dr. Rudolf Reiss Chem. Werke, Berlin (nicht mehr im Handel)

führt als beispielsweise Thiopental, Baytinal®* oder Methohexital. Während Methohexital reaktionslos vertragen wurde, bewirkte Propanidid in 5%iger Lösung in dieser Anordnung eine etwa dreimal so große Nekrosefläche wie 5%iges Thiopental. Da bei dieser Versuchsanordnung 5%iges Thiopental deutliche, 2,5%iges dagegen nur ganz geringe Schäden hervorrief – ein Befund, der recht gut mit den klinischen Gegebenheiten übereinstimmt, indem in der Literatur über eine große Reihe von schweren Schäden nach 5%igem Thiopental, nie jedoch über Schäden nach 2,5%igem Thiopental berichtet wurde – schien uns zunächst eine Übertragung dieser Ergebnisse auf die klinischen Verhältnisse zulässig. Es ist jedoch nicht auszuschließen, daß ein Mittel, das durch Anlegen einer Klemme für längere Zeit im Gefäßsystem zurückgehalten wird, sich nicht nur

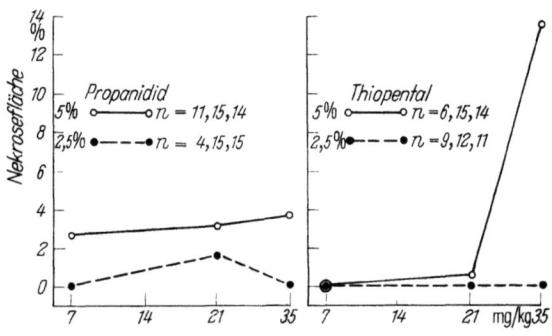

Abb 1a: Mittelwerte der am Kaninchenohr entstandenen Nekroseflächen in Prozent der Ausgangsflächen des Ohres nach intraarterieller Injektion von Propanidid und Thiopental, jeweils in 2,5- und 5%iger Lösung bei einer Dosierung von 7, 21 und 35 mg/kg.

quantitativ, sondern auch qualitativ anders verhalten könnte, als wenn es das Gefäß lediglich während der Injektion durchläuft.

Eine zweite Möglichkeit, die Versuchsbedingungen ohne Abklemmen der Gefäße zu verschärfen und damit zu einer Differenzierung der gefäßschädigenden Eigenschaften verschiedener Mittel zu kommen, besteht in der Erhöhung der injizierten Dosis. Diesen Weg haben wir jetzt in einer weiteren Versuchsserie beschritten, bei der wir in 141 Einzelversuchen am Kaninchenohr Propanidid und Thiopental, jeweils in 2,5- und 5%iger Lösung in einer Dosierung von 7, 21 und 35 mg/kg injiziert haben.

In der Abb. 1a sind die Mittelwerte der entstandenen Nekroseflächen dargestellt. Auffallend ist zunächst, daß, obwohl bei Propanidid die halbe DL 50 und bei Thiopental die DL 50 erreicht wurde,

---

* Bayer, Leverkusen

nur geringgradige Schäden aufgetreten sind: Beim Propanidid erreicht die entstandene Nekrosefläche im Mittel nur knapp 4%, beim Thiopental macht sie maximal etwa 13% der Ausgangsfläche aus. Insgesamt scheinen sich die schädigenden Wirkungen von Thiopental und Propanidid nicht wesentlich voneinander zu unterscheiden, der höhere Mittelwert beim 5%igen Thiopental bei der Dosis von 35 mg/kg läßt sich gegen den entsprechenden Wert von Propanidid statistisch nicht absichern. Weiter fällt auf, daß die Mittelwerte für 5% Propanidid stets höher liegen als für 2,5%. Auch dieser Befund läßt sich wegen der großen Streuung statistisch nicht sichern. Die gleiche Verteilung der Mittelwerte findet man, wenn man, wie die Abb. 1b zeigt, auf der Ordinate nicht Prozent Nekrosefläche, sondern Prozent Tiere mit Nekrosen aufträgt.

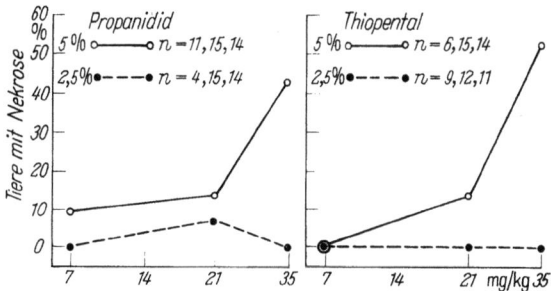

Abb. 1b: Gleiche Versuche wie in Abb. 1a dargestellt. Auf der Ordinate ist hier die prozentuale Anzahl der Tiere eingetragen, bei denen eindeutige Nekrosen entstanden sind.

Der hier erhobene Befund, daß sich Thiopental und Propanidid bezüglich ihrer Gefäßverträglichkeit etwa gleichwertig verhalten, steht im Gegensatz zu den Ergebnissen der Versuchsserie mit Abklemmen des Ohres. Da die Versuche mit steigender Dosierung bei erhaltener Gefäßdurchströmung zweifellos mehr den Verhältnissen entsprechen, wie sie bei einer intraarteriellen Fehlinjektion beim Menschen tatsächlich vorliegen, möchte man den hiermit gewonnenen Ergebnissen vielleicht mehr Gewicht zusprechen. Um letztere aber noch weiter zu untermauern, erschien es wünschenswert, die Gefäßverträglichkeit der Präparate auch noch an einer anderen Tierart und einem anderen Gefäßgebiet zu testen. Wir setzten daher, einer Anregung der Herstellerfirma folgend, unsere Versuche an der Hundeextremität fort und injizierten wiederum Propanidid und Thiopental, sowohl in die A. femoralis als auch in die A. brachialis. Da bei diesen Versuchen auch bei sehr hoher Dosierung keine Nekrosen auftraten, waren wir bei der Auswertung auf die Kriterien Ödem, Druckschmerz und Bewegungsschmerz angewiesen.

Hierbei hielten wir uns, um der Herstellerfirma eine zusammenfassende Auswertung der von verschiedenen Arbeitsgruppen gewonnenen Ergebnisse zu ermöglichen, an die vom Labor der Bayerwerke in ähnlichen Versuchen an der Katze benutzte Einteilung. Beim Ödem geht die Einteilung vom eben wahrnehmbaren Ödem (Grad 1) über eine deutliche Schwellung des Fußes (Grad 2) bis zum starken Ödem des ganzen Beines (Grad 3). Beim Druckschmerz wird schwache und deutliche Reaktion unterschieden (Grad 1 und 2) und beim Bewegungsschmerz reicht die Einteilung vom leichten Hinken (Grad 1) bis zur kompletten Schonhaltung der Extremität (Grad 3).

In der Abb. 2 sind die Befunde wiedergegeben, die nach Injektion von 50 mg/kg in die A. femoralis während einer Beobachtungszeit von 21 Tagen erhalten wurden. Bei beiden Präparaten ist ein

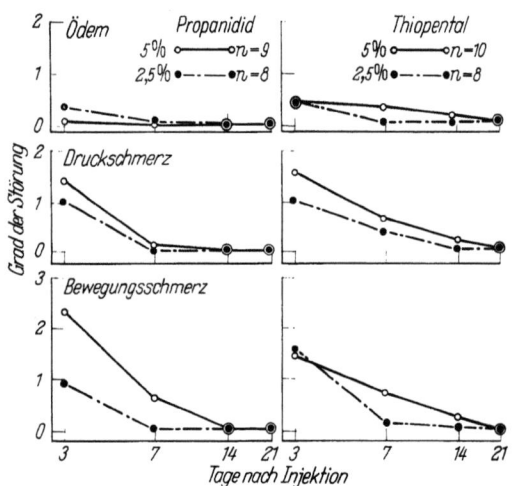

Abb. 2: Mittelwerte für Ödem, Druck- und Bewegungsschmerz nach Injektion von Propanidid und Thiopental in die A. femoralis des Hundes, jeweils in 2,5- und 5%iger Lösung bei einer Dosierung von 50 mg/kg. Beobachtungszeitraum: 21 Tage. Gradeinteilung der Schädigung s. Text.

Ödem nur gerade angedeutet. Druck- und Bewegungsschmerz sind dagegen deutlich ausgeprägt. Propanidid und Thiopental führten wiederum zu etwa gleichstarken Reaktionen. Die in den Kaninchenohrversuchen festgestellte bessere Gefäßverträglichkeit der 2,5%igen Lösung kommt auch hier bei beiden Präparaten zum Ausdruck, deutlicher noch tritt dieser Unterschied zwischen den beiden angewandten Konzentrationen in Erscheinung bei einer noch höheren Dosierung des Propanidids von 65 mg/kg (Abb. 3). Ein Vergleich zum Thiopental war auf dieser Dosierungsstufe nicht möglich, da

Zur Gefäßverträglichkeit von Propanidid 123

hier die Tiere trotz Intubation und Beatmung infolge akuten Kreislaufversagens starben.
Eine noch deutlichere Differenzierung zwischen der 2,5- und 5%igen Lösung von Propanidid ergaben die in der Abb. 4 dar-

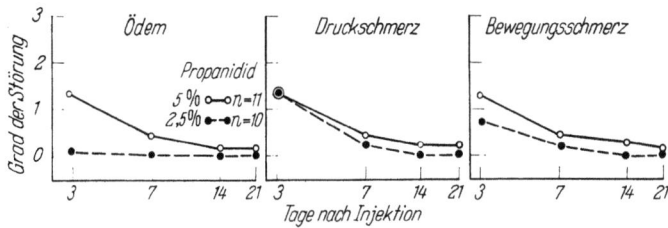

Abb. 3: Mittelwerte für Ödem, Druck- und Bewegungsschmerz nach Injektion von 65 mg/kg Propanidid in 2,5- und 5%iger Lösung in die A. femoralis des Hundes. Gradeinteilung der Schädigung wie in Abb. 2.

gestellten Versuche an der vorderen Extremität, wobei sich das 2,5%ige Propanidid deutlich günstiger verhält als 2,5%iges Thiopental, während die 5%igen Lösungen keine Unterschiede ergaben.

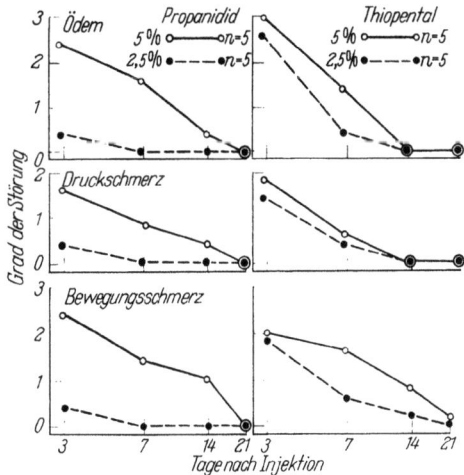

Abb. 4: Mittelwerte für Ödem, Druck- und Bewegungsschmerz nach Injektion von Propanidid und Thiopental in die A. brachialis des Hundes, jeweils in 2,5- und 5%iger Lösung bei einer Dosierung von 50 mg/kg. Gradeinteilung der Schädigung wie in Abb. 2.

Ähnlich wie in den Versuchen am Kaninchenohr mit erhaltener Durchblutung ist also auch in den Versuchen am Hund kein Anhalt dafür gegeben, daß sich Propanidid stärker gefäßschädigend verhält als Thiopental. Da, wie vorne schon ausgeführt, bei klinischer Anwendung nach 2,5%igem Thiopental im Gegensatz zur 5%igen Lösung keine Schäden bekannt sind, könnte gefolgert werden, daß die 2,5%ige Lösung von Propanidid im Hinblick auf ihre gefäßschädigenden Eigenschaften ebenfalls ungefährlich sei. Diese Schlußfolgerung erfährt jedoch eine Einschränkung insofern, als Thiopental üblicherweise langsam in intermittierenden Dosen, Propanidid dagegen als typisches Kurznarkotikum als Einzeldosis mit größtmöglicher Injektionsgeschwindigkeit verabfolgt wird, wodurch im Falle einer intraarteriellen Fehlinjektion die Gefahr einer Schädigung zweifellos vergrößert wird.

Die vorliegenden Ergebnisse über die Gefäßverträglichkeit von Propanidid lassen im Hinblick auf die im übrigen außerordentlich günstigen narkotischen Eigenschaften des Mittels eine breitere klinische Anwendung durchaus gerechtfertigt erscheinen. Hierbei sollte man aber wegen der besseren Gefäßverträglichkeit der 2,5%igen Lösung den Vorzug geben, nachdem sich gezeigt hat, daß auch diese Konzentration für die Kurznarkose am Menschen sehr gut geeignet ist.

Zusammenfassung

Zur Prüfung der Gefäßverträglichkeit von Propanidid im Vergleich zum Thiopental wurden beide Mittel jeweils in 2,5- und 5%iger Lösung am Kaninchenohr und an der Hundeextremität intraarteriell verabreicht. Propanidid und Thiopental verhielten sich bezüglich ihrer Gefäßverträglichkeit etwa gleichwertig. Da die 2,5%ige Lösung des Propanidid gegenüber der 5%igen deutlich besser vertragen wurde, sollte dieser bei der klinischen Anwendung der Vorzug gegeben werden.

Summary

For evaluation of the vascular tolerance of Propanidid in comparison to Thiopental both agents were injected in a 2,5% and 5% solution in the ear artery of rabbits and the femoral respectively brachial artery of dogs. There was not much difference in the vascular tolerance of Propanidid and Thiopental. The 2,5% solution of Propanidid was tolerated much better than the 5% solution. For clinical use therefore the 2,5% solution of Propanidid should be preferred.

Pathologisch-anatomische Befunde nach Anwendung von Kurznarkotika*

Von

G. Liebegott

Aus dem Pathologischen Institut der Stadt Wuppertal
(Chefarzt: Prof. Dr. G. Liebegott)

Bald nach der Einführung des Kurznarkotikums Estil in die Anästhesie im Jahre 1961 wurden vereinzelt Schädigungen nach Gebrauch des Narkotikums bekannt. Diese waren vorwiegend lokaler Natur und bestanden in Weichteilnekrosen an Finger und Hand nach versehentlicher intraarterieller Injektion, zum Teil waren sie aber auch allgemeiner Art, in drei Fällen sogar – angeblich durch Nierenschädigung – mit Todesfolge. Aus diesen Gründen wurde das Narkotikum zurückgezogen. Veröffentlichungen über die Ursache der schwerwiegenden Allgemeinschädigungen lagen aber nicht vor. Es war daher für die Prüfung des neuen Kurznarkotikums Propanidid notwendig, diese Fragen experimentell zu klären und vergleichende Untersuchungen mit den verschiedenen Kurznarkotika durchzuführen. Die histologische Bearbeitung dieser von WIRTH und HOFFMEISTER durchgeführten Tierexperimente hatten wir übernommen. Über die dabei erhobenen Befunde darf ich – auch in Bezug auf die Beobachtungen am Menschen – berichten. In meinem Bericht gehe ich zuerst auf die Befunde bei Allgemeinschädigung des Organismus ein, um dann im zweiten Teil des Berichtes die örtlichen Schäden zu besprechen.

I. Allgemeinschäden nach Anwendung von Kurznarkotika

1. Befunde im Tierexperiment

Bei den Tierexperimenten erhielten in einer ersten Versuchsreihe – einem Langversuch – Hunde an 3 aufeinanderfolgenden Tagen je 2 Narkosen – also insgesamt 6 –, und zwar bei Estil mit jeweils 20 mg/kg, bei Propanidid mit der doppelten Dosis. 2 Tage nach Versuchsende und 5 Tage nach Versuchsbeginn Tötung der Tiere.

---

* Meinem verehrten Lehrer, Herrn Prof. Dr. F. BÜCHNER, zum 70. Geburtstag in Dankbarkeit gewidmet.

Während der Narkosen wurde ein Blutdruckabfall für 3–10 Minuten und nach vorübergehender Hyperventilation eine Minderung der Atemfrequenz beobachtet. Am Tage vor der Tötung zeigten Blutbild und Hämoglobin-Gehalt des Serums keine Veränderung. Die histologische Untersuchung der makroskopisch unauffälligen Nieren ergab bei den Estil-Tieren folgendes Bild:

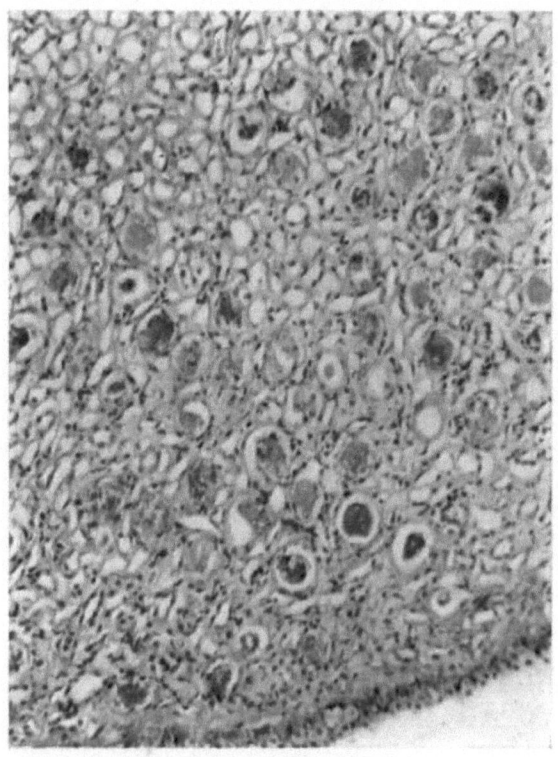

Abb. 1: Langversuch mit Estil (je 2 Narkosen an 3 aufeinanderfolgenden Tagen mit jeweils 20 mg/pro Kilogramm Körpergewicht). Niere 5 Tage nach Versuchsbeginn. Hund 2269. In den erweiterten Sammelröhren der Markapille Eiweiß- (grau-grün), Hämoglobin- (rot) und Epithelzylinder (grobschollig). Goldner. Vergr. 160mal.

In den Sammelröhren der Markpapillen finden sich homogene Eiweißzylinder sowie Zylinder aus feinkörnigem und grobschollige Material (Abb. 1). Daneben finden sich Zylinder aus lamellär abgestoßenen nekrotischen Tubulusepithelien. Gelegentlich sind auch 2 oder 3 Zylinder nebeneinander in der erweiterten Lichtung der Sammelröhren anzutreffen

Path.-anatom. Befunde nach Anwendung von Kurznarkotika 127

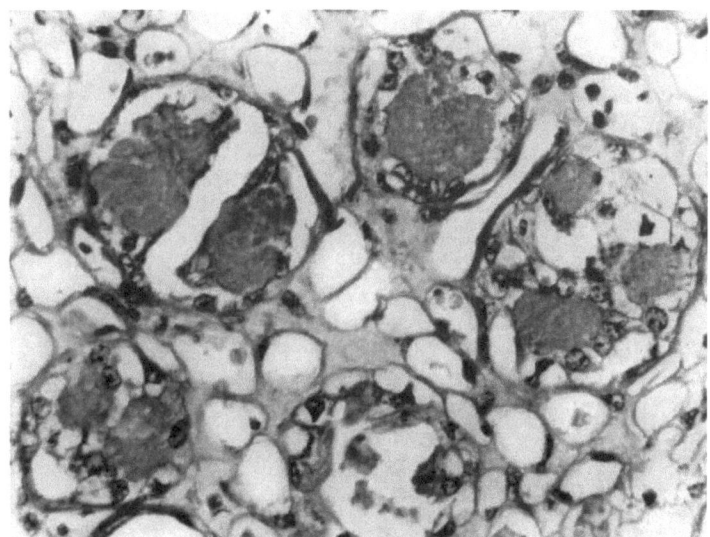

Abb. 2: Langversuch mit Estil. Hund 2268. In den weiten Sammelröhren des Nierenmarkes 2 oder 3 Zylinder nebeneinander, z. T. von sich regenerierendem Tubulusepithel umscheidet. *V.* Gieson-Elastica. Vergr. 350mal.

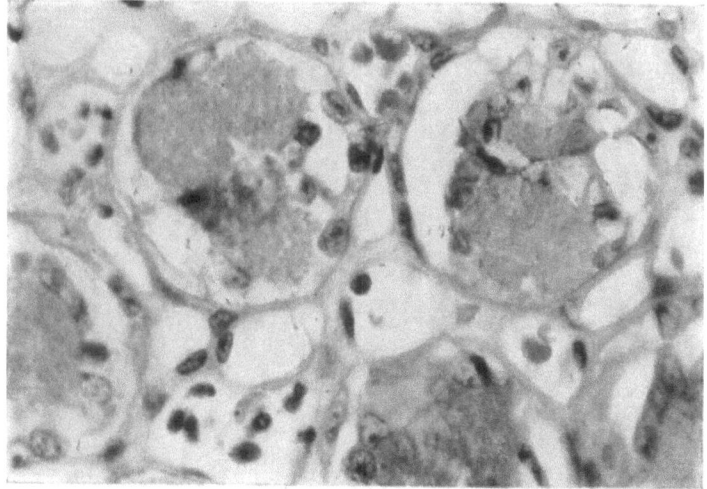

Abb. 3: Langversuch mit Estil. Hund 2268. Körnige Eiweiß- und Hämoglobinzylinder in den erweiterten Sammelröhren des Markes. Mitotische Epithelregeneration (rechts). Umscheidung der Zylinder durch regenerierte Tubulusepithelien, Neubildung der Tubuluslichtung. Goldner. Vergr. 520mal.

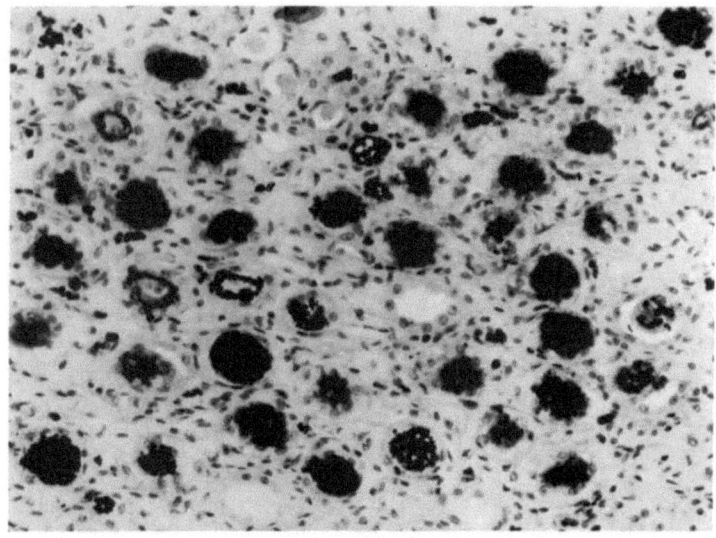

Abb. 4: Langversuch mit Estil. Hund 2268. Niere 5 Tage nach Versuchsbeginn. In den Sammelröhren des Markes homogene Hämoglobinzylinder und bandförmige Epithelnekrosen, die mit Hämoglobin imbibiert sind. Eiweißzylinder hellgrau. Lepehne-Färbung. Vergr. 175mal.

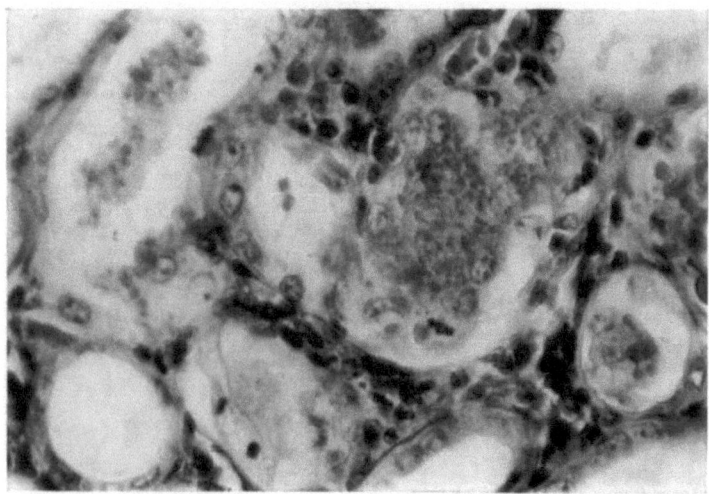

Abb. 5: Langversuch mit Estil. Hund 2268. Feinkörnige Hämoglobinzylinder in den erweiterten Hauptstücken der Rinde. Auskleidung der Hauptstücke mit einem flachen regenerierten großkernigen Epithel. Zahlreiche Mitosen (unten, Mitte, links). Goldner. Vergr. 560mal.

Path.-anatom. Befunde nach Anwendung von Kurznarkotika 129

(Abb. 2). Das Sammelrohrepithel zeigt eine mitotische Regeneration und umscheidet z. T. die Zylinder völlig. Gleichzeitig ist es zur Neubildung einer Tubuluslichtung gekommen. An anderen Stellen ist die Basalmembran des Sammelrohres nur von einem ganz flachen, d. h. schon wieder regenerierten

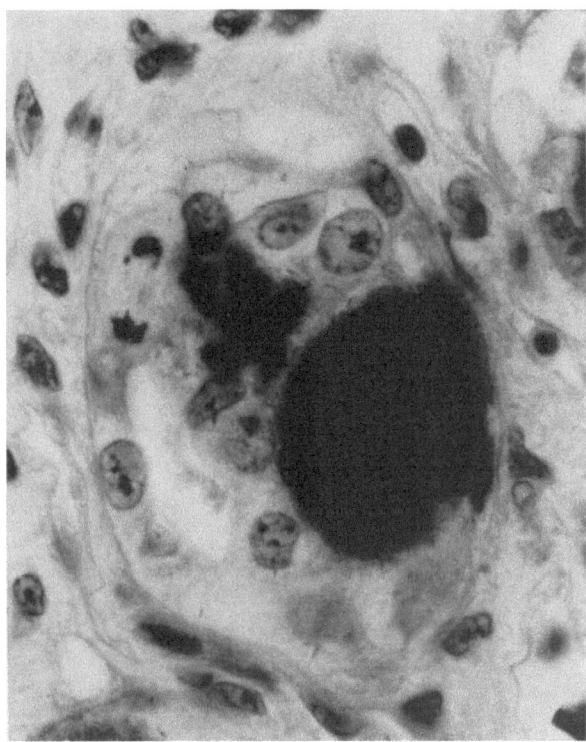

Abb. 6: Langversuch mit Estil. Hund 2268. Hämoglobinzylinder in der Lichtung der Hauptstücke der Rinde. Intensive mitotische Regeneration des Hauptstückepithels. Starke Epithelproliferation um die Zylinder. Lepehne-Färbung. Vergr. 1000mal.

Epithel überkleidet (Abb. 3). Zur Identifizierung des feinkörnigen Zylindermaterials wurde die Lepehne-Färbung durchgeführt, die positiv ausfiel (Abb. 4). Danach handelt es sich also bei den körnigen Zylindern in den Sammelröhren des Markes um Hämoglobin. Dieses feinkörnige Hämoglobin ist aber auch in der Lichtung der erweiterten Hauptstücke zu erkennen, deren Epithel z. T. abgestoßen und ebenfalls in mitotischer Regeneration begriffen ist (Abb. 5). Diese Regeneration erstreckt sich bis in die proximalen, also glomerulumnahen Abschnitte der Hauptstücke hinein (Abb. 6). Bei Eisenfärbung ist neben dem eisenfreien Hämoglobin auch eine feinkörnige Speicherung von Eisen im Hauptstückepithel zu beobachten, das gleichfalls den zerfallenen Erythrozyten entstammt.

9 Anaesthesiologie u. Wiederbelebung, Band 4, „Propanidid"

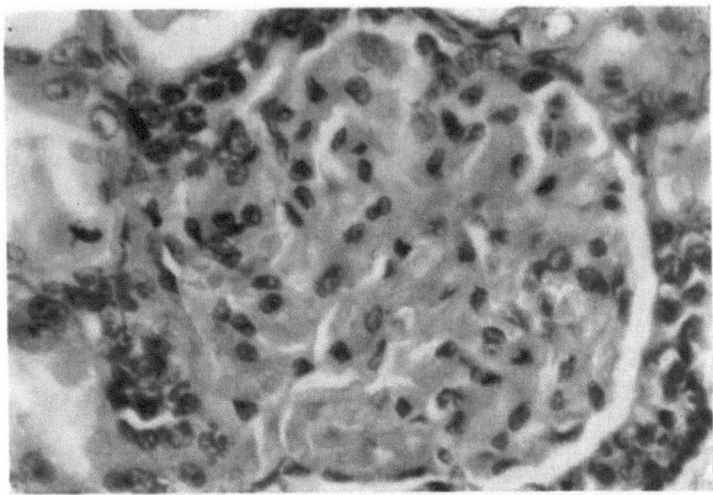

Abb. 7: Langversuch mit Estil. Hund 2268. Am 5. Tage nach Versuchsbeginn blutarme Glomerulumschlingen mit Verquellung der Kapillarmembran. Mitotische Epithelregeneration der Hauptstücke (links). PAS-Reaktion. Vergr. 480mal.

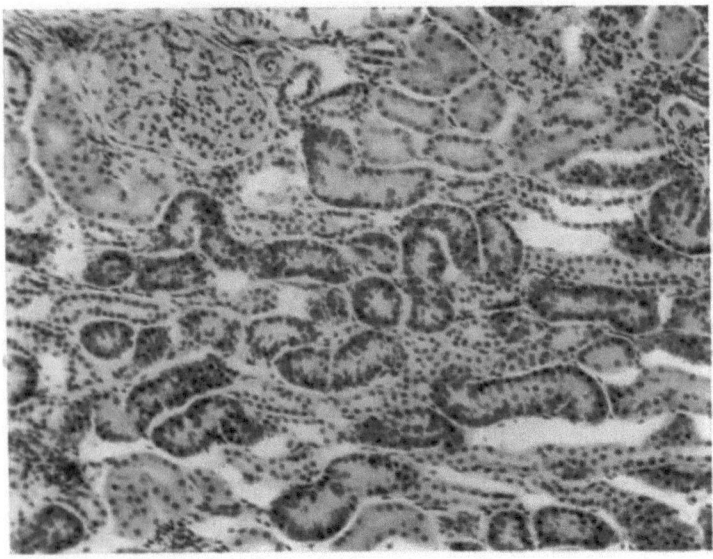

Abb. 8: Langversuch mit Propanidid. Hund 2270. Hypoxämische feintropfige Verfettung des Epithels der Hauptstücke und Schleifen. Unveränderte Glomerula. HS Vergr. 160mal.

Tabelle 1 *Langversuch*

H-Nr.	Stoff	Einzeldosis mg/kg	Applikation	Exitus	Histologie
2269 2270 2271	Propanidid	40	6 Narkosen an 3 Tagen (2 Narkosen pro Tag)	getötet 2 Tage nach letzter Narkose	*keine* aszend. Nephritis } Chromoprotein-Zylinder
2267 2268	Estil®	20	6 Narkosen an 3 Tagen (2 Narkosen pro Tag)	getötet 2 Tage nach letzter Narkose	schwere chromoproteinämische Nephrose
2272 2273	phys. NaCl	5 ml pro Tier	fünfmal an 3 Tagen	getötet 2 Tage später	herdförmige aszend. Nephritis o. B.

Die Glomerula selbst haben blutarme Schlingen, deren Membran z. T. verquollen ist, wie bei PAS-Reaktion besonders deutlich erkennbar wird (Abb. 7). Bei Fettfärbung zeigt sich eine dichte feintropfige Verfettung des Epithels der Hauptstücke und Schleifen als Ausdruck einer Hypoxydose des Organs (Abb. 8). – In den Sternzellen der Leber konnte eine Erythrozytenphagozytose nachgewiesen werden, woraus auf eine Schädigung der Erythrozyten schon in der Blutbahn geschlossen werden kann.

In der Tabelle 1 sind die Befunde des Langversuchs zusammengestellt: Bei den Kontrollen mit physiologischer NaCl-Lösung und bei den mit Propanidid behandelten Hunden trotz doppelter Dosis keine Nierenveränderungen, bei den Estil-Tieren die beschriebene schwere Nierenschädigung, die histologisch als chromoproteinämische Nephrose charakterisiert ist und auf eine intravasale Hämolyse zurückgeht. Interessant ist, daß schon 5 Tage nach Beginn des Versuchs eine weitgehende Reparation des tubulären Nierenschadens eingetreten ist, und zwar durch mitotische Regeneration des Tubulusepithels. Auf die frühzeitige und schnelle Epithelregeneration in der Niere haben ROTTER (1958, 1959, 1962) sowie CAIN (1963) am Beispiel der temporären Ischämie, BOHLE und Mitarb. (1960, 1964) sowie MOHR (1960, 1962) u. a. beim akuten Nierenversagen hingewiesen. Der zeitliche Ablauf der Epithelregeneration in der Niere zwischen dem

4. und 10. Tage mit Höhepunkt am 5. Tage nach der Schädigung ist kürzlich durch autoradiographische Untersuchungen mit markiertem ³H-Thymidin exakt bewiesen worden (NOLTENIUS und Mitarb. 1963, 1964).

In einer zweiten Versuchsreihe – einem Kurzversuch – erhielten die Hunde eine Dauerinfusion des Narkotikums über 4 Stunden. Danach gingen die Estil-Tiere spontan ein, während die mit Propanidid behandelten Tiere trotz zwei- bis dreimal höherer Dosis überlebten. Sie wurden 24 Stunden später getötet. Bei den Estil-Tieren wurde folgender Befund erhoben:

Wie im Langversuch finden sich auch hier in den Sammelröhren des Nierenmarkes schon nach 4 Stunden feinkörnige und grobschollige Zylinder (Abb. 9). Bei Lepehne-Färbung erweisen sich diese Zylinder wiederum als Hämoglobin-Zylinder (Abb. 10). Auch in der Rinde finden sich in den erweiterten Hauptstücken aus Eiweißtropfen zusammengesetzte Zylinder, in den HENLEschen Schleifen Hb-Zylinder. Darüber hinaus sieht man hier bandförmige Epithelnekrosen der Hauptstücke, die im HE-Präparat kernlos und gelb-braun gefärbt sind und sich z. T. schon von der Basalmembran abgelöst haben (Abb. 11). Bei Lepehne-Färbung geben auch diese Epithelbänder in der Tubuluslichtung von Rinde und Mark eine positive Reaktion (Abb. 12). Es handelt sich also um nekrotische Epithelzylinder, die mit Hämoglobin imbibiert sind. Außerdem ist am noch intakten Hauptstückepithel eine Rückresorption von Hämoglobin aus der Lichtung zu beobachten, wie aus der lumenwärtigen Lagerung der Hämoglobintropfen in den Epithelien hervorgeht (Abb. 13).

Die Schlingen der Glomerula sind auch im Kurzversuch fast blutleer, ihre Membran ist z. T. schon verdickt (Abb. 14). In der Lichtung der weiten BOWMANschen Kapseln sieht man tropfige Eiweißmassen sowie feinkörniges Hämoglobin, das auch in den erythrozytenarmen Kapillarschlingen der Glomerula zu finden ist. Bei Fettfärbung ist in dieser Versuchsreihe – also schon nach 4½ Stunden – gleichfalls eine hypoxämische Verfettung des Tubulusepithels zu beobachten neben der mit Hämoglobin imbibierten Epithelnekrosen. Im Kurzversuch konnten nach Estil somit die gleichen schweren Nierenveränderungen im Sinne einer ganz akuten chromoproteinämischen Nephrose festgestellt werden wie im Langversuch.

Die Tabelle 2 stellt die Befunde des Kurzversuchs noch einmal zusammen. Bei den Estil-Tieren fand sich eine akute chromoproteinämische Nephrose. Während des Versuchs wurden bei diesen Hunden in dem nach Blasenpunktion gewonnenen Urin viel Erythrozyten und Eiweiß festgestellt. Die Benzidin-Probe war stets positiv. Bei den Tieren mit Propanidid waren die histologischen Nierenveränderungen trotz absichtlich höherer Dosierung des Narkotikums sehr gering. Hier wurden nur einzelne Hb- und Eiweißzylinder gefunden, denen keine pathogenetische Bedeutung zugesprochen werden kann (Abb. 15, 16). Dementsprechend wurden im Blasenurin dieser Tiere auch nur in einem Fall vereinzelt Erythrozyten gefunden.

Die vorliegenden Befunde zeigen also, daß es im Tierexperiment nach Estil in der Tat zu einer schweren Nierenschädigung kommt.

Path.-anatom. Befunde nach Anwendung von Kurznarkotika 133

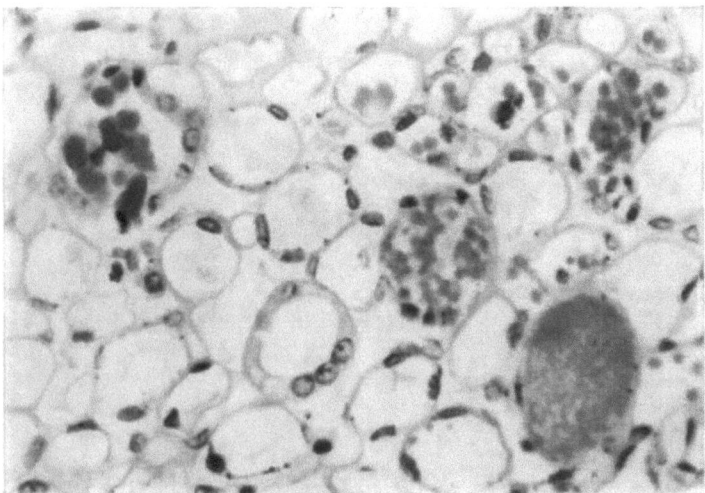

Abb. 9. Kurzversuche mit Estil. Hund 2308. Zylinder aus Hämoglobin und nekrotischen Tubulusepithelien in der erweiterten Lichtung der Sammelröhren. Goldner. Vergr. 560mal.

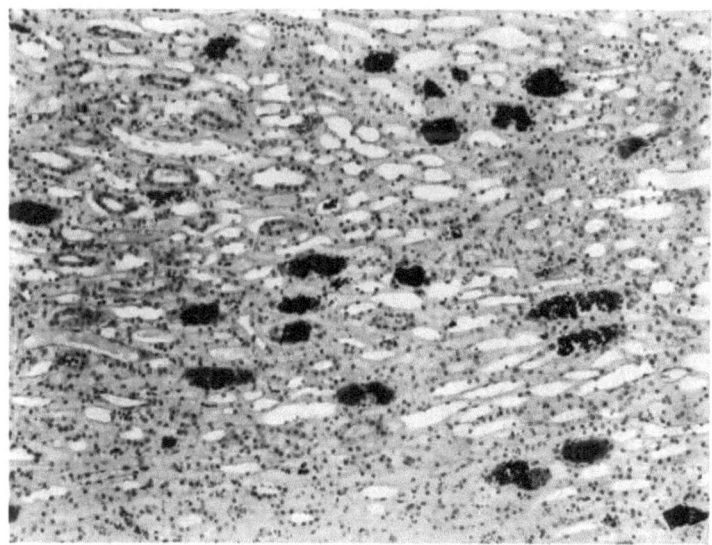

Abb. 10: Kurzversuch mit Estil. Vierstündige i.v.-Dauertropfinfusion des Narkotikums (140 mg/kg KG). Tod am Versuchsende. Hund 2308. Hämoglobin und nekrotische Epithelzylinder in den erweiterten Sammelröhren des Markes. Lepehne-Färbung. Vergr. 100mal.

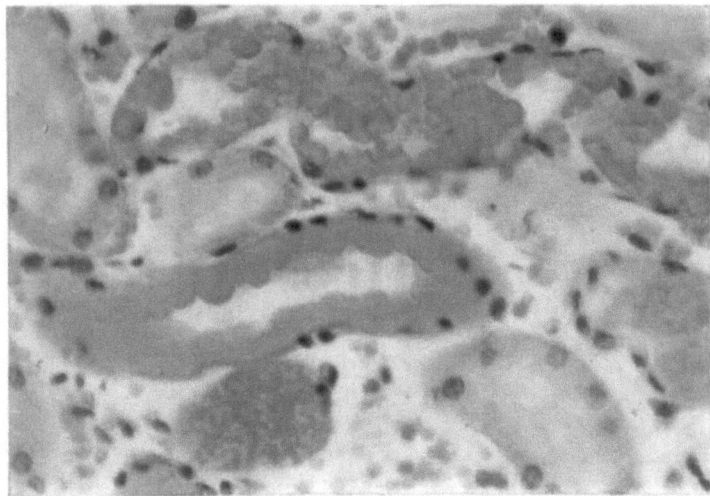

Abb. 11: Kurzversuche mit Estil. Hund 2308. In der Nierenrinde lamelläre Epithelnekrosen der Hauptstücke, mit Hämoglobin imbibiert, sowie Hämoglobinzylinder in der Tubuluslichtung. HE- Vergr. 760mal.

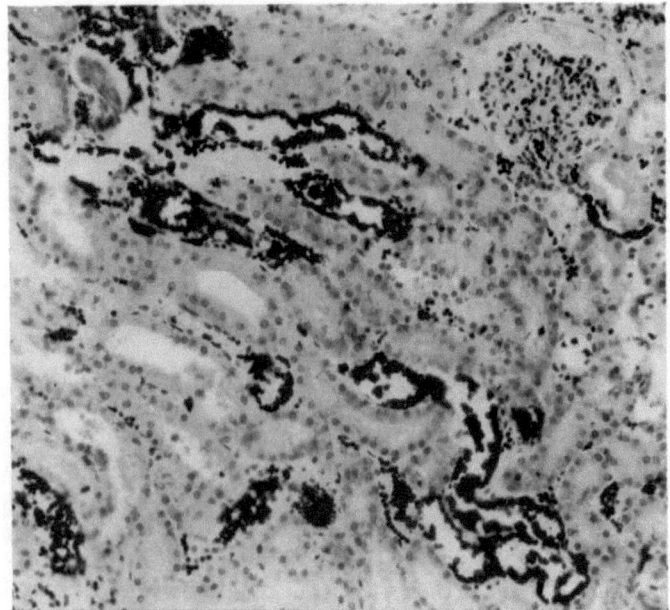

Abb. 12: Kurzversuche mit Estil. Hund 2308. Zusammenhängende nekrotische Tubulusepithelien in den Hauptstücken, mit Hämoglobin imbibiert. Lepehne-Färbung 160mal.

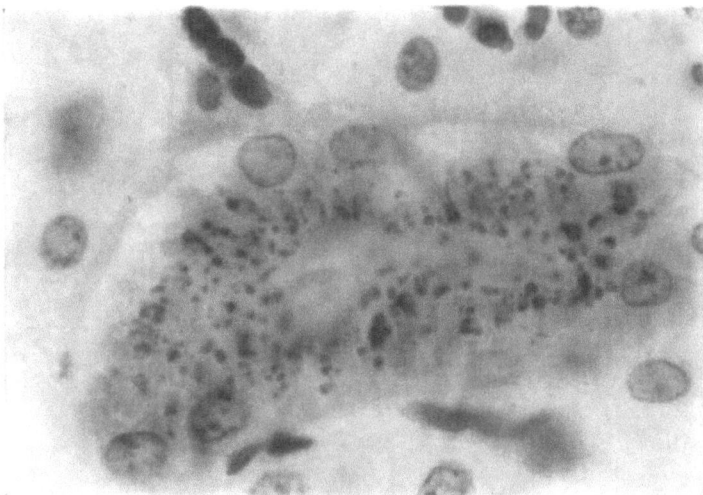

Abb. 13: Kurzversuche mit Estil. Hund 2308. Feintropfige Rückresorption von Hämoglobin in das Hauptstückepithel. Lepehne-Färbung. Vergr. 1000mal.

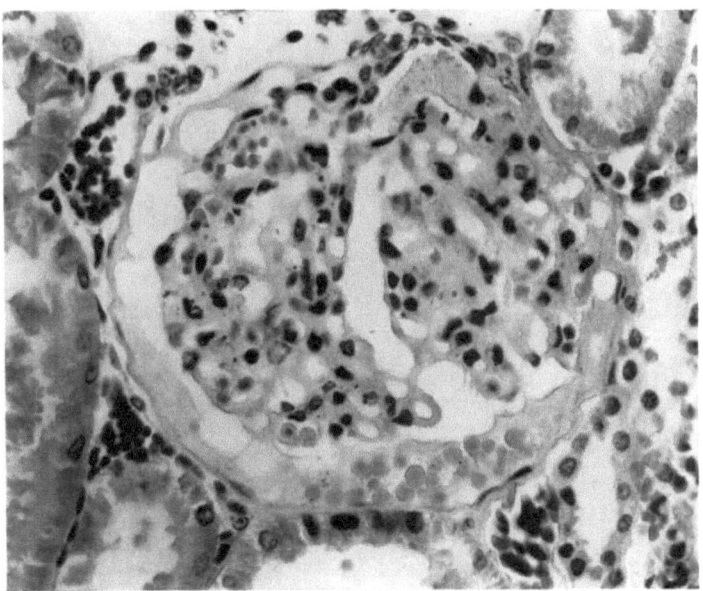

Abb. 14 Kurzversuche mit Estil. Hund 2308. 4 Stunden nach Versuchsbeginn. Teilweise Verquellung der Schlingen der blutarmen Glomerula. Eiweiß in der BOWMANschen Kapsel. Goldner. Vergr. 480mal.

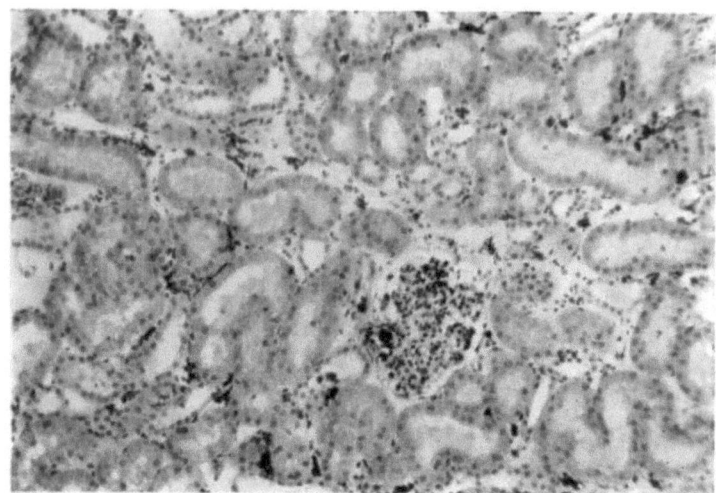

Abb. 15: Kurzversuch mit Propanidid. (Vierstündige i.v.-Dauertropfinfusion des Narkotikums mit 380 mg/kg KG). Tötung der Tiere 24 Stunden nach Versuchsende. Hund 2315. Einzelne Eiweißzylinder und ganz vereinzelt feinkörniges Hämoglobin in der Lichtung der Hauptstücke der Nierenrinde. Glomerula unverändert Keine Epithelnekrosen. Lepehne-Färbung. Vergr. 160mal.

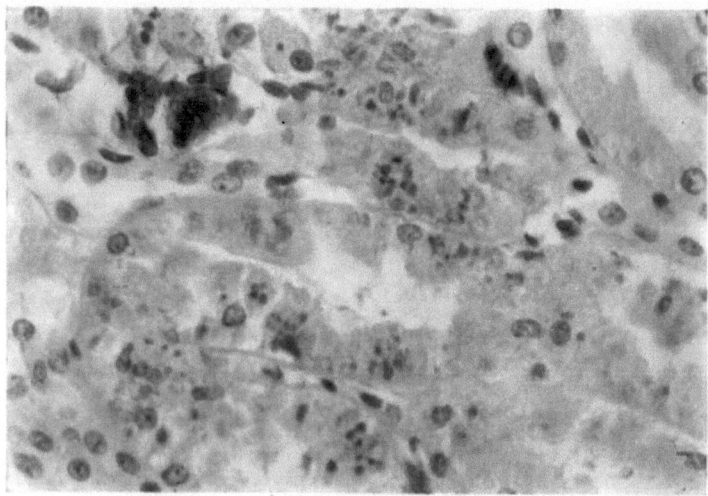

Abb. 16: Kurzversuch mit Propanidid. Hund 2315. Spärliche tropfige Rückresorption von Hämoglobin in das Hauptstückepithel. Lepehne-Färbung. Vergr. 1000mal.

Tabelle 2 *Kurzversuch*

H.-Nr.	Stoff	Dosis mg/kg	Infusion (Dauernarkose)	Exitus	Harnbefund (Funktion)	Histologie
2319	Propanidid	200	2 Std.		Eiweiß: — Benzidin: — Sed.: wenig Leukoc.	einzelne Chromoprotein- und Eiweiß-Zylinder
2320		200	2 Std.		Eiweiß: Trübung Benzidin: — Sed.: wenig Leukoc.	
2315		380	4 Std.	mit 120–170 mg/kg Propanidid getötet 24 Std. nach Versuch	Eiweiß: Trübung Benzidin: — Sed.: wenig Leukoc. vereinzelt Erythroc. (1x in 4 Harnproben)	
2309		400	4 Std. 10 min		Eiweiß: — Benzidin: — Sed.: wenig Leukoc.	
2314	Estil®	142	4 Std. 30 min	† im Versuch	Eiweiß: +++ Benzidin: +++ Sed.: einige Leukoc. viel Erythroc.	schwere chromoproteinämische Nephrose
2308		146	4 Std.			

Der Blutdruckabfall unter der Narkose führt zur Mangeldurchblutung der Niere und zusammen mit dem akuten intravasalen Erythrozytenzerfall zur Hypoxydose des Organs, wie aus der hypoxämischen Verfettung und der bandförmigen Nekrose des Tubulusepithels hervorgeht (LUFT, 1937, PICHOTKA 1942, ALTMANN 1944, HOLLMANN 1956, STAEMMLER 1956, ROSEMANN 1960). Die Hypoxydose hat dar-

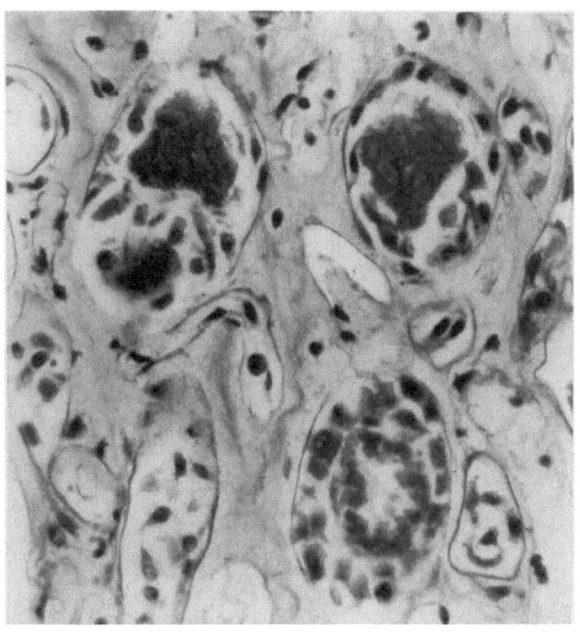

Abb. 17: 57jährige Frau. 8 Tage nach Estil-Narkose tödliche Urämie (Bremen, S. Nr. 758/61) Hämoglobin und nekrotische Epithelzylinder in den erweiterten Sammelröhren des Nierenmarkes HE. Vergr. 400mal.

über hinaus eine Permeabilitätsstörung der Glomerulummembran, also eine Glomerulonephrose (RANDERATH 1950) zur Folge, wie histologisch am menschlichen Untersuchungsgut in Fällen von akutem Nierenversagen bei Hämolyse-Niere von ROSEMANN (1960) und elektronenoptisch im Tierexperiment von THOENES (1961) gezeigt werden konnte. Das in der Blutbahn über das physiologische Maß hinaus akut freigesetzte Hämoglobin wird durch die zu diesem Zeitpunkt noch reversibel geschädigte Glomerulummembran abfiltriert und dann zu einem Teil vom Hauptstückepithel aus dem Primärharn rückresorbiert. Ein großer Teil des akut in großen Mengen

Path.-anatom. Befunde nach Anwendung von Kurznarkotika 139

ausgeschiedenen Hämoglobins bildet aber Zylinder, die zunächst in den Sammelröhren steckenbleiben, dann aber in der polyurischen Phase das Nephron passieren und im Harn erscheinen.

Für die kausale Pathogenese der chromoproteinämischen Nephrose nach Estil sprechen auch die Untersuchungen von PODLESCH (1963), nach denen es beim Menschen nach der Estil-Narkose zu

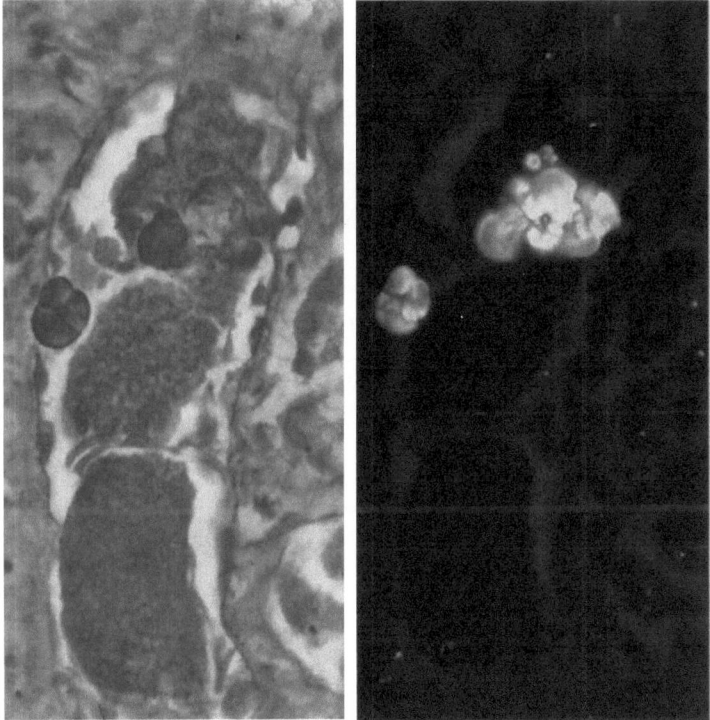

Abb. 18: 57jährige Frau. Tod 8 Tage nach Estil-Narkose, (Bremen, S.Nr. 758/61). In den erweiterten Hauptstücken der Nierenrinde Hämoglobinzylinder mit kristallinen Ausfällungen, die bei Polarisation doppelbrechend sind. HE. Vergr. 570mal. Rechts Aufnahme im polarisierten Licht.

einem Anstieg des freien Hämoglobins im Serum von 2,91 auf 15,08 mg% kommt. d. h. auf über 400%, nach Propanidid-Narkosen dagegen nur auf 90%.

2. Befunde am Menschen

Als wir im Oktober des vergangenen Jahres auf der Tagung der Nord- und Westdeutschen Pathologen über diese experimentellen Befunde kurz berichteten, teilte in der Diskussion zu diesem Vortrag Herr SCRIBA-Bremen* mit, daß er Mitte 1961 einen Todesfall nach Estil beobachtet hat (1962).

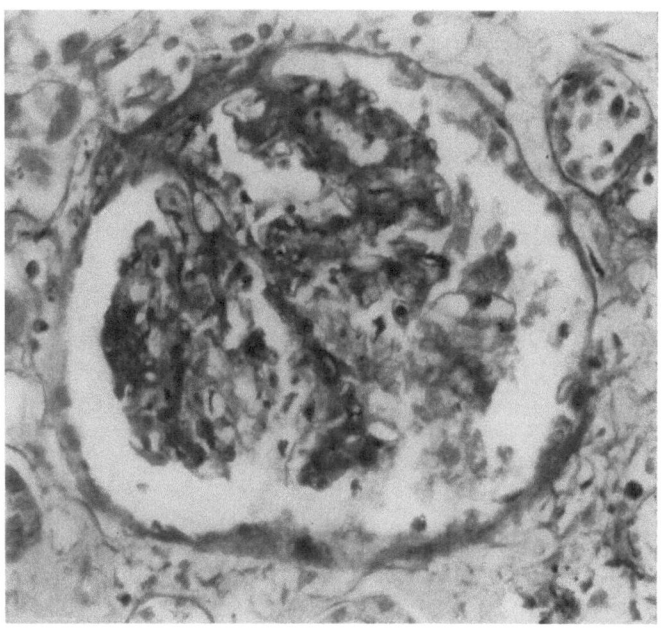

Abb. 19: 57jährige Frau. Tod 8 Tage nach Estil-Narkose. (Bremen S.Nr. 758/61) Glomerulumschlingen z. T. blutleer, Basalmembran verquollen. In der BOWMANschen Kapsel Eiweiß und Erythrozytenschatten. HE. Vergr. 400mal.

Aus den mir freundlicherweise überlassenen Unterlagen geht hervor, daß bei dieser 57jährigen Frau eine Drüsenschwellung der linken Halsseite in Estil-Kurznarkose operiert worden war. Im Anschluß daran 3 Tage lang ständiges Erbrechen. Nach vorübergehender Besserung am 7. Tage wieder Verstärkung des Erbrechens und

---

* Herrn Prof. Dr. K. SCRIBA, Direktor des Pathologischen Instituts der Städt. Krankenanstalten Bremen, danke ich auch an dieser Stelle herzlich für die mir zur Verfügung gestellten Unterlagen und histologischen Präparate.

Verschlechterung des Allgemeinzustandes. Am 8. Tage tonischklonische Krämpfe und Exitus. Im Blut fand sich eine Rest-N-Erhöhung von 289 mg%.

Bei der Obduktion regelrechte Wundverhältnisse. Die Nieren zeigten eine verwaschene Mark-Rindenzeichnung mit streifenförmigen Rindenblutungen. Histologisch fanden sich in den erweiterten Sammelröhren des Nierenmarkes granulierte Zylinder von brauner Farbe wie im Tierexperiment, z. T. mehrfach nebeneinander liegend (Abb. 17). In den weiten Hauptstücken der Rinde gleichfalls Chromoproteinzylinder bei epithelentblößter Basalmembran oder mit Ersatz des Epithels durch flache Regenerate (Abb. 18). In den Zylindern Ausfällung von Eiweißkristallen, die bei Polarisation Doppelbrechung geben (DE GOWIN und Mitarb. 1938, LETTERER und MASSHOFF 1949, ZOLLINGER 1952). Außerdem finden sich in den Hauptstücken der Rinde lamelläre Epithelnekrosen mit Hämoglobinspeicherung. Am Glomerulum eine Verquellung der Basalmembran der völlig blutleeren Kapillarschlingen (Abb. 19).

Dieser Befund beim Menschen entspricht also einer chromoproteinämischen Nephrose, die am 8. Krankheitstage über ein akutes Nierenversagen (SARRE 1959) bzw. über eine tubuläre Insuffizienz (MOELLER 1956, 1959, WOLLHEIM 1959, 1962, 1963) zur tödlicher Urämie geführt hat. In zwei weiteren Erkrankungsfällen nach Estil-Narkosen, die in Hamburg-Heidberg beobachtet wurden (28jährige Frau mit Arteriographie, Anurie-Polyurie; 39jährige Frau mit Abrasio, Rest-N. von 165 mg%, Erbrechen, Oligurie), konnte das akute Nierenversagen durch konservative Maßnahmen überwunden werden. An Nierenpunktaten wurde aber auch in diesen Fällen eine chromoproteinämische Nephrose als Ursache des vorübergehenden akuten Nierenversagens gesichert.

Die histologischen Nierenbefunde beim Menschen nach Estil decken sich somit völlig mit unseren experimentellen Untersuchungsergebnissen, so daß die Möglichkeit einer Allgemeinschädigung durch das Kurznarkotikum Estil über eine intravasale Hämolyse bejaht werden muß. Für das Präparat Propanidid trifft diese Möglichkeit, selbst bei dreifacher therapeutischer Dosis, nicht zu.

II. Lokale Schäden nach Anwendung von Kurznarkotika

1. Befunde im Tierexperiment

Nachdem durch PERRET (1962) auf Gefäßschäden und Durchblutungsstörungen nach intraarterieller Injektion des Kurznarkotikums Estil beim Menschen aufmerksam gemacht worden war, wurde von WAGNER und Mitarb. (1962) über experimentelle Untersuchungen

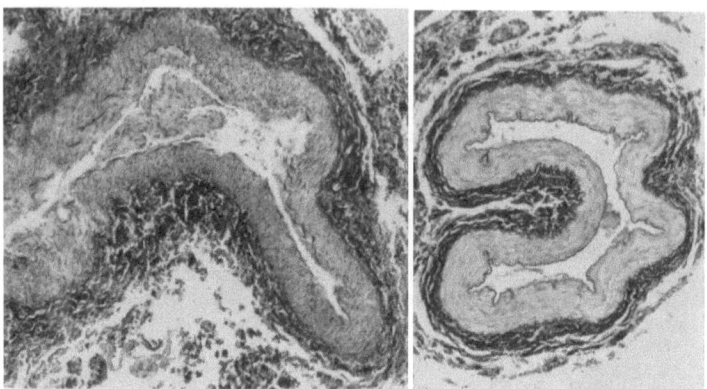

Abb. 20: Intraarterielle Injektion von Pentothal (37,5 mg/kg) in die Arteria femoralis des Kaninchens, 17 Tage nach der Injektion. Kaninchen H 2733. Konzentrische Intimahyperplasie und organisierter Thrombus in der Arteria femoralis (links). Arteria femoralis der gesunden Seite zum Vergleich (rechts). v. Gieson-Elastica. Vergr. 70mal.

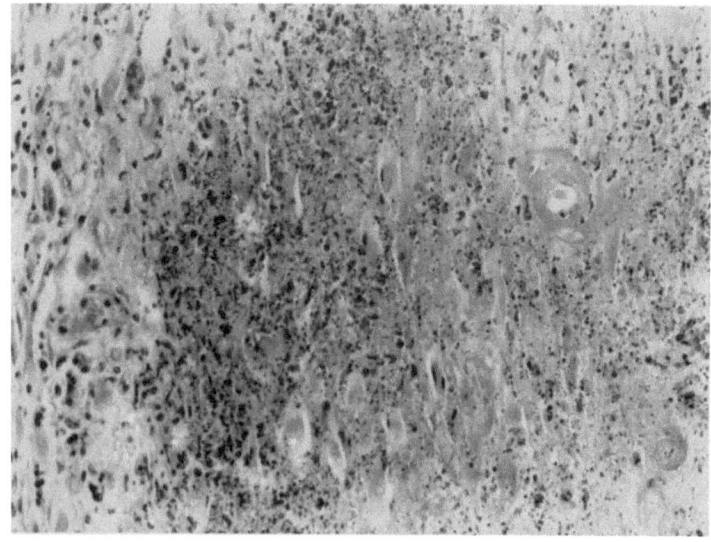

Abb. 21: Intraarterielle Injektion von Pentothal. (37,5 mg/kg). Kaninchen H 2733. 17 Tage nach der Injektion. Herdförmige Nekrosen der quergestreiften Muskulatur des Oberschenkels mit Kernzerfall und Leukozyteneinwanderung um zentral gelegene kleine Arterien mit totaler hyaliner Wandverquellung (oben und rechts). v. Gieson-Elastica. Vergr. 220mal.

Path.-anatom. Befunde nach Anwendung von Kurznarkotika   143

am Hund mit ähnlichen Folgen berichtet, leider ohne Wiedergabe der histologischen Gefäßbefunde. LOESCHKE und BEER (1963) haben dann am Kaninchenohr umfangreiche Nekrosen – allerdings bei zusätzlicher Unterbrechung des Kreislaufs für 20 Minuten nach der Injektion des Narkotikums – hervorrufen können. Eigene Versuche zu diesem Problem wurden an Kaninchen und Katzen bei Injektion des Narkotikums in die Femoral- bzw. Kubitalarterie durchgeführt,

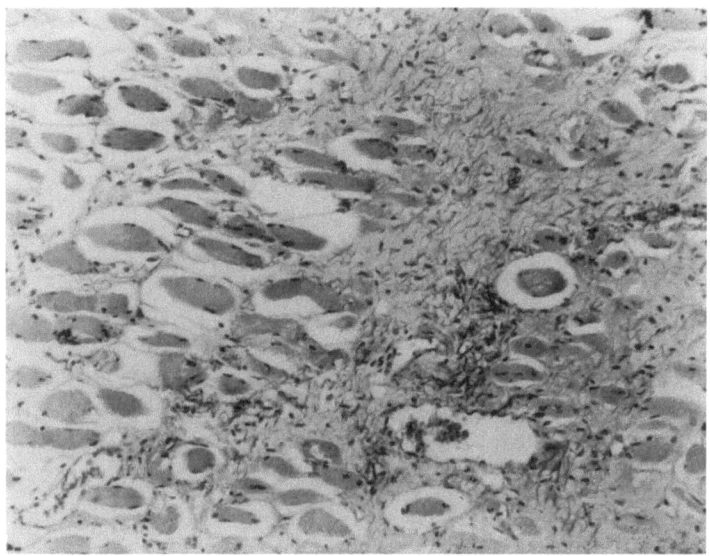

Abb. 22: Interaarterielle Injektion von Propanidid beim Kaninchen (37,5 mg/kg), 13 Tage nach der Injektion. H 2727. Keine Gefäßveränderungen. In der quergestreiften Muskulatur des Oberschenkels herdförmiger Ersatz der quergestreiften Muskulatur durch lockeres Narbengewebe.
v. Gieson-Elastica. Vergr. 145mal.

wie Herr HOFFMEISTER soeben ausgeführt hat. Aus diesen Versuchsreihen wurden von uns jeweils die Tiere histologisch untersucht, die die stärksten Veränderungen aufwiesen, so daß die morphologische Erfassung der zugrundeliegenden Störungen zu erwarten war.

Bei den Kaninchen ergab die histologische Untersuchung der Arteria fem. prof. – mit Ausnahme nach Pentothal (Abb. 20) – keine Wandveränderungen. In der Adduktorenmuskulatur wurden dagegen schwere Schädigungen nachgewiesen. Neben herdförmigen akuten Fasernekrosen mit völliger Strukturauflösung und Leukozyteninfiltraten, subakutem scholligem Zerfall der Muskelfasern mit Wucherung der Sarkolemmkerne, Bildung von Muskelriesenzellen und Fibroblastenwucherung im Interstitium

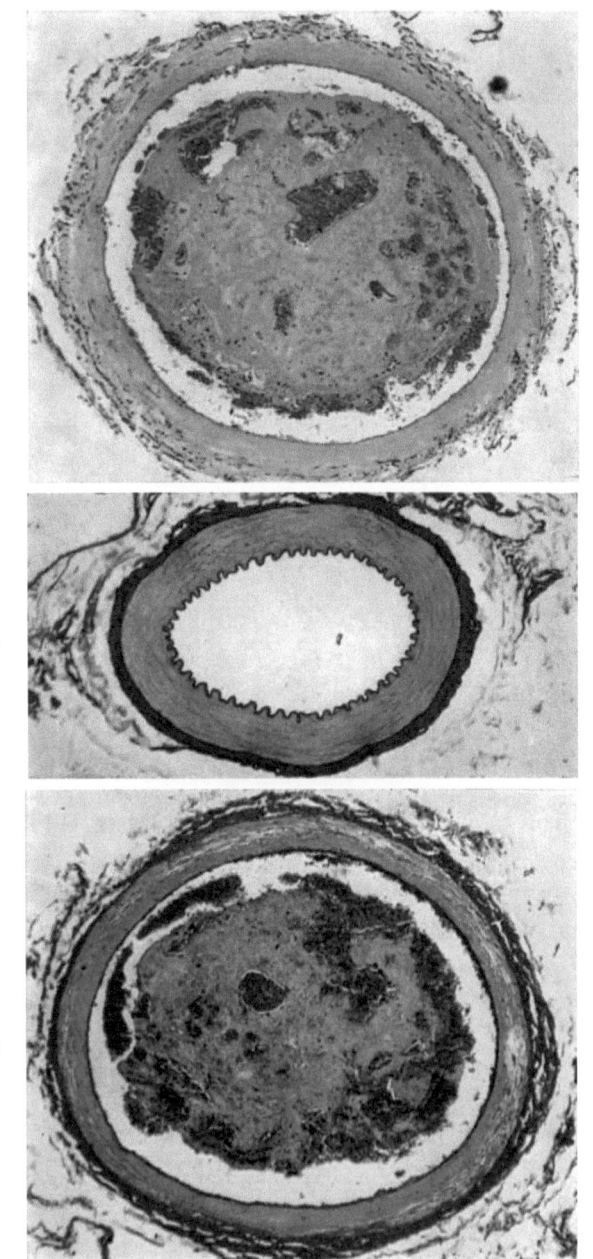

Abb. 23a, b, c: Intraarterielle Injektion von Estil in die Arteria cubitalis der Katze (5 mg pro Tier, 5%ig). Katze H 2615. 11 Tage nach der Injektion. Nekrose der Zehen. Links: Frische obturierende Thrombose. Erschlaffung der Gefäßwand, Streckung der Elastica interna. Mitte: Arteria cubitalis der gesunden Seite zum Vergleich. Normales Arterienrohr mit gewellter M. elastica interna. Färbung v. Gieson-Elastica. Rechts: gleiches Präparat wie links, aber Färbung HE.: Homogenisierung der Arterienwand infolge Nekrose der glatten Muskulatur der inneren Media. Auflösung der Muskelzellkerne. Vergr. 75mal.

Path.-anatom. Befunde nach Anwendung von Kurznarkotika 145

(Abb. 21) wurde schon ein Ersatz der zerstörten Muskulatur durch lockeres Bindegewebe beobachtet (Abb. 22). Im Zentrum der akuten herdförmigen Nekrosen der Muskulatur zeigten kleine Arterien eine totale Wandnekrose mit thrombotischem Verschluß der Lichtung.

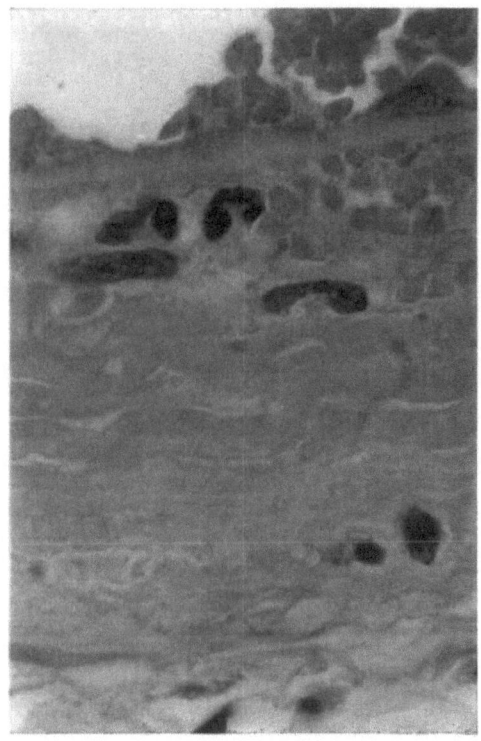

Abb. 24: Intraarterielle Injektion von Estil. Katze H 2615. 11 Tage nach der Injektion. Verquellung der glatten Muskelfasern in den inneren Zweidritteln der Media mit Kernverlust. Einsickern von Erythrozyten durch Lücken der M. elastica interna in die Media sowie Einwandern von gelapptkernigen Leukozyten. HE. Vergr. 1100mal.

Bei den Katzen war 10-14 Tage nach der Injektion des Narkotikums in die Kubitalarterie die Vorderpfote ödematös geschwollen. Später entwickelten sich dann bei einem Teil der Tiere an dieser Pfote zusätzlich Haarausfall, Hautnekrosen und Mumifikation.

Die histologische Stufenuntersuchung der Kubitalarterie dieser Tiere ergab bei Estil 11 Tage nach der Injektion eine Erschlaffung und Erweiterung des Arterienrohres mit Verdünnung der Gefäßwand und Glättung der Elastica interna, aber ein Erhaltenbleiben der elastischen Wandstrukturen.

Die Lichtung war durch einen frischen Thrombus verschlossen. Die Gefäßerweiterung wird besonders deutlich bei einem Vergleich mit der Kubitalarterie der anderen, gesunden Seite, bei der die Elastica interna als stark gewelltes Band zu erkennen ist. Die übliche HE-Färbung zeigt aber darüber hinaus, daß die innere Hälfte der Media dieser Arterie, die ja vom Blutstrom her durch Diffusion ernährt wird, auffallend hell und homogen rosa gefärbt ist (Abb. 23). Bei starker Vergrößerung sieht man in diesem Wandabschnitt eine Verquellung der glatten Muskelfasern bei völligem

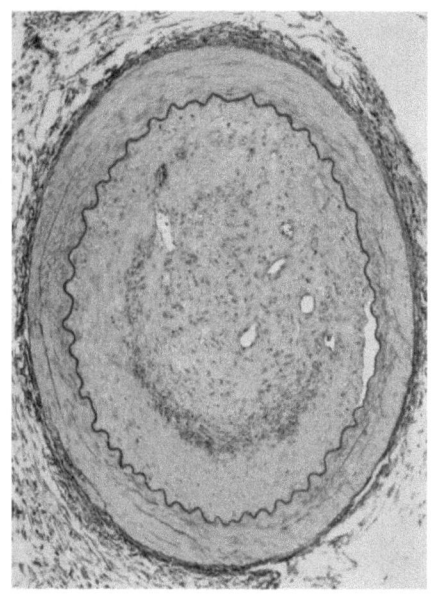

Abb. 25: Intraarterielle Injektion von Pentothal (150 mg/Tier, 5%ig) in die Arteria cubitalis der Katze, 23 Tage nach der Injektion. Katze H 2535. Halbmondförmige bindegewebige Verdickung der Intima der Arteria cubitalis mit vollständigem Verschluß der Lichtung durch einen sekundär entstandenen, aber schon wieder organisierten und rekanalisierten Thrombus. v. Gieson-Elastica. Vergr. 75mal.

Kernschwund sowie ein Einsickern von roten Blutkörperchen in die innersten Mediaschichten durch Lücken in der Elastica interna (Abb. 24). In die nekrotische glatte Muskulatur wandern Leukozyten ein. Die Endothelkerne auf der Elastica interna sind aber deutlich zu erkennen, d. h. das Endothel ist 11 Tage nach der Schädigung schon wieder regeneriert.

Die gleichen Veränderungen mit Nekrose der glatten Muskulatur in der inneren Wandschicht der Kubitalarterie haben wir nach Injektion von Pentothal gesehen, wobei sich hier darüber hinaus auf der Elastica interna ein ringförmiger Bindegewebsmantel in der Gefäßlichtung gebildet hatte, auf den sich sekundär ein die Restlichtung obturierender Thrombus aufgesetzt hat. Dieser Thrombus ist – 23 Tage nach der intraarteriellen Injektion und 14 Tage nach Einsetzen der Hautnekrose – organisiert und z. T.

Path.-anatom. Befunde nach Anwendung von Kurznarkotika 147

schon rekanalisiert (Abb. 25). Auch in diesem Falle wurde erst 9 Tage nach der Injektion eine allmählich zunehmende Hautnekrose an der Pfote beobachtet.

Bei den mit Propanidid behandelten Tieren haben wir demgegenüber nur dann, wenn eine 30mal höhere Dosis als bei Estil injiziert wurde, etwas Ähnliches festgestellt. Verschluß der Arterienlichtung durch einen frischen Thrombus, der weiter in der Gefäßperipherie der Wand schon fest anhaftete und sich auf einem bindegewebigen Intimaring entwickelt hatte

a   b

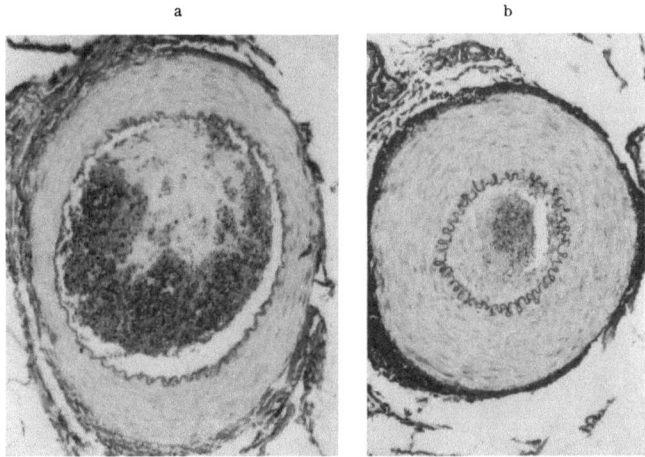

Abb. 26: Intraarterielle Injektion von Propanidid (150 mg/Tier, 5%ig) in die Arteria cubitalis der Katze. 30mal größere Dosis als bei Estil. Tötung am 19 Tage nach der Injektion. Katze H 2544. Weichteilnekrose am Sprunggelenk. Halbmondförmige bindegewebige Verdickung der Iintima (rechts) mit sekundärer aufsteigender frischer obturierender Thrombose. v. Gieson-Elastica. Vergr. 75mal.

(Abb. 26). In anderen Fällen, in denen trotz hoher Dosierung von Propanidid zwar die Katzenpfote 14 Tage lang geschwollen war, aber keine Nekrose entstand, sondern nur eine geringgradige Einschränkung der Beweglichkeit festzustellen war, zeigte sich histologisch kein thrombotischer Verschluß, sondern nur eine konzentrische Intimahyperplasie mit Lichtungseinengung als Folge der vorausgegangenen Gefäßwandschädigung (Abb. 27). In der Kreislaufperipherie, also an den kleinen Arterien, Arteriolen und Kapillaren, wurden bei dieser Art der Injektion bei keinem Tier primäre Gefäßwandschäden beobachtet.

Zusammenfassend dürfen wir auf Grund der Befunde des Tierexperiments feststellen, daß es bei einer intraarteriellen Injektion von Estil, Pentothal oder auch von Propanidid, bei dem letzteren allerdings erst bei 30fach höherer Dosis, und bei gleichzeitiger Unterbrechung des Blutstromes während und kurz nach der Injektion zu einer umschriebenen Schädigung der Arterienwand kommen kann, und zwar durch direkte Einwirkung des Narkotikums auf das Gefäß mit Nekrose der Intima und der glatten Muskulatur der inneren Media bei Erhaltenbleiben des elastischen Fasergerüsts. Der Ausfall der glatten Muskelfasern führt über den Tonusverlust der Gefäßwand zur Erschlaffung und damit zur Erweiterung des Arteriensegmentes mit einer dadurch ausgelösten Durchblutungsstörung in der Peripherie,

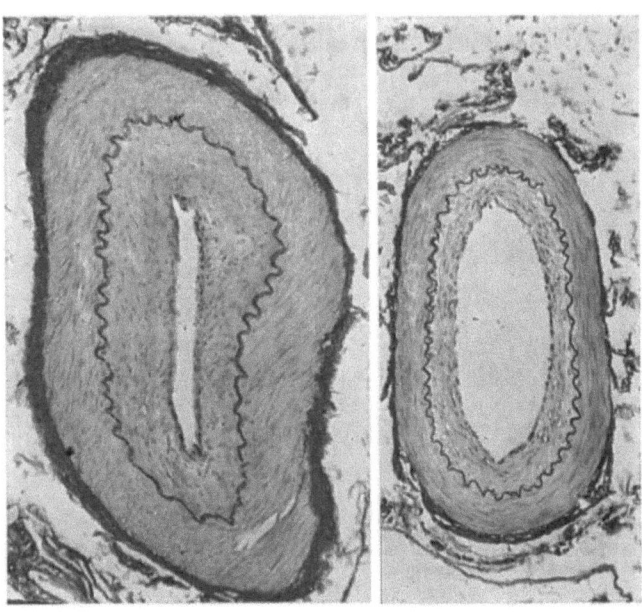

Abb. 27: Intraarterielle Injektion von Propanidid (150 mg/Tier, 5%ig). 30mal höhere Dosis als bei Estil. Katze H 2536. Tötung 44 Tage nach der Injektion. Haarausfall an der 2. und 3. Zehe. Keine Nekrose. Konzentrische bindegewebige Verdickung der Intima mit Lichtungseinengung der Arterie, aber kein Arterienverschluß und keine sekundäre Thrombose. v. Gieson-Elastica. Vergr. 75mal.

die klinisch zunächst Ödem, Schwellung und Schmerz der Extremität mit Funktionsstörung zur Folge hat. In den folgenden Tagen wird der örtliche Gefäßwandschaden reendothelisiert oder durch eine konzentrische Bindegewebswucherung auf der Elastica interna abgedeckt. In solchen Fällen bleibt die Beweglichkeit der Extremität, wenn auch eingeschränkt, erhalten, während schwerere Folgen einer peripheren Durchblutungsstörung nicht eintreten. Sekundär kann sich allerdings in diesen Fällen nach einem längeren Zeitintervall auf der Arterienwand zusätzlich ein Thrombus mit komplettem Verschluß der Lichtung entwickeln, der dann Weichteilnekrosen in der

Peripherie zur Folge hat. Der Umfang des örtlichen Gefäßschadens ist dabei abhängig von der Art des Narkotikums, von seiner Konzentration und von seiner Verweildauer am Ort. Diese histologischen Gefäßbefunde nach intraarterieller Injektion von Kurznarkotika sind identisch mit jenen Beobachtungen, die nach intraarterieller Injektion anderer Pharmaka gemacht wurden und allgemein bekannt sind (z. B. Myanesin: OGILVIE und Mitarb. 1948, COHEN 1958; Strophanthin: OEHLECKER 1953; Hydroxydion: SCHWARZKOPF 1958, MEYER und THEOBALD 1963; Thiopental: STONE und DONNELLY 1961; unterkühlte Blutkonserve: YEE und Mitarb. 1952).

2. Befunde am Menschen

Abschließend darf ich noch kurz auf Untersuchungen am Menschen nach intraarterieller Applikation von Propanidid eingehen. Herr HARRFELDT hatte Gelegenheit, bei 2 Patienten das Kurznarkotikum in der vorgeschriebenen Dosierung in die Kubitalarterie zu injizieren, bevor aus chirurgischer Indikation der Unterarm abgesetzt wurde. Die Kreislaufverhältnisse in der abzusetzenden Extremität waren vor der Amputation vollkommen in Ordnung. Die Amputation erfolgte 6 bzw. 16 Stunden nach der perkutanen Injektion von Propanidid in die Arterie, die bei erhaltener Blutströmung vorgenommen wurde. Die histologische Stufenuntersuchung der Arm- und Handarterien bei Amputation der Extremität 16 Stunden nach der Injektion ergab folgendes: Sowohl auf den Schnittstufen der A. radialis und der A. ulnaris als auch der Aa. digitales von Daumen und Zeigefinger im Bereich des Mittelgliedes sind keine Endotheldefekte oder Wandnekrosen festzustellen. Es finden sich zwar polsterförmige oder konzentrische, verschieden starke bindegewebige Intimaverdickungen, selbst an den kleinen Fingerarterien, die aber Ausdruck einer peripheren Arteriosklerose sind (Abb. 28). Diese ist nach eigenen Untersuchungen für den Hochdruckkranken charakteristisch (LIEBEGOTT 1961, 1963, 1964; PAULUS 1962). Eine Rückfrage beim Kliniker ergab dann, daß dieser 51 jährige, vorzeitig gealterte Bergmann einen Blutdruckwert von 180/110 mm Hg hat, also tatsächlich Hypertoniker ist. Diese arteriosklerotischen Beete an den Fingerarterien lassen auch bei stärkerer Vergrößerung keine akuten Veränderungen erkennen. Die Kerne sind sowohl im arteriosklerotischen Beet als auch in der angrenzenden Arterienmedia erhalten. Eine unter physiologischen Bedingungen durchgeführte intraarterielle Injektion von Propanidid in der für eine Kurznarkose notwendigen Dosierung hat also beim Menschen keine Schäden am Gefäßrohr zur Folge.

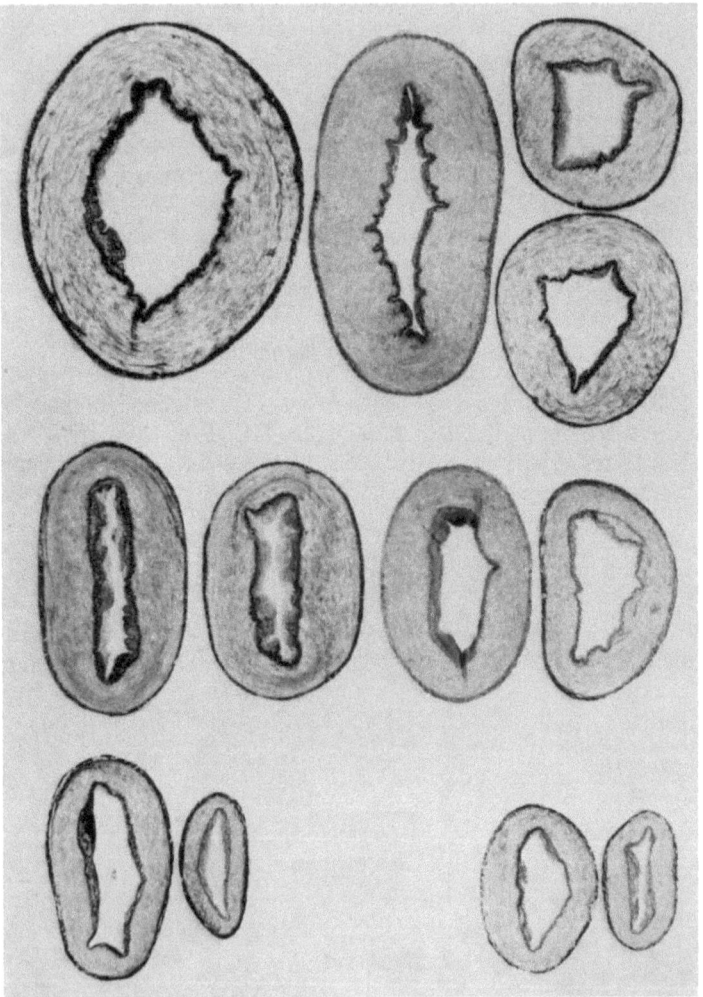

Abb. 28. 51jähriger Mann. Intraarterielle Injektion von Propanidid in die Arteria cubitalis, 16 Stunden vor der Amputation (E 10154/63). Histologische Stufenuntersuchung der Arm-, Hand- und Fingerarterien. Oben Schnittstufen der Arteria radialis, Mitte der Arteria ulnaris, unten der Arteriae digitales I und II. Konzentrische und beetförmige Intimahyperplasie an allen, auch den peripheren Arterienästen: Periphere Arteriosklerose bei Hochdruck (RR 180/110 mm Hg). v. Gieson-Elastica. Vergr. 37mal.

Die Neueinführung eines Medikamentes oder auch eines Narkotikums in den ärztlichen Heilplan setzt bei den Beteiligten die Kenntnis der Wirkungen, Nebenwirkungen oder Schädigungsmöglichkeiten bisher gebräuchlicher entsprechender Pharmaca und Narkotica voraus, da nur durch Vergleich mit dem Bekannten Fehldeutungen oder Schäden vermieden werden können. Wo diese Voraussetzungen fehlen, müssen sie wie im Falle der neuen Kurznarkotika erarbeitet werden. Wir hoffen, daß auch unsere Bemühungen diesem Ziel dienen.

Summary

In animal experiments, intra-arterial injection of estil, pentothal or propanidide, with interruption of blood flow during and shortly after the injection, was followed by circumscribed damage of the arterial wall. This result occurred with propanidide only after 30 times higher dosage. It is due to immediate action of the compounds on the blood vessel producing necrosis of the intima and smooth musculature, while the elastic fibre structure is maintained. Elimination of smooth muscle fibres causes loss of tone of the vascular wall with ensuing relaxation and dilatation of the arterial segment. The resulting peripheral circulatory disturbance presents itself clinically as oedema, swelling, limb pain and functional disturbance. During the following days, the local vascular defect undergoes re-endothelization or is covered by concentric proliferation of connective tissue on the elastica interna. In such cases the mobility of the limb is maintained, even if restricted, and more severe sequelae of the peripheral circulatory disorder do not occur. A secondary sequel can, however, be, after a prolonged interval, thrombus formation of the arterial wall completely obliterating the vessel lumen and leading to necrosis of peripheral soft tissues. The extent of the vascular lesion depends on the nature of the anaesthetic compound, its concentration and the duration of its local action. These histological vascular findings after intra-arterial injection of short-acting anaesthetics are identical with those observed after intra-arterial injection of other drugs and generally well known. Studies on humans have shown that propanidide, under normal conditions intra-arterially injected in the dosage needed for short anaesthesia, does not produce vascular damage.

Literatur

ALTMANN, H. W.: Über das Auftreten von Vakuolen, Einschlußkörperchen und hyalinen Tropfen in den Leberzellen bei experimentellem Sauerstoffmangel. Verh. Dtsch. Ges. Path. 1944, 60 (1949).

Büchner, F.: Die pathognetische Bedeutung des allgemeinen Sauerstoffmangels. Verh. Dtsch. Path. Ges. 1944, 20 (1949).
Bohle. A.: Beitrag zur Morphologie der Niere bei akutem Nierenversagen. Klin. Wschr. **38**, 1010 (1960).
Bohle, A., Ch. Herfarth und H. J. Krecke: Beitrag zur Morphologie der Niere beim akuten Nierenversagen. Klin. Wschr. **38**, 152 (1960).
— Zur Morphologie der Niere beim akuten Nierenversagen. In H. Sarre und K. Rother: Akutes Nierenversagen. Stuttgart: Georg Thieme 1962.
— und J. Jahnecke: Vergleichende histometrische Untersuchungen an bioptisch und autoptisch gewonnenem Nierengewebe mit normaler Funktion und bei akutem Nierenversagen. Klin. Wschr. **42**, 1 (1964).
Cain, H. und St. Fazekas: Studien über die Folgen einer vorübergehenden experimentellen Nierenischämie. Virchows Arch. **336**, 311 (1963).
Cohen, Sol. M.: Accidental intra-arterial injection of drugs. The Lancet **255**, II, 361 (1948).
De Gowin, E. L., E. Warner und W. Randall: Arch. Int. Med. **61** (1938).
Hoffmeister, F.: EEG-Befunde am Tier. Prüfungs-Colloquium über das Kurznarkotikum Propanidid am 18. Februar **1963**, S. 50.
Hollmann, K. H.: Nierenveränderungen nach orthostatischem Kollaps beim Kaninchen. Frankf. Z. Path. **67**, 210 (1956).
Letterer, E. und W. Masshoff: Über erythrolytische Nephrose. Virchows Arch. **317**, 56 (1949).
Liebegott, G.: Die Veränderungen der peripheren Arm- und Beinarterien bei Hypertonie. Zbl. path. **102**, 85 (1961).
— Über Veränderungen an den peripheren Arm- und Beinarterien bei Hypertonie. Verh. Dtsch. Ges. Kreislaufforschg. **28**, 221 (1963).
Aktuelle morphologische Probleme bei Hypertonie. Therap. Ber. **36**, 5 (1964).
— Nierenschaden durch ein Ultrakurznarkotikum im Tierexperiment. Zbl. Path. (1964) (i. Druck).
Loeschke, G. C., D. Soga und R. Beer: Untersuchungen über das Ausmaß der Gewebsschäden nach intraarterieller Injektion verschiedener Narkotica. Münch. med. Wschr. **105**, 421 (1963).
Luft, U.: Irreversible Organveränderungen durch Hypoxämie im Unterdruck. Beitr. path. Anat. **98**, 323 (1937).
— Irreversible hypoxämische Organveränderungen bei alten und jungen Tieren im Unterdruck. Beitr. path. Anat. **99**, 351 (1937).
Moeller, J.: Tubuläre Insuffizienz. Regensburg. Jb. ärztl. Fortbild. **4**, 1 (1956).
— Nephritis, Nephrose und tubuläre Insuffizienz. Med. Welt **1959**, 632.
Mohr, H. J.: Das akute Nierenversagen. Pathologische Anatomie. Dtsch. med. J. **11**, 261 (1960).
— Die Bedeutung körpereigener Farbstoffe bei akutem Nierenversagen. In: Akutes Nierenversagen, H. Sarre und K. Rother, Stuttgart: Georg Thieme 1962, S. 75.
Noltenius, H., H. Schellhas und W. Oehlert: Histoautoradiographische Untersuchungen mit ^{3}H-Thymidin der Tubuluszellregeneration nach akuter Sublimatvergiftung von Ratten. Beitr. path. Anat. **129**, 90 (1963).
— — — Histoautoradiographische Befunde zur Tubuluszellregeneration nach akuter Sublimatvergiftung. Naturwissenschaften **51**, 15 (1964).

Oehlecker, F.: Beitrag zur Entstehung des Sudeckschen Syndroms durch versehentliche Strophanthininjektion in die Arteria cubitalis. Medizinische **1953**, 1673.

Ogilvie, T. A., J. B. Penfold und D. R. T. Clendon: Gangrene following intra-arterial injection of Myanesin. The Lancet **254** I, 947 (1948).

Paulus, K.: Vergleichende Untersuchungen der Arm- und Beinarterien bei Hypertonie. Zbl. Path. **103**, 552 (1962).

Perret, W.: Die Rechtsprechung bei versehentlicher intraarterieller Injektion anläßlich einer intravenösen Einspritzung in der Ellenbeuge. Med. Klinik **57**, 487 (1962).

Pichotka, J.: Tierexperimentelle Untersuchungen zur pathologischen Histologie des akuten Höhentodes. Beitr. path. Anat. **107**, 117 (1942).

Podlesch, I.: Untersuchungen zur Hämolyse nach Propanidid. Prüfungskolloquium über das Kurznarkotikum Propanidid am 18. Februar **1963**, S. 91.

Randerath, E.: Über die Morphologie der Paraproteinosen. Verh. Dtsch. Ges. Path. **32**, 27 (1950).

Rosemann, G.: Zur Pathogenese der chromoproteinämischen Nephrose. Beitr. path. Anat. **122**, 199 (1960).

Rotter, W. G.: Über die postischämische Insuffizienz überlebender Zellen und Organe, ihre Erholungszeit und die Wiederbelebungszeit nach Kreislaufunterbrechung. Thoraxchirurgie **6**, 107 (1958).

— Pathologie der Schockniere. 3. Dtsch. Elektrolyt-Symposium, Kassel 1959. Melsunger Med. Pharmaz. Mitteilungen **91**, 1754 (1959).

Rotter, W. G., H. Lapp und H. Zimmermann: Pathogenese und morphologisches Substrat des „akuten Nierenversagens" und seine Erholungszeit. Dtsch. med. Wschr. **84**, 669 (1962). Die Crush-Niere im Tierversuch. Die akuten Nephrosen. III. Mitteilg. Virchows Arch. **329**, 245 (1956).

Sarre, H. und K. Rother: Akutes Nierenversagen, Stuttgart: Georg Thieme **1962**.

— Nierenkrankheiten. Stuttgart 1959.

— Wiener Med. Wschr. **1959**, 843.

Schwarzkopf, H.: Vermeidbare Gefäßschäden bei Presuren-Injektionen. Dtsch. med. Wschr. **83**, 1089 (1958).

Scriba, K.: Demonstration von 2 Fällen mit tödlichem Nierenversagen (sog. Crush-Niere infolge Hämolyse nach intravenöser Estilnarkose). Zb l. Path. **103**, 421 (1962).

Staemmler, M.: Die akuten Nephrosen. III. Mitteilung. Die Crush-Niere im Tierversuch. Virchows Arch. **329**, 245 (1956).

— In: Kaufmann: Lehrbuch der spez. Pathol. Anat. Walter de Gruyter & Co. Bd. II/I 1956.

— Die Entwicklung der Anschauungen von der Nephrose. Medizinische **1959**, 678.

Stone, H. H. und C. C. Donnelly: The Accidental intra-arterial injection of Thiopental. Anesthesiology **22**, 995 (1961).

Thoenes, W.: Die Mikromorphologie des Nephrons in ihrer Beziehung zur Funktion. Klin. Wschr. **39**, 504 (1961).

Wagner, B., E. Rügheimer und D. Böhmer: Zum Problem der irrtümlich intraarteriellen Injektion von Narkosemitteln. Langenbecks Arch. für klin. Chir. **301**, 790 (1962).

Wollheim, E.: Tubuläre Niereninsuffizienz und sog. „akutes Nierenversagen". Münch. med. Wschr. **101**, 597 (1959).

Wollheim, E.: Die tubuläre Insuffizienz und ihre Behandlung. Med. Welt. **1962**, 1722.
— Nierenkrankheiten im Aspekt funktioneller Einteilung und Therapie. Münch. med. Wschr. **105**, 809 (1963).
—, H. E. Schäfer und A. Heidland: Glomeruläre und tubuläre Nierenerkrankungen. Stuttgart: Georg Thieme **1962**.
Yee, J., Ph. R. Westdahl und J. L. Wilson: Gangrene of the forearm and hand following use of radial artery for intra-arterial transfusion. Annals of Surgery **136**, 1019 (1952).
Zollinger, H. U.: Anurie bei Chromoproteinurie. Stuttgart: Georg Thieme **1952**.

Untersuchung des Kurznarkotikums Propanidid auf embryotoxische und teratogene Wirkung

Von

D. Lorke

Aus dem Institut für Toxikologie (Leiter: Prof. Dr. med. G. Hecht) der Farbenfabriken Bayer A. G., Werk Wuppertal-Elberfeld

Propanidid ist ein intravenös injizierbares Kurznarkotikum (Wirth und Hoffmeister). Narkosemittel, die während der Gravidität angewendet werden, sollten bei toxikologischen Untersuchungen auch auf embryotoxische und teratogene Wirkung geprüft werden. Deshalb haben wir auch Propanidid an der trächtigen Ratte nach einer von uns entwickelten Methode untersucht.

Methodik

Wir verwendeten für unsere Versuche den vielfarbigen Rattenstamm „FB 30", der seit mehr als 30 Jahren als Inzucht-Stamm (Random breeding) gezüchtet wird. Die Tiere wogen bei Versuchsbeginn 200–266 g und waren $2^{1}/_{2}$–$3^{1}/_{2}$ Monate alt. Sie saßen vor dem Versuch zu fünfen zusammen. Gepaart wurden je 1 Weibchen mit einem Männchen (1:1). Nach der Befruchtung wurden die trächtigen Weibchen einzeln in Drahtkäfigen gehalten. Sie erhielten Altromin-R-Preßfutter in Stangenform und Leitungswasser ad libitum.

11 Rattenweibchen erhielten an 5 aufeinanderfolgenden Tagen, und zwar vom 9. bis einschließlich 13. Tage der Trächtigkeit, täglich einmal

0,1 g/kg Propanidid innerhalb von einer Minute in die Schwanzvene injiziert. Diese Dosis wurde als 5%ige wäßrige Zubereitung mit 20% Cremophor EL gegeben, so daß die Ratten 2,0 ml/kg täglich injiziert erhielten.

Kurz vor der Schnittentbindung wurden die Ratten gewogen, und die Gewichtszunahme während der Trächtigkeit wurde errechnet. Die Gewichtszunahme der Muttertiere ist die Differenz zwischen dem Körpergewicht der Ratten kurz vor der Schnittentbindung und dem Körpergewicht am Tage der Befruchtung.

Am 21. Tage der Trächtigkeit, ca. 30 Stunden vor der normalen Geburt, wurden die Ratten mit Äther narkotisiert und schnittentbunden. Wir wählten die Untersuchung an schnittentbundenen Feten, weil nur die Schnittentbindung die verläßliche Beurteilung des Uterus, der Implantationen, der Resorptionen und sämtlicher Feten erlaubt. Es wurden die Implantationsstellen, die Feten und die Resorptionen gezählt. Implantationsstellen (= Nidationsstellen) sind linsenförmige, weißliche Stellen, die in der Nähe des Ansatzes des Mesometriums in der Muskulatur der Uterushörner liegen und zeigen, daß sich an dieser Stelle ein befruchtetes Ei eingenistet hatte. Stirbt eine Frucht nach der Implantation ab, so werden gestorbene Frucht und Plazenta resorbiert (= Resorption). Die Zahl der Feten und die Zahl der Resorptionen ergibt die Zahl der Implantationen.

Die schnittentbundenen Feten wurden einzeln eingehend inspiziert, evtl. Veränderungen, wie Blutungen, Mißbildungen oder sonstige deutliche Abweichungen von der Norm, notiert und die Durchschnittsgewichte ermittelt. Feten, die weniger als 3,0 g wogen, sind so erheblich leichter und kleiner als der Durchschnitt, der zwischen 3,7 und 3,8 g/Fet liegt, daß wir nach THIERSCH (1954) diese Feten Kümmerformen nennen.

Um auch Veränderungen am Skelett-System zu erkennen, wurden die Feten geklärt und das Skelett mit Alizarinrot S gefärbt. Die einzelnen Knochen sind dann deutlich zu sehen und können beurteilt werden. Unter geringen Knochenveränderungen, die bei den einzelnen Feten besonders beurteilt wurden, verstehen wir Veränderungen, wie fehlende Knochenkerne des Brustbeines, deutlich erweiterte Fontanellen und erheblich verkleinerte Schädelknochen.

Nähere Einzelheiten über die Durchführung der Versuche zur Prüfung von Arzneimitteln auf embryotoxische und teratogene Wirkung vergleiche LORKE (1963).

Ergebnisse

Sämtliche Ratten schliefen während der Injektion ein und blieben etwa 4 Minuten lang in Narkose. Die erste Injektion wurde von den Ratten auch lokal gut vertragen. Bei den folgenden Injektionen stellten sich zunehmend Rötung und ödematöse Schwellung besonders der Schwanzwurzel ein, so daß es schwierig war, zum vierten und fünften Male zu injizieren. 3 Ratten mußten, weil eine fünfmalige Injektion wegen der entzündlichen Veränderungen nicht möglich war, ausgeschieden werden. Anzeichen für eine paravenöse Injektion waren nicht vorhanden.

Sonst machten die Ratten einen gesunden Eindruck. Sie waren munter, fraßen gut, hatten glattes Fell und nahmen entsprechend der

Trächtigkeit an Gewicht zu. Vielleicht waren sie etwas weniger lebhaft als die unbehandelten Muttertiere.

Die Ergebnisse unserer embryotoxischen Untersuchungen sind in Tabelle 1 zusammengestellt. Zum Vergleich sind in Tabelle 2 die Ergebnisse von 11 gleichzeitig untersuchten unbehandelten trächtigen Ratten derselben Herkunft angegeben.

Wie aus den Tabellen zu ersehen ist, nahmen die unbehandelten Weibchen im Durchschnitt während der Trächtigkeit mehr zu als die behandelten. Die durchschnittliche Gewichtszunahme betrug bei den mit Propanidid behandelten Ratten 80,1 g und bei den Kontrolltieren 97,5 g.

Bei den behandelten Tieren fanden sich im Durchschnitt 9,7 Implantationen, und sie hatten durchschnittlich 8,7 Feten, während bei den unbehandelten Ratten 12,0 Implantationen und 11,2 Feten pro Muttertier gefunden wurden. Unterschiede in der Zahl der Resorptionen, der beobachteten Blutungen, der Skelettveränderungen und der Kümmerformen waren nicht vorhanden oder sie waren unerheblich.

Besprechung der Ergebnisse

Da in unseren Untersuchungen keine Mißbildungen beobachtet wurden, ist zu folgern, daß Propanidid bei Ratten nicht teratogen wirkt.

Vergleicht man die Zahlen der Tabellen 1 und 2 eingehend, so fällt auf, daß das Untersuchungsergebnis bei Tier Nr. 436 sich sichtbar von den Ergebnissen sämtlicher übrigen Tiere unterscheidet. Die behandelte Ratte Nr. 436 hatte nur *eine* Implantation. Dieses Ergebnis steht bei uns einmalig da. Bei über 500 behandelten und nicht behandelten trächtigen Ratten ist dieses das einzige Tier, das nur eine einzige Implantationsstelle erkennen ließ. Es ist zu besprechen, ob dies Folge der Behandlung war.

Nach übereinstimmender Annahme nistet sich der befruchtete Keim bei der Ratte etwa um den siebenten Tag der Trächtigkeit ein. Unsere sämtlichen Versuche bestätigen das. Bei Behandlung trächtiger Ratten 8 und mehr Tage nach der Befruchtung kann demnach eine Verminderung der Zahl der Implantationen nicht mehr stattfinden. Zu Beginn der Behandlungen mit Propanidid, 8 Tage nach der Befruchtung, waren also sämtliche Keime implantiert. Demnach kann die Implantation nicht durch die Gaben von Propanidid beeinflußt worden sein. Das Ergebnis bei Tier 436 ist also als ein seltenes zufälliges Ereignis anzusehen, das nicht in Zusammenhang mit dem später gegebenen Narkosemittel steht.

Tabelle 1 *Wirkung von Propanidid auf die trächtige Ratte und deren Feten*
2,0 ml/kg/Tag i.v. vom 9. bis einschließlich 13. Tag der Trächtigkeit (insgesamt 5 Gaben)

Lfd. Nr.	Tier-Nr.	Gew.-Zunahme der Mutter g	Zahl der Implant.	Zahl der Feten	Resorpt.	durchschn. Gew. der Feten g	Bltgn.	Feten mit geringen Knochenveränderungen	Mißb.	Kümmerformen < 3 g
1	397	90	11	10	1	4,5	0	0	0	0
2	400	96	13	12	1	3,6	3	0	0	0
3	409	100	10	7	3	4,0	0	0	0	0
4	355	77	10	7	3	3,4	3	3	0	1
5	389	84	8	6	2	3,6	3	2	0	0
6	405	90	13	13	0	3,6	2	0	0	1
7	428	82	11	11	0	3,9	3	0	0	0
8	411	85	11	11	0	4,2	2	0	0	0
9	426	82	10	10	0	4,0	0	1	0	0
10	436	24	1	0	1	—	—	—	0	—
11	416	71	9	9	0	3,9	1	1	0	0
Summe		881	107	96	11	38,7	17	7	0	2
Mittelwert		80,1	9,7	8,7	1,0	3,87	1,7	0,7	0	0,2
Streuung		± 20,3	± 3,3	± 3,6	—	± 0,33	—	—	—	—
					ohne Tier Nr. 436					
Mittelwert		85,7	10,6	9,6	—	—	—	—	—	—

Tabelle 2 *Untersuchungen an unbehandelten trächtigen Ratten und deren Feten*

Lfd. Nr.	Tier-Nr.	Gew.-Zunahme der Mutter g	Zahl der Implant.	Zahl der Feten	Resorpt.	durchschn. Gew. der Feten g	Feten mit Bltgn.	Feten mit geringen Knochenveränderungen	Mißb.	Kümmerformen < 3 g
1	379	128	14	13	1	4,2	5	0	0	0
2	365	80	10	10	0	3,4	1	1	0	0
3	359	79	9	9	0	4,2	2	0	0	0
4	375	110	14	14	0	3,9	3	0	0	0
5	401	80	11	11	0	3,3	2	2	0	2
6	410	75	10	9	1	4,0	1	0	0	0
7	395	115	15	14	1	3,6	2	0	0	0
8	420	96	11	10	1	4,1	0	0	0	0
9	423	109	13	11	2	4,0	2	0	0	0
10	425	107	13	13	0	3,3	2	3	0	0
11	412	93	12	9	3	3,7	3	0	0	0
Summe		1072	132	123	9	41,7	23	6	0	2
Mittelwert		97,5	12,0	11,2	0,8	3,79	2,1	0,5	0	0,2
Streuung		± 17,6	± 2,0	± 2,0	—	± 0,35	—	—	—	—

Der eine implantierte Keim dieses Muttertieres starb während der Trächtigkeit in utero ab. Dieses könnte die Folge der Behandlung mit dem Kurznarkotikum sein. Wäre das der Fall, so müßten auch bei den anderen Tieren Resorptionen häufiger als bei den unbehandelten vorkommen. Dies ist jedoch, wie die Tabellen zeigen, nicht der Fall. Die beobachteten Differenzen sind unbedeutend und reichen nicht aus, um einen vermehrten, durch Propanidid bedingten Fruchttod anzunehmen.

Tier Nr. 436 beeinflußt also die Durchschnittswerte der Spalten 2 bis 4 erheblich, ohne mit den Gaben von Propanidid in Zusammenhang zu stehen. Aus diesem Grunde sind in der letzten Zeile nochmals Mittelwerte angegeben, die sich errechnen, wenn man dieses Tier nicht berücksichtigt. Die sich so ergebenden Durchschnittswerte sind augenfällig von den Werten, die bei den unbehandelten Ratten gefunden wurden, nicht signifikant verschieden.

Unsere Untersuchungen haben auch keinen Anhalt dafür gegeben, daß Propanidid überhaupt die Entwicklung der Feten behandelter Muttertiere beeinträchtigt. Das Gewicht der Feten behandelter Rattenweibchen war sogar etwas größer als das der unbehandelten. Die Zahl der Kümmerformen in beiden Gruppen war gleich. Bedeutsame Unterschiede in der Zahl der Feten, die Blutungen oder geringe Knochenveränderungen hatten, waren nicht vorhanden.

Unsere Untersuchungen ergaben somit, daß Propanidid bei trächtigen Rattenweibchen nicht teratogen wirkte und keinen vermehrten Fruchttod verursachte. Überhaupt war eine ungünstige Beeinflussung der sich in utero entwickelnden Feten nicht festzustellen.

Zusammenfassung

1. Propanidid = 3-Methoxy-4-(N,N-diäthyl-carbamoylmethoxy)-phenylessigsäure-n-propylester wurde mit unserer Methode auf embryotoxische und teratogene Wirkungen an Ratten des Stammes „FB 30" untersucht.

2. 11 Rattenweibchen erhielten an 5 aufeinanderfolgenden Tagen, und zwar vom 9. bis einschließlich 13. Tage der Trächtigkeit, täglich einmal 2,0 ml/kg (5%ig) des Kurznarkotikums innerhalb einer Minute in die Schwanzvene injiziert. Diese Dosis entsprach einer Gesamtmenge von 0,5 g/kg des reinen Wirkstoffes.

3. Die am 21. Tage der Trächtigkeit, ca. 30 Stunden vor der normalen Geburt, schnittentbundenen Feten waren durch die Behandlung der Muttertiere nicht beeinträchtigt. Es fanden sich keine Mißbildungen und sämtliche Feten lebten. Das Durchschnittsgewicht der Feten entsprach der Norm.

Summary

1. Propanidide = 3-methoxy-4-(N,N-diethyl-carbamoylmethoxy)-phenylacetic acid n-propylester, was tested by our method for embryotoxic and teratogenic action on rats strain „FB 30".
2. Eleven female rats were given on 5 successive days, from the 9th to 13th day of pregnancy, an injection of 2.0 ml/kg (5%) of the short-acting anaesthetic into the tail vein within a minute. This added up to a total dosage of 0.5 g/kg of the pure active substance.
3. The offspring were surgically delivered on the 21st day of pregnancy, about 30 hours before normal delivery. Treatment of the mother with the compound had not resulted in any deleterious effect. There were no malformations. All members of the litter were alive. Average weight was normal.

Literatur

LORKE, D.: Zur Methodik der Untersuchungen embryotoxischer und teratogener Wirkungen an der Ratte. Arch. exper. Path. Pharmakol. **246**, 147 (1963).

THIERSCH, J. B.: Effect of Certain 2,4-Diaminopyrimidine Antagonists of Folic Acid on Pregnancy and Rat Fetus. Proc. Soc. Exper. Biol. Med. **87**, 571 (1954).

WIRTH, W. und F. HOFFMEISTER: Pharmakologische Untersuchungen mit Propanidid 3-Methoxy-4-(N,N-diäthylcarbamoylmethoxy)-phenylessigsäure-n-propylester. Dieses Buch S. 17.

Klinische Erfahrungen mit Propanidid[*]

Von

I. Podlesch und M. Zindler

Aus der Abteilung für Anaesthesiologie der Medizinischen Akademie Düsseldorf (Vorstand: Prof. Dr. M. ZINDLER)

Wir überblicken zur Zeit etwa 900 Narkosen mit Propanidid. 580 Narkosen haben wir davon genau verfolgt und ausgewertet. Bei 334 Narkosen benutzten wir Propanidid als einziges Narkosemittel.

---

[*] Propanidid: Klinische Prüfungsbezeichnung: Bayer 1420, vorgesehenes Warenzeichen: Epontol®.

In 101 Fällen verlängerten wir Propanidid-Narkosen mit Lachgas und Halothan. In 145 Fällen wandten wir Propanidid zur Einleitung langdauernder Narkosen an.

Die Präparate G 29505 (Detrovel®) und Estil®, die chemisch und pharmakologisch dem Propanidid sehr verwandt sind, sind wegen ihrer schlechten Gefäßverträglichkeit (DOENICKE, SPIESS und GÜRTNER 1962; DUNDEE und RAJAGOPALAN 1962; FEURSTEIN 1962; FREY und HERRMANN 1957; HASCHEMINEJAD 1962; HUNTER 1963; STEPHEN und RIPPY 1963; WRIGHT und PAYNE 1962; ZENKER und BEER 1962) und ihrer hämolytischen Aktivität (STEPHEN und RIPPY 1963) wieder aus dem Handel gezogen worden. Unsere Untersuchungen haben sich deshalb neben den üblichen Gesichtspunkten bei der Beurteilung eines Narkosemittels besonders auf die Gefäßverträglichkeit des Propanidid und seine hämolytische Wirksamkeit konzentriert.

Krankengut und chirurgische Eingriffe

Das Alter unserer Patienten lag zwischen 5–89 Jahren, das Körpergewicht zwischen 23 und 98 kg. Das Durchschnittsalter betrug 49 Jahre, das durchschnittliche Gewicht 68 kg. Neben den chirurgischen Leiden bestanden oft noch andere Begleitkrankheiten, die das Narkoserisiko erhöhten. So hatten z. B. von seiten des Herz-Kreislaufsystems 6 Patienten Angina pectoris seit mehreren Jahren, 3 Patienten einen Herzinfarkt vor mehr als 6 Monaten, allgemeine Atherosklerose mit Koronarbeteiligung 8 Patienten, kompensierte Herzinsuffizienz 12 Patienten, dekompensierte Herzinsuffizienz 5 Patienten, absolute Arrhythmie mit Vorhofflimmern 5 Patienten, essentielle Hypertonie 5 Patienten und 3 Patienten eine Apoplexie; von seiten der Atmungsorgane 3 Patienten eine Pneumonektomie, 3 Patienten chronische Emphysembronchitis und Asthma bronchiale 3 Patienten; Leber- und Nierenerkrankungen: chronische Nephritis 2 Patienten, Zustand nach Hepatitis 3 Patienten; endokrine und zentralnervöse Erkrankungen: Myxödem 1 Patient, Diabetes mellitus 12 Patienten, Hyperinsulinismus 1 Patient, Epilepsie 2 Patienten, Schizophrenie 3 Patienten, Parkinsonismus 1 Patient. Eine Auslese der Patienten fand nur insofern statt, als wir für Patienten mit schlecht zu punktierenden Venen, z. B. Kinder, andere Anästhesieverfahren wählten.

In Tabelle 1 sind die Operationen enthalten, die wir in Propanidid-Narkosen vorgenommen haben. Neben den typischen Kurznarkosen in allgemeiner Chirurgie, Kiefer- und Gesichtschirurgie, Urologie und Gynäkologie scheint uns Propanidid noch für spezielle Indikationen günstig.

Für die *blinde nasotracheale Intubation* bei Kieferklemme bzw. Ankylose erwiesen sich die Hyperventilation nach Injektion von Propanidid und der ausbleibende Laryngospasmus als ein großer Vorteil. Um ein Muskelrelaxans zu vermeiden und die Gefahr eines Laryngospasmus unter

Evipan®* zu umgehen, intubierten wir 3 Patienten, die wegen *Myasthenia gravis* zur Thymektomie kamen, nach Gabe von Propanidid und setzten dann die Narkose mit Cyclopropan oder Halothan fort. 2 Narkosen zum Kaiserschnitt wurden mit Propanidid eingeleitet.

2 Patienten, die nach Mitralvalvulotomie Vorhof-Flattern hatten und 1 Patient mit einer ventrikulären Tachykardie erhielten unter Propanidid einen *externen Elektroschock* und hatten anschließend Sinusrhythmus.

In 15 Fällen saugten wir nach Lungenresektionen und einmal nach Perikardektomie mit Laryngoskopie endobronchial ab. Das *endobronchiale Absaugen* wurde erleichtert durch den während der Narkose erhaltenen Hustenreflex. Dreimal intubierten wir mit Carlens-Tubus in Propanidid-Narkose zur *Bronchospirometrie*, die dann bei wachem, kooperativem Patienten durchgeführt werden konnte.

Tabelle 1 *Übersicht der Eingriffe*

Allgemeine Chirurgie

Incision von Panaritien und Abszessen, Furunkeln, Karbunkeln Phlegmonen verschiedenster Lokalisation	149
Reposition von Frakturen oder Luxationen	62
Rektoskopie und Rektum-Probe-Exzision	3
Hämorrhoidenbehandlung und Sphinkterdehnung	5
Wundversorgung oder -revision	19
Bronchographie	10
Broncho- und Ösophagoskopie	5

Kiefer- und Gesichtschirurgie

Zahnextraktionen	10
Inzision bei Parotitis	4
Oberkiefer-Probe-Exzision	1

Gynäkologie

Abrasio und Konisation der Portio	4
Douglaspunktion	1

Urologie

Cystoskopie	32
Uretheroskopie und Bougierung	8
retrogades Pyelogramm	1
Phimosendehnung	2

Spezielle Indikationen

Narkoseeinleitung bei Myasthenia gravis	3
blinde nasotracheale Intubation	5
Defibrillation (elektrisch) bei VH-Flattern	2
Defibrillation (elektrisch) bei ventrikulärer Tachykardie	1
endobronchiales Absaugen mit Laryngoskopie	15
Intubation zur Bronchospirometrie	3
Narkoseeinleitung zum Kaiserschnitt	2

* Bayer, Leverkusen.

Prämedikation

79 Patienten (*Gruppe 1*) erhielten *keine* Prämedikation. 175 Patienten (*Gruppe 2*) injizierten wir 2–5 Minuten vor der Narkose intravenös oder 30 bis 50 Minuten präoperativ intramuskulär *Atropin*. Für Erwachsene betrug die Dosis 0,25–0,5 mg, für Kinder 0,01 mg pro kg Körpergewicht. Die *Gruppe 3* von 80 Patienten erhielt 2 Stunden vor der Narkose *Promethazin* (Erwachsene 50 mg, Kinder 1 mg/kg) und 1 Stunde vor Narkosebeginn *Pethidin* (Erwachsene bis zu 60 Jahren 75–100 mg, Patienten über 60 Jahre 75 mg und weniger, Kinder 1–2 mg/kg) und *Atropin* in oben angegebener Dosierung.

Dosierung und Injektionstechnik

Bei chirurgischen, diagnostischen und therapeutischen Maßnahmen mit einer Dauer von 2–3 Minuten kamen wir mit einer Injektion aus und brauchten 5–8 mg Propanidid/kg Körpergewicht. Um eine ausreichende Analgesie für 5 Minuten zu erreichen, benötigten wir 8 bis 12 mg Propanidid/kg Körpergewicht. Wir haben diese Dosis gewöhnlich in 2 Portionen verabreicht. Bei Patienten in normalem Allgemein- und Ernährungszustand injizierten wir z. B. 500 mg zum Narkosebeginn und spritzten $1^1/_2$–3 Minuten nach der ersten Injektion noch einmal 200–300 mg Propanidid.

In einigen Fällen verlängerten wir die Narkose durch weitere Injektionen auf 10 Minuten und länger. Maximal wurden 3,6 g Propanidid appliziert. Bei Patienten über 60 Jahren, bei Kachexie, kompensierter und dekompensierter Herzinsuffizienz konnten wir Propanidid wesentlich niedriger dosieren und brauchten für 5 Minuten Narkosedauer 2–5 mg Propanidid/kg. Bei Kindern unter 16 Jahren wurden relativ höhere Dosen benötigt. Für Operationen im Kindesalter, die 5–7 Minuten dauerten, brauchten wir 13–21 mg/kg Körpergewicht.

In der Regel benutzten wir die 5%ige Propanidid-Lösung; nur in 15 Fällen wandten wir die 2,5%ige Lösung an.

Im Beginn unserer Untersuchungen spritzten wir Propanidid sehr schnell, d. h. 50 mg pro Sekunde und mehr, um mit der geringsten Dosis den größten Narkoseeffekt zu erzielen. Von dieser Injektionstechnik sind wir bald abgegangen und haben bei der Mehrzahl der Patienten 10–20 mg pro Sekunde gespritzt. Die *langsamere Injektion* gewährleistet nach unserer Erfahrung eine bessere venöse Verträglichkeit, geringere Veränderungen von Blutdruck und Pulsfrequenz und insgesamt einen ruhigeren Narkoseverlauf.

Kombination von Propanidid mit anderen Narkosemitteln

101mal stellte sich während der Operation heraus, daß die Operationsdauer 5 Minuten wesentlich überschreiten würde. 26 der Patienten hatten keine Prämedikation und 75 Patienten hatten Atropin in oben beschriebener Dosierung erhalten. Sofort nach der ersten oder zweiten Propanidid-Injektion gaben wir mittels Maske Sauerstoff und Lachgas im Verhältnis

1:3 und Halothan, um die Hyperventilationsphase zur rascheren Anflutung der Inhalationsnarkotika auszunutzen. Bei einem Frischgaszustrom von 3–4 lit./min stellten wir die Verdampfer (Vapor der Dräger-Werke oder Fluotec Mark 2) für 3–5 Minuten auf 2% ein, sofern es sich um Patienten in normalem Allgemeinzustand handelte. Danach richtete sich die weitere Halothan-Konzentration nach der Narkosetiefe. Bei Patienten in schlechtem Zustand gingen wir während der Hyperventilation und in den darauffolgenden Minuten mit der Halothan-Konzentration nicht über 1% hinaus.

In einer anderen Untersuchungsreihe (145 Patienten) ersetzten wir das zur *Narkoseeinleitung* übliche Barbiturat durch Propanidid. Je nach Allgemeinzustand der Patienten injizierten wir 500–950 mg Propanidid, ließen während der meist eintretenden Hyperventilation Sauerstoff über Maske atmen und gaben dann 50–75 mg Succinylcholin zur Intubation. Nach erfolgter Intubation wurden die Narkosen mit Sauerstoff, Lachgas Halothan, Cyclopropan oder auch Trichloräthylen fortgesetzt und als Muskelrelaxantien Succinylcholin und d-Tubocurarin benutzt. Alle Patienten dieser Gruppe waren mit Promethazin, Pethidin und Atropin prämediziert in der Dosierung, wie sie bereits für Gruppe 3 der Patienten mit Propanidid als einzigem Narkosemittel beschrieben wurde.

Ergebnisse

Narkosedauer und -verlauf

Die Zeit zwischen Injektionsbeginn und Eintritt der Narkose schwankte zwischen 10–40 Sekunden Sie war abhängig von der Injektionsgeschwindigkeit und der Kreislaufzeit eines jeden Patienten. Das Einschlafen war bei fast allen Patienten mit einer Hyperventilation verbunden, auf die wir später noch zu sprechen kommen. Das chirurgische Toleranzstadium hielt nach einmaliger Injektion von 5–8 mg Propanidid/kg 2–3 Minuten an, falls es nicht durch Nachinjektionen verlängert wurde. Während des Toleranzstadiums hatte man meist den Eindruck, einer flachen Narkose. So blieb z. B. der Lidreflex mitunter während der ganzen Narkose erhalten, oder hin und wieder kam es zu Abwehrbewegungen der Patienten. Die durchschnittlichen Zeiten zwischen Injektionsbeginn und Wiederkehr von Lidreflex und Ansprechbarkeit bei Dosen von 8–12 mg Propanidid/kg betrugen 5 und 7 Minuten. Statistisch signifikante Unterschiede der Narkosedauer in Abhängigkeit von der Prämedikation konnten wir nicht nachweisen, obwohl die Patienten mit Promethazin und Pethidin in der Prämedikation abgeschlagener erschienen und auch später als Gruppe 1 und 2 ihre Gehfähigkeit erlangten. Zum Zeitpunkt der Ansprechbarkeit waren unsere Patienten räumlich und zeitlich voll orientiert. Subjektiv bestanden häufig noch für 5–7 Minuten Müdigkeit, Schwindel oder die Patienten schilderten ihren Zustand wie nach Genuß von Alkohol.

Klinische Erfahrungen mit Propanidid 165

In Abb. 1 sind Propanidid-Dosen und Narkosedauer von 103 Patienten gegeneinander aufgetragen. Als Narkosedauer haben wir die Zeit gewertet vom Beginn des Einschlafens, der mit dem Beginn der Hyperventilation zusammenfällt, bis zu dem Zeitpunkt, da die Patienten wieder ansprechbar waren. Die Narkosedauer ist nicht

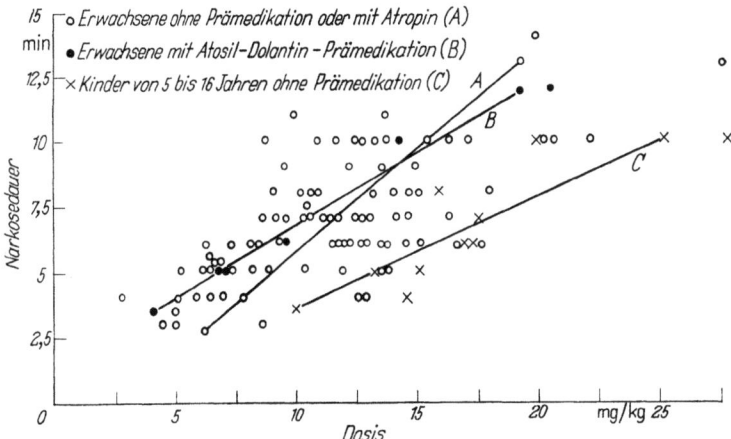

Abb. 1: Abhängigkeit der Narkosedauer von der Propanidid-Dosis bei 103 Patienten mit ermittelten Regressionsgeraden. A Erwachsene mit und ohne Atropin-Prämedikation (×). – B Erwachsene mit Atosil-Dolantin-Prämedikation (●). – C Patienten unter 16 Jahren (○).

identisch mit der Toleranzzeit für Schmerzreize, die in allen Fällen etwas kürzer war. Die ermittelten Regressionsgeraden ergeben für jede der Gruppen eine lineare Beziehung zwischen Dosis und Narkosedauer. Die Wahrscheinlichkeit für jede Gerade liegt nach dem t-Test („Student" 1925) bei 99,5%).

Unsere Patienten waren im Durchschnitt 25–30 min nach Narkosebeginn frei von groben psychischen und physischen Funktionsausfällen und subjektiv beschwerdefrei. Die ambulanten Patienten sind meist ohne Begleitung mit Taxi nach Hause gefahren.

Bei 4 Patienten war mit der von uns gewählten Dosierung *keine ausreichende Narkose* zu erzielen. Jeder dieser Patienten geriet nur in eine Exzitationsphase, die in 3 Fällen keine Operation erlaubte, und es mußte auf andere Narkosemittel übergegangen werden. 2 dieser Patienten waren kräftige, muskulöse Männer im Alter von 20 und 22 Jahren mit häufigem Alkoholgenuß in der Anamnese. Bei einer Patientin bestand präoperativ ein starker Erregungszustand.

Die Frage, ob dies Versager sind, können wir nicht beantworten. Wir neigen eher dazu, hier eine abnorme Resistenz anzunehmen, die uns allerdings bei anderen Alkoholikern nicht aufgefallen ist. Möglicherweise ist auch eine starke psychische Erregung von Bedeutung.

Bei den 15 Patienten, bei denen wir die 2,5%ige Propanidid-Lösung anwendeten, ergaben sich zu dem Narkoseverlauf der mit 5%iger Propanidid-Lösung narkotisierten Patienten keine prinzipiellen Unterschiede. Die Handhabung der 2,5%igen Lösung war bei normalen Patienten ungleich umständlicher als bei der Verwendung 5%iger Propanidid-Lösung wegen des mehrmals notwendigen Aufziehens des Narkosemittels. Wir würden deshalb die 2,5%ige Lösung nur für Patienten empfehlen, die eine sehr niedrige Dosierung voraussehen lassen.

Nebenwirkung des Propanidid

Wirkung auf die Atmung

Über 60% unserer Patienten hatten bei der Narkoseeinleitung eine ausgeprägte Hyperventilation, die 10–50 Sekunden anhielt. Die Hyperventilationsdauer war abhängig von der Injektionsgeschwindigkeit.

Abb. 2 demonstriert ein Spirogramm, das uns für den Verlauf einer Propanidid-Narkose recht typisch zu sein scheint. An die

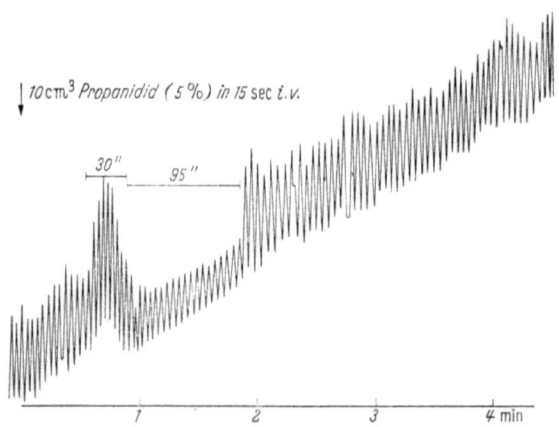

Abb. 2: Spirogramm nach intravenöser Injektion von 500 mg Propanidid (in 15 Sek.) bei einer 42-jährigen Patientin in normalem Allgemein- und Ernährungszustand.

Hyperventilation schloß sich meist eine Phase eingeschränkter oder aufgehobener Atmung, die 30 bis maximal 90 Sekunden anhielt. Mit jeder nachfolgenden Injektion ließ sich die Hyperventilation reproduzieren. In 10% der Patienten ohne oder mit Atropin-Medikation sahen wir eine Apnoe, die jedoch niemals zu einer Zyanose führte. Dagegen hatten 36 der 80 Patienten mit Promethazin-Pethidin-Prämedikation apnoische Pausen, die mitunter mehrere Minuten dauerten und mit Auftreten von Zyanose verbunden waren. Deshalb sollte eine Atosil®*-Dolantin®**-Prämedikation vor Propanidid-Narkosen nur dann gegeben werden, wenn die Möglichkeit künstlicher Beatmung besteht.

An 5 gesunden Studenten registrierten wir den Sauerstoff- und Kohlendioxyd-Gehalt in der Atemluft über einen epipharyngeal gelegenen Absaugkatheter nach Propanidid-Injektion.

Wir applizierten für diese Registrierung 500–750 mg Propanidid. Als Meßgeräte dienten uns der Uras M der Firma Hartmann & Braun und die polarographische Goldsonde von Chemtronics.

Abb. 3 zeigt eine Hyperventilationsphase nach Propanidid-Injektion mit anschließendem Übergang in eine normale Atmung.

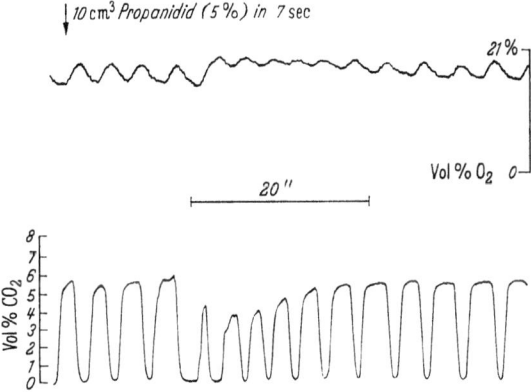

Abb. 3: Registrierung von Sauerstoff- und Kohlendioxydgehalt in der Atemluft während Propanidid-Narkose über einen epipharyngeal gelegenen Absaugkatheter bei einem gesunden 24jährigen Probanden.

Bei 4 Probanden kam es im Anschluß an die Hyperventilation zu apnoischen Pausen von 20–60 Sekunden. Während der ersten und zweiten Exspiration im Anschluß an die Apnoe betrug der Sauerstoffgehalt der Exspirationsluft 10–13% und war bei den darauffolgenden Atemzügen wieder normal. Der endexspiratorische CO_2-Gehalt war für 1–2 Atemzüge beim Einsetzen der Atmung nach der Apnoe bei 2 Probanden normal und bei 2 Probanden auf 7 und 7,8% erhöht. Das leichte Absinken des alveolären Sauerstoffgehaltes und die geringfügige Erhöhung des endexspiratorischen CO_2-Gehaltes während der Apnoe, auf die wir aus unseren

---

* Bayer, Leverkusen.
** Farbwerke Hoechst A.G., Frankfurt/M.-Höchst.

Beobachtungen schließen, bedeuten keine große Gefährdung für normale Patienten. EY, ULMER und REICHEL (1962) fanden in Untersuchungen mit Estil während der Apnoephase generell ein Absinken der arteriellen Sauerstoffsättigung, die bei einem Patienten maximal auf 84% herunterging, während der arterielle Kohlensäuredruck die Norm nicht wesentlich überschritt.

Wirkung auf Blutdruck und Pulsfrequenz

Die Wirkung von Propanidid auf Blutdruck und Pulsfrequenz war in Gruppe 1, 2 und 3 ohne wesentliche Unterschiede.

In Abb. 4 sind die Mittelwerte der von uns an 89 Patienten mittels Riva-Rocci-Methode alle 60 Sekunden gemessenen Blutdruckwerte mit Standardabweichung für die ersten 3 Minuten dargestellt. Für die Blutdruckwerte 5 und 10 Minuten nach Propanidid-Injektion

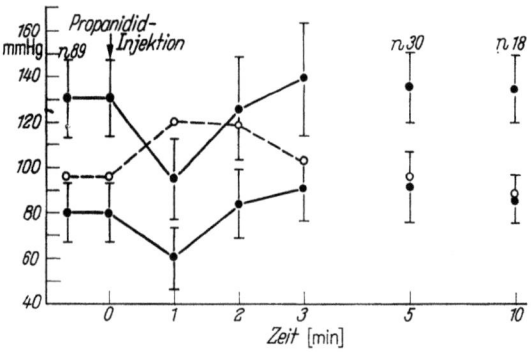

Abb. 4: Verhalten des systolischen und diastolischen Blutdrucks (gemessen nach RIVA-ROCCI) mit Standardabweichung und der Pulsfrequenz nach einmaliger Propanidid-Injektion (durchschnittliche Dosis 8 mg/kg). Bis zu 3 Min. nach der Injektion wurden 89 Patienten, 5 Min. nach Injektionsbeginn 30 Patienten und 10 Min. nach Narkosebeginn 18 Patienten gemessen. Das Verhalten der Pulsfrequenz ist nur in Mittelwerten dargestellt (---).

sind die Mittelwerte von 30 und 18 Patienten gebildet. In der ersten Minute nach Injektionsbeginn fielen der systolische Druck um 35 und der diastolische Druck um 19 mm Hg ab und erreichten in der zweiten Minute etwa wieder die Ausgangswerte. In der dritten und fünften Minute lagen systolischer und diastolischer Druck durchschnittlich um 10 mm über dem Ausgangswert und waren 10 Minuten nach Narkosebeginn noch 4–6 mm Hg höher als dieser. Das Verhalten der Pulsfrequenz ist dem des Blutdrucks entgegengesetzt. In der ersten und zweiten Minute nach Injektionsbeginn sahen wir eine Pulsfrequenzsteigerung um durchschnittlich 25% gegenüber dem Ruhewert. In der dritten, fünften und zehnten Minute nach Narkosebeginn entsprach die Pulsfrequenz im wesentlichen wieder der Höhe vor der Narkose.

Bis auf einen Patienten zeigten Blutdruck und Pulsfrequenz bei allen Patienten ein gleichsinniges Verhalten.

Bei der Ausnahme handelte es sich um einen 29jährigen, 89 kg schweren Patienten, bei dem in Propanidid-Narkose ein periproktitischer Abszeß reinzidiert wurde. 3 Wochen zuvor war bereits eine Inzision unter Propanidid vorgenommen worden, bei der mit 750 mg Propanidid keine ausreichende Narkose eingetreten und auf Halothan übergegangen worden war. Bei der zweiten Inzision wurden 950 mg Propanidid ohne Prämedikation in 60 Sekunden injiziert. 3 Minuten nach der Injektion wurde der Puls langsamer, der Patient geriet in einen kalten Schweißausbruch und es war kein Blutdruck mehr zu messen. Auf die intravenöse Gabe von 0,5 mg Atropin war nach 3 Minuten wieder ein systolischer Druck von 90 mm Hg meßbar, der bald auf höhere Werte stieg. Wir haben den Zwischenfall im Sinne eines vagalen Reflexes gedeutet, weil Blutdruckabfall und Bradykardie etwa mit Beginn der Inzision zusammenfielen und auf Atropin eine deutliche Besserung eintrat. Den Gedanken einer hyperergischen Reaktion oder eines anaphylaktischen Schocks ließen wir fallen, da Intrakutan- und Läppchentest negativ ausfielen.

Wir glauben nach diesem Ereignis, daß es zweckmäßig ist, vor jeder Propanidid-Narkose mit Atropin zu prämedizieren.

An 3 freiwilligen gesunden Probanden im Alter von 20 bis 24 Jahren registrierten wir den Blutdruck über eine in der Art. femoralis liegenden Kanüle. Nach Prämedikation mit 0,5 mg Atropin i.v. 5 bis 10 Minuten vor dem Versuch spritzten wir 10 cm^3 5%ige Propanidid-Lösung in 7–13 Sekunden.

Abb. 5 gibt das Verhalten des systolischen und diastolischen Druckes in der Art. femoralis wieder. Die relativ hohen Ausgangswerte sind wahrscheinlich emotional bedingt, denn nach Abschluß der Versuche konnten wir bei den Prüflingen keine derart hohen Werte mehr messen. Innerhalb der ersten Minute nach Injektionsbeginn fielen systolischer und diastolischer Druck durchschnittlich um 35 und 22 mm Hg ab. Bereits am Ende der ersten Minute erfuhren sie wieder einen Anstieg um 8 mm Hg im Durchschnitt. In der zweiten Minute nach Injektionsbeginn blieb der Blutdruck mit unwesentlichen Schwankungen auf diesem Niveau. In der dritten und vierten Minute stieg der systolische Druck noch einmal um 12 mm Hg an, der diastolische Druck dagegen blieb gleich. Nach 5 Minuten erfolgte keine Änderung mehr und die Probanden waren wach und ansprechbar. Parallel zu dem Blutdruckabfall verzeichneten wir eine Zunahme der Pulsfrequenz in der ersten Minute nach Beginn der Injektion, die mit zunehmender Blutdruckerhöhung wieder zurückging.

Kachektische, allgemein atherosklerotische, kardial insuffiziente Patienten und Patienten über 60 Jahre bildeten von den gezeigten Kurven insofern eine Ausnahme, als der Blutdruckabfall stärker ausgeprägt zu sein pflegte und auch länger als 1–2 Minuten anhielt. Erfahrungsgemäß kommt man bei diesen Patienten jedoch mit einer Dosis von 2–5 mg Propanidid/kg aus.

Zwischen Propanidid-Dosis und Ausmaß des Blutdruckabfalles nach der Injektion bestand keine streng proportionale Beziehung. Das Ausmaß des Blutdruckabfalles scheint individuell zu schwanken.

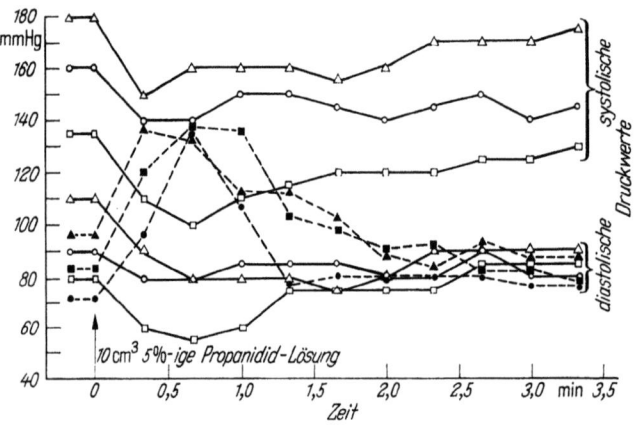

Abb. 5: Verhalten von Blutdruck- (—) und Pulsfrequenz (---) nach Propanidid-Injektion bei 3 gesunden, 20–24 Jahre alten Probanden. Der Druck in der A. femoralis wurde mit Hilfe eines Statham-Druckelementes mit einem Schwarzer-Direktschreiber registriert.

Einzelne Patienten reagierten auf wiederholte Injektionen von gleichen Dosen Propanidid mit einem gleichbleibend großen Blutdruckabfall und hatten bei Reduzierung der Dosis auch einen weniger ausgeprägten Blutdruckabfall. Einen Einfluß auf das Absinken des Blutdruckes unmittelbar im Anschluß an die Propanidid-Injektion und das Ansteigen der Pulsfrequenz hat sicher die Injektionsgeschwindigkeit. Je langsamer wir Propanidid injizierten, desto weniger stark waren Blutdruckabfall und Pulsfrequenzzunahme. Dafür verliefen sie zeitlich etwas protrahierter.

Auf die Injektion von 10 ccm des *Lösungsvermittlers* Cremophor EL® * sahen wir bei 10 Patienten einen geringfügigen Blutdruckabfall und keine Änderung der Pulsfrequenz. Bei einigen Patienten haben wir versucht zu prüfen, ob Gaben von 100 mg Promethazin den Blutdruckabfall nach

* BASF, Ludwigshafen.

Propanidid-Injektionen verhindern in der Annahme der Hypothese, daß der Blutdruckabfall vielleicht durch Histaminfreisetzung hervorgerufen würde, die man durch Gabe des Antihistaminikums Promethazin unterdrücken könnte. Unsere Versuche blieben jedoch ohne positives Resultat.

Beurteilt man die hypotensive Propanidid-Wirkung auf ihre praktische Bedeutung, so scheint uns die Kreislaufbeeinflussung schwächer und flüchtiger zu sein als nach Barbiturat-Narkosen.

Hämolyse

Die Bestimmung des freien Hämoglobins im Plasma vor und nach 29 Propanidid-Narkosen führten wir mit dem Beckmann-Spektrophotometer nach der von HARBOE 1959 angegebenen Methode durch, die im Gegensatz zu anderen Verfahren eine Veränderung der Meßergebnisse durch Myoglobin ausschließt.

Wir ließen venöses Blut durch Gordh-Kanülen mit 1,2–1,5 mm Durchmesser in Zentrifugenröhrchen tropfen und zentrifugierten es anschließend 15 Minuten lang bei 1500 Umdrehungen/Minute. Nach Versetzen des Plasmas mit 0,9%iger Soda-Lösung maßen wir den Hämoglobin-Gehalt des Plasmas im Beckmann-Spektrophotometer in den Wellenbereichen 380, 415 und 450 mμ.

In den meisten Fällen nahmen wir die Blutentnahme 5–10 Minuten nach Propanidid-Injektion vor. Bei 5 Patienten bestimmten wir darüber hinaus bis zu 24 Stunden die Hämolyse.

Tabelle 2 umfaßt 21 Patienten im Alter von 10–76 Jahren. Präoperativ fanden wir 0,25–7,5 mg% Hämoglobin im Plasma. Diese Werte sind sicher durch die Abnahmetechnik bedingt, die sich nie ganz atraumatisch durchführen läßt.

Einen relativ hohen Spiegel freien Hämoglobins hatten vor der Narkose besonders Patienten mit Bluttransfusionen in der Anamnese. Postoperativ fanden wir 1,02 bis maximal 39,24 mg% Hämoglobin.

Den höchsten Hämolysegrad 5–10 Minuten nach der Propanidid-Narkose hatten Patienten, die Karzinomträger waren, über 40 Jahre alt waren oder vorher Bluttransfusionen erhalten hatten. Bei 5 der Patienten trafen alle 3 Faktoren zusammen, und es ist deshalb die Dominanz eines der Faktoren nicht sicher zu entscheiden.

Tabelle 3 gibt die Ergebnisse von Hämolysebestimmungen zu verschiedenen Zeitabständen nach der Narkose an 5 Patienten wieder. Auch hier haben die beiden älteren Patienten mit einem Bronchialkarzinom die höchste Hämolyse.

Die vergleichsweise Bestimmung der Hämolyse nach 3 Estil-Narkosen ergab bei einer Dosierung von 10 mg/kg einen Anstieg des Hämoglobins von durchschnittlich 2,91 auf 15,08 mg%. Gegenüber

Tabelle 2

Hämolyse 5–10 min nach Propanidid-Narkosen

Nr.	Alter	Operation	mg Propanidid pro kg KG	mg%Hb. i. Plasma präop.	postop.	Bemerkungen
1	29	Abszeßinzision	15,1	1,12	1,23	
2	32	Furunkelinzision	12,1	0,88	1,23	
3	28	Abszeßinzision	9,7	1,54	2,25	
4	32	Abszeßinzision	13	1,84	2,71	
5	13	Panaritiuminzision	10	1,10	1,71	
6	22	Karbunkelausräumung	20	1,89	3,19	
7	10	Abszeßinzision	32,5	3,44	6,25	
8	29	Abszeßinzision	11,6	0,76	1,45	
9	21	Frakturreposition	10,6	0,52	1,02	
10	44	Narkoseeinleitung z. Ablatio mammae	7,8	1,42	2,19	
11	76	Frakturreposition	10,3	7,02	11,52	
12	58	endotracheales Absaugen	6,8	3,28	5,50	vor 3 Tagen Probethorakotomie mit Bluttransfusion (500 ccm) wegen inop. Reticulosarkoms
13	58	endotracheales Absaugen	9,4	6,04	39,24	
14	40	endotracheales Absaugen	6,1	5,34	9,14	vor 5 Tagen Bluttransfusion (7500 ccm) wegen Thoraxverletzung
15	51	endotracheales Absaugen	8,2	3,85	7,16	vor 3 Tagen Transfusion von 1500 ccm Blut bei Lobektomie wegen Bronchial-Ca
16	51	endotracheales Absaugen	16,4	5,41	13,71	
17	69	endotracheales Absaugen	15,1	7,50	18,40	vor 5 Tagen 1500 ccm Blut transfundiert (Lobektomie)
18	60	Bronchographie				Bronchial-Ca
19	63	Narkoseeinleitung zur Cholecystektomie	13,1	1,12	2,46	
			15	0,91	2,33	
20	54	Abszeßinzision	12,8	1,09	1,95	

der Hämolysesteigerung um durchschnittlich 60% nach Propanidid-Narkosen betrug hier die Hämolysezunahme nach Estil 416%.

Die Auswertung unserer Hämolysebestimmungen erlaubt den Schluß, daß die Hämolyse nach Applikation von 10–20 mg Propanidid/kg keine wesentliche Bedeutung hat bzw. sich in Größenordnungen bewegt, die auch nach Bluttransfusionen möglich sind.

Klinische Erfahrungen mit Propanidid

Tabelle 3
Hämolyse bis zu 24 Std. nach Propanidid-Narkosen

Pat.	Alter	Operation	mg Propanidid kg KG	mg% Plasma-Hb				
				präop.	8 Min.	30 Min.	60 Min.	24 Std.
W.	25	Scrotalfistelrevision	35,4	2,49	3,03	2,37	2,51	1,96
St.	25	Phimosenkorrektur	21,2	1,04	1,46	3,11		
B.	52	Abszeßinzision	6,3	1,49	1,78	1,97	1,68	
T.	60	Bronchographie	15,2	1,38	1,81	6,81	3,26	
G.	72	Bronchographie	13,9	2,11	2,84	10,31	3,36	1,84

Hämoglobin wird im Plasma bis zum Erreichen eines Spiegels von 136–200 mg% an Haptoglobine gebunden und tritt erst bei Überschreiten dieses Wertes in den Urin über (OTTENBERG und FOX 1938, GILLIGAN und Mitarb. 1941, BLACKBURN und Mitarb. 1954, DOCUMENTA GEIGY 1960, STEPHEN und RIPPY 1963).

Weder von Patienten über 40 Jahre noch von Karzinomträgern, die in unserem Krankengut die höchste Hämolyse hatten, sind diese Werte auch nur annähernd erreicht worden.

Zurückhaltung bei der Anwendung von Propanidid würden wir bis zum Vorliegen weiterer Untersuchungen lediglich bei Patienten mit Nierenschäden und hämolytischer Anämie üben.

Intravenöse Verträglichkeit

Um einen möglichst großen Überblick zu gewinnen, haben wir verschiedene Prüfer des Propanidid über das Auftreten von Komplikationen nach intravenöser Propanidid-Injektion befragt und die Angaben in Tabelle 4 zusammengestellt*. Auffallend ist, daß erhebliche Unterschiede zu den von uns erhobenen Befunden bestehen. Das erscheint nicht verwunderlich, da schon die Angaben über Phlebothrombosen und Thrombophlebitiden nach Estil-Anwendung in der Literatur stark schwanken (GOHRBANDT 1961 2%, JUST u. Mitarb. 1961 3%, PFLÜGER 1961 0,0%, WEIMANN 1961 0,0%, BEER und ZENKER 1962 4–10%, DOENICKE u. Mitarb. 1962 69%, MÜLLER und HUTSCHENREUTER 1962 0,66–2,75%, SCHWARZ 1962 0,64%, OSTROWSKI 1963 3,4%). Das Auftreten von Venenirritationen nach Narkosen mit G 29 505 wird in der Literatur angegeben von SWERDLOW 1961 mit 4,8%, WRIGHT und PAYNE 1962 mit 33%, RIDING und Mitarb. 1963 mit 22–38%, und von STEPHEN und RIPPY 1963 mit 12,7%. Diese Diskrepanz der Zahlen spricht dafür, daß in die Beurteilung der

---

* Den Untersuchern sei an dieser Stelle für ihre Mitteilungen gedankt.

Tabelle 4

Angaben anderer Untersucher zur Häufigkeit von Venenschäden nach intravenöser Propanidid-Applikation

Autor	Konzentration der Propanidid-Lösung	Beobachtungszeit in Tagen	Zahl der Narkosen	Phlebothrombose	Thrombophlebititis	andere Schäden
HARRFELDT	2,5 u. 5%	stat. Pat. bis zu 3 Wochen	2700	—	—	—
MICHEL		Kontrolle nach 8–14 Tagen	560	—	—	—
HEINZE	2,5, 3,5 u. 5%	2–8	550	—	—	—
HEIN		3–5	405	—	—	—
HENSCHEL		2–4	347	4	—	—
FREY		3	200	—	1	—
L'ALLEMAND	2,5%		200	—	—	2 schmerzhafte Rötungen
STÜMPER		5	200	—	1	—
SORG	5%	keine regelm. Kontrolle	200	2	1	—
LANGREDER	5%		186	—	—	—
PFLÜGER		3–7	136	—	—	—
OHLING			120	—	—	5 Venenreizungen
BECK	2,5%		110	—	—	—
ROTHASCHER	2,5 u. 5%		ca. 115	—	—	—
VAN DE WALLE			110	—	—	—
DOENICKE	2,5%		80	—	—	—
HORATZ			60	—	—	—
BEER	2,5%		50	—	—	—
HUTSCHENREUTER			31	—	—	—
WINTER		10–14	22	—	—	—

Venenverträglichkeit einer Substanz noch ein subjektiver Faktor eingeht. Wir haben einen strengen Maßstab angelegt und auch fragliche Strangbildungen positiv gewertet. Bei einwandfrei intravenöser Kanülenlage (Gordh-Kanülen 0,9–1,5 mm) klagte kein Patient über Schmerzen bei der Injektion. Bezüglich der postoperativen Nachkontrolle gliedert sich unser Patientengut in 3 Gruppen. Bei den ersten 150 Propanidid-Narkosen kam es uns vorwiegend auf die Beurteilung der narkotischen Wirksamkeit der 5%igen Lösung an und wir kontrollierten die Injektionsvene gelegentlich oder nicht nach und entließen die Patienten mit dem Hinweis, sich bei Auftreten von Beschwerden am Injektionsarm sofort bei uns vorzustellen. Bei dieser Patientengruppe gewannen wir den Eindruck einer ausgezeichneten venösen Verträglichkeit des Präparates, denn es gab keinen Anhalt für Thrombosen, Thrombophlebitiden oder andere Schäden.

Bei der zweiten Gruppe von 108 Patienten injizierten wir bewußt schnell, d. h. 50 mg und mehr der 5%igen Propanidid-Lösung pro Sekunde. Wir kontrollierten bei jedem Patienten täglich 3 Tage lang auch bei negativem Befund die Injektionsarme, bei Auftreten von Komplikationen bis zu mehreren Wochen. In 4,6% der Fälle (5 Patienten) kam es zu schmerzhaften aufsteigenden Thrombophlebitiden oberhalb der Injektionsstelle. Bis zum Abklingen der entzündlichen Komponente vergingen etwa 8–14 Tage. In 13,9% der Patienten (15 Patienten) palpierten wir blande Thrombosen oberhalb der Injektionsstelle bis zu 30 cm Länge, deren Rückbildung Wochen dauerte oder sich unserer Beobachtung entzog. Sowohl Thrombophlebitiden als auch blande Thrombosen manifestierten sich innerhalb der ersten 3 Tage nach der Narkose. Eine Gegenüberstellung von Dosis und Auftreten venöser Komplikationen macht wahrscheinlich, daß die Höhe der Dosis am Zustandekommen von Venenirritationen beteiligt ist. 15 Patienten mit Venenschädigungen hatten mehr als 750 mg Propanidid erhalten.

In einer dritten Gruppe von Patienten injizierten wir verschiedene Dosen Propanidid in 5%iger Verdünnung langsam, d. h. im Durchschnitt betrug die Injektionsgeschwindigkeit 10–20 mg pro Sekunde. Die Zahl der blanden Phlebothrombosen betrug 13 von insgesamt 138 Patienten.

Das entspricht 9,41% der Fälle. Thrombophlebitiden sahen wir in dieser Serie nicht. Bei 2 Patienten kam es zu leicht schmerzhaften Rötungen proximal der Injektionsstelle, die nach 3–4 Tagen abgeklungen waren. Es ist unverkennbar, daß sich die langsamere Injektion günstig auf die Venenverträglichkeit ausgewirkt hat. Wir bevorzugen sie deshalb, gegenüber der Injektion im Schuß, die auch hinsichtlich der Dosierung und des Narkoseablaufs im Vergleich zur protrahierten Injektion keine Vorteile bot.

Es liegt nahe, anstelle der langsamen Injektion der 5%igen Lösung die 2,5%ige Propanidid-Lösung anzuwenden. Dagegen spricht nach unseren Erfahrungen der größere Aufwand an Material und Zeit, da die Spritzen mehrfach aufgezogen werden müssen.

Wir haben insgesamt 6 paravenöse Injektionen von 1–4 cm³ der 5%igen Propanidid-Lösung über mehrere Tage verfolgen können. Dreimal umspritzten wir davon den betroffenen Bezirk mit physiologischer Kochsalzlösung oder 1%iger Novocain®*-Lösung. In allen

* Farbwerke Hoechst A.G., Frankfurt/M.-Höchst.

Fällen war die paravenöse Injektion schmerzlos und führte zu reizlosen, leichten Infiltrationen bis zu 6 cm Durchmesser, die in 5 bis 8 Tagen unter grau-gelblicher Verfärbung vollständig zurückgingen. Entzündliche Reaktionen oder Nekrosen haben wir nicht gesehen.

Sonstige Nebenwirkungen

Tabelle 5

Nebenwirkungen während und nach 334 Propanidid-Narkosen in Abhängigkeit von der Prämedikation

Art der Nebenwirkung	Prämedikation		
	keine (79 Pat.)	Atropin (175 Pat.)	Promethazin Pethidin (80 Pat.) Atropin
während der Narkose:			
Muskelbewegungen	26 (32,5)	41 (25,6)	19 (23,8)
Singultus	7 (8,8)	10 (6,3)	2 (2,5)
Husten	1 (1,3)	6 (3,8)	—
Gesichtsrötung	2 (2,5)	2 (1,3)	1 (1,3)
inspiratorischer Stridor	3 (3,8)	3 (1,9)	3 (3,8)
starke Salivation	2 (2,5)	1 (0,6)	—
Schweißausbruch	1 (1,3)	1 (0,6)	—
Erbrechen	—	—	—
nach der Narkose:			
Exzitation	3 (3,8)	8 (5)	1 (1,3)
Übelkeit	3 (3,8)	—	—
Erbrechen	—	—	—
Euphorie	2 (2,5)	6 (3,8)	—
Depression	7 (8,8)	13 (8,1)	—
Sehstörungen	4 (5)	2 (1,3)	—

* In Klammern: %.

In Tabelle 5 sind sonstige Nebenwirkungen in Abhängigkeit von der Prämedikation zusammengestellt. Während der Narkose treten häufig, d. h. in 20–30% der Fälle *Muskelbewegungen* auf. Sie erfolgen spontan, am häufigsten jedoch auf chirurgische Stimuli. Mitunter mußten eine oder mehrere Extremitäten durch Hilfspersonen gehalten werden. *Singultus* in Narkose erlebten wir in 2,6–8,8% der Patienten. Er scheint bei Patienten ohne Atropin-Prämedikation am häufigsten zu sein. *Husten* trat in 1,3–4% der Fälle auf. *Salivation*, *Schweißausbruch* und *Gesichtsrötung* sind außerordentlich selten und praktisch zu vernachlässigen.

Der *inspiratorische Stridor* führte nie zu einer erheblichen Atembehinderung oder Zyanose der betreffenden Patienten. Nach der Narkose hatten bis 5% der Patienten eine *Exzitation* in Form von

Muskelzittern. In dieser Zahl sind 2 Patienten italienischer Abstammung enthalten, die nach unauffälligem Narkoseverlauf 10–15 Minuten lang in lautes Schreien ausbrachen, jedoch auf Befragen zwischendurch versicherten, sie hätten keine Schmerzen. Ein großer Vorteil des Propanidid ist die niedrige Frequenz von *Übelkeit* und *Erbrechen* nach der Narkose. *Übelkeit* trat nur bei Patienten ohne Atropin-Medikation auf, während wir Erbrechen in und nach reiner Propanidid-Narkose niemals gesehen haben. Dabei haben wir bei manchen Patienten bewußt und unter Bereithalten von Sauger und Intubationsbesteck auf die sonst übliche Nahrungskarenz von 4 bis 6 Stunden vor der Narkose verzichtet. Der geringste Zeitabstand zwischen Nahrungsaufnahme und Narkose war eine Stunde.

An seelischen Nachwirkungen scheinen *depressive Zustände*, die in der Regel 5–10 Minuten gedauert haben, häufiger zu sein als eine *euphorische Stimmungslage*. Die *Sehstörungen* traten meist als Doppeltsehen oder Nystagmus auf und hielten 1–3 Minuten an.

Wiederholung von Propanidid-Narkosen

Wir überblicken 36 Patienten, die in Abständen von einem Tag bis zu mehreren Monaten mehrfach mit Propanidid narkotisiert wurden. Der kürzeste zeitliche Abstand zwischen 2 Propanidid-Narkosen betrug 7 Stunden. Der Ablauf der Narkosen war bis auf eine Ausnahme bei diesen Patienten unauffällig. Vor allem haben wir keine Reaktionen beobachten können, die auf eine Überempfindlichkeit gegen Propanidid hingewiesen hätten. Ein Patient, der bei der zweiten Propanidid-Narkose, die 3 Wochen nach der ersten stattfand, einen hochgradigen Blutdruckabfall erlitt, wurde bereits erwähnt. Läppchen- oder Intrakutantest mit Propanidid verliefen bei ihm negativ und auch sonst fehlte jeder Hinweis für ein allergisches Geschehen

Kombination von Propanidid mit anderen Narkosemitteln

1. Verlängerung von Propanidid-Narkosen mit Lachgas, Halothan oder Hexobarbital (Evipan®)

In 101 Fällen setzten wir Propanidid-Narkosen mit Sauerstoff, Lachgas und Halothan fort. Zum rascheren Anfluten von Lachgas und Halothan benutzten wir immer die Hyperventilation nach der Propanidid-Injektion aus. Sie erwies sich in einigen Fällen als nicht lang genug, um bei einer Fluotec- und Vaporeinstellung auf 2% eine ausreichende Narkosetiefe herbeizuführen. Bis die Narkose genügend vertieft war, haben wir dann den chirurgischen Eingriff unterbrechen lassen. War dies nicht möglich, dann spritzten wir eine weitere Dosis Propanidid. Eine Halothan-Überdosierung haben wir bei der von uns angewandten Technik nicht gesehen. Einige Patienten ohne Prämedikation hatten nach Übergang auf Halothan eine Bradykardie, die auf Atropingabe i.v. sofort verschwand. Es empfiehlt sich deshalb, regelmäßig vorher Atropin zu geben. Aus praktischen Gründen verlängerten wir viermal Propanidid-Narkosen mit Evipan.

Es ergaben sich keine Besonderheiten.

2. Die Anwendung von Propanidid zur Einleitung langdauernder Narkosen

Bei 145 Narkosen benutzten wir anstelle des bei uns üblichen Evipan Propanidid zur Narkoseeinleitung. Bei Dosen von 500 bis 950 mg Propanidid hatten 2 Patienten, junge kräftige Männer, keine Amnesie für die Intubation, sondern berichteten, daß sie das Einführen des Tubus wohl gemerkt hätten, sich jedoch nicht hätten wehren können. Wir haben den Eindruck, daß die Apnoe nach der Intubationsdosis Succinylcholin in allen Fällen verlängert war. Sie betrug durchschnittlich 8–10 Minuten. Nach Absetzen von Lachgas und Halothan waren die Patienten eher ansprechbar als nach der Kombination von Evipan mit Halothan und Lachgas.

Laborbefunde nach Propanidid-Narkosen

Direkte und indirekte Leberfunktionsproben

Vor und nach Narkosen mit Propanidid führten wir bei 21 Patienten Thymolteste nach MACLAGAN (1958), bei 21 Patienten Bestimmungen der alkalischen Phosphatase im Serum (BESSEY, 1946), bei 19 Patienten der Serumglutamatpyruvattransaminase (WRÓBLEWSKI, 1956) und der Serumcholinesterase nach STEDMAN (1947) durch. Ausführlich wird über die Prüfung der Leberfunktion an anderer Stelle berichtet werden. Einen Anhalt für eine Beeinträchtigung der Leber durch Propanidid haben wir nicht finden können.

Blutzuckerbestimmungen

Der Blutzucker wurde nach HAGEDORN-JENSEN (1958) bei 14 normalen Patienten vor und 8–15 Minuten nach der Narkose bestimmt. Alle Patienten hatten einen leichten Blutzuckeranstieg im Vergleich zu den Werten vor der Narkose. Durchschnittlich betrug der Blutzuckeranstieg 12 mg%.

Blutzuckerbestimmungen bei 4 mittelschweren bis schweren Diabetikern ergaben ebenfalls nur Zunahmen des Blutzuckers um 8–28 mg%. Nach diesen Ergebnissen stellen Störungen des Kohlehydratstoffwechsels keine Kontraindikation gegen Propanidid dar.

Rest-Stickstoff- und Urin-Befunde

Veränderungen des Reststickstoffs im Serum fanden wir nach dem KJELDAHL-Prinzip bei 17 Patienten nach Propanidid-Narkosen nicht. Prä- und postnarkotische Urin-Befunde von 3 Tagen liegen uns von 30 Patienten vor. Als normal sind postoperativ 16 von ihnen zu bezeichnen.

14 Urinbefunde hatten postoperativ folgende Abweichungen von der Norm: Albumin in Spuren viermal positiv, Urobilinogen in der Kälte viermal positiv, davon zweimal auch Urobilin positiv. Im Sediment fanden sich viermal hyaline Zylinder, einmal granulierte Zylinder und fünfmal Erythrozyten und Erythrozytenschatten.

Von 26 Patienten haben wir nur nach Propanidid-Narkosen Urin-Untersuchungen vornehmen können. Unauffällig davon waren 9, bei den übrigen 17 bestanden folgende Abweichungen von der Norm:
Siebenmal Albumin in Spuren, fünfmal Urobilinogen in der Kälte positiv, siebenmal Erythrozyten und Erythrozytenschatten, einmal hyaline Zylinder und einmal granulierte Zylinder. Bei der Bewertung der Urin-Befunde ist es schwierig, Krankheitsfolgen und Propanidid-Wirkung auseinander zu halten. Granulierte Zylinder fanden sich z. B. im Urin-Sediment von 2 Kindern, denen in Propanidid-Narkose ausgedehnte Abszesse im Halsbereich inzidiert worden waren. Andererseits hatten 4 Patienten vor der Narkose hyaline und granulierte Zylinder im Urin-Sediment, die sich postoperativ bei dreitägigen Verlaufskontrollen *nicht* mehr nachweisen ließen. Wie messen diesen Urin-Befunden keine sehr große klinische Bedeutung bei. Eine spezifische Propanidid-Wirkung könnte vielleicht das Positivwerden der Urobilinogen Reaktion in der Kälte sein, das einige Patienten für 1–2 Tage nach der Operation zeigten. Der erhöhte Urobilinogen-Anteil könnte Folge der Hämolyse nach Propanidid sein.

Elektrolyte im Serum nach Propanidid-Narkosen

Bei 5 Patienten bestimmten wir flammenphotometrisch vor und 5 bis 15 Minuten nach Propanidid-Narkose Natrium und Kalium im Serum. Bemerkenswerte Veränderungen beider Elektrolyte beobachteten wir nicht.

Zusammenfassung

Es wird über 580 Narkosen mit Propanidid berichtet, von denen 334 mit Propanidid als alleinigem Narkosemittel durchgeführt wurden. Die intravenöse Applikation von 8–12 mg Propanidid/kg Körpergewicht führte bei Erwachsenen zu einer Toleranz gegenüber Operationen für 5 Minuten. 25–30 Minuten nach der Narkose waren die Patienten frei von subjektiven Beschwerden und groben psychophysischen Funktionsausfällen.

Der Beginn der Propanidid-Narkose ist gekennzeichnet durch eine Hyperventilation, an die sich eine apnoische oder Hypoventilationsphase anschließt, die dann wieder von normaler Atmung gefolgt wird.

In der ersten Minute nach Propanidid-Injektion fallen systolischer und diastolischer Blutdruck regelmäßig ab, während die Pulsfrequenz ansteigt. In den darauffolgenden Minuten erreichen systolischer und diastolischer Druck die Ausgangswerte oder überschreiten sie in geringem Maße und die Pulsfrequenz kehrt zur Norm zurück.

Die Hämolyse nach Propanidid-Narkosen war gering. Die Zahl der Komplikationen in Form blander Phlebothrombosen nach intravenöser Propanidid-Injektion betrug ca. 10%. Phlebothrombosen traten vorwiegend nach Propanidid-Dosen auf, die über 700 mg lagen. Thrombophlebitiden waren mit 2% relativ selten.

Summary

This report deals with 580 anaesthetics carried out with propanidide, 334 of them with propanidide as the only anaesthetic. Intravenous administration of 8–12 mg propanidide/kg bodyweight induced in adults tolerance to operation for 5 minutes. Within 25 to 30 minutes after the anaesthesia the patients were free of subjective disturbances and gross deficiences of psychophysical functions.

The onset of propanidide induced anaesthesia shows by hyperventilation. This is followed by a phase of apnoea or hypoventilation which is superseded by return of normal respiration.

During the first minute after injection of propanidide, systolic and diastolic blood pressure regularly decrease while the pulse rate increases. During the following minutes, systolic and diastolic pressure regain or slightly surpass initial values and the pulse rate returns to normal.

Haemolysis was slight after propanidide induced anaesthesia. Complications in form of bland phlebothrombosis after intravenous injection of propanidide had an incidence of approximately 10%. Phlebothrombosis mainly occurred after a dosage above 700 mg propanidide, Thrombophlebitis was with an incidence of 2% relatively rare.

Literatur

BESSEY, O. A., H. O. LOWRI and M. J. BROCK: J. Biol. Chem. **164**, 321 (1946).
BACKBURN, C. R. B., W. J. HENSLEY, D. KERR GRANT and F. B. WRIGHT: J. Clin. Invest. **33**, 825 (1954).

DOCUMENTA GEIGY: Wiss. Tab. Basel (1960), J. AG Pharmaz. Abt., 730 S.
DOENICKE, A., W. SPIESS und TH. GÜRTNER: Anaesthesist 11, 293 (1962).
DUNDEE, J. W. and M. S. RAJAGOPALAN: Brit. J. Anaesth. 34, 869 (1962).
EY, W., W. T. ULMER und G. REICHEL: Anaesthesist 11, 330 (1962).
FEURSTEIN, V.: Therapiewoche H. 24, 1068 (1962).
FREY, R. und K. J. HERRMANN: Anaesthesist 6, 170 (1957).
GIILLIGAN, D. R., M. D. ALTSCHULE und E. M. KATERSKY: J. Clin. Invest. 20, 177 (1941).
GOHRBANDT, E. und E. BAUERS: Zbl. Chir. 86, 961 (1961).
HAGEDORN-JENSEN: zit. in „Klinische Chemie und Mikroskopie" von L. HALLMANN, Tieme-Verlag Stuttgart 1958, 662 S.
HARBOE, M.: Scandinav. J. Clin. Lab. Investigation 11, 66 (1959).
HASCHEMINEJAD, A. N.: Chirurg 33, 132 (1962).
HUNTER, A. R.: Brit. J. Anaesth. 35, 58 (1963).
JUST, O., W. F. HENSCHEL, W. NÜSSGEN und E. PAUL: Chirurg 32, 121 (1961).
KJELDAHL: zit. in „Klinische Chemie und Mikroskopie" von L. HALLMANN, Thieme-Verlag Stuttgart 1958, 662 S.
MÜLLER, E. und K. HUTSCHENREUTER: Anaesthesist 11, 105 (1962).
OSTROWSKI, S.: Med. Welt Nr. 18, 1026 (1963).
OTTENBERG, R. and C. L. Fox: Amer. J. Physiol. 123, 516 (1938).
PFLÜGER, H.: Chirurg 32, 4 (1961).
PODLESCH, I., J. DREWES und D. KÜSTER: Zbl. Chirurgie 89, 1 (1964).
RIDING, J. E., J. W. DUNDEE, M. S. RAJAGOPALAN, C. R. HAMILTON and P. J. F. BASKETT: Brit. J. Anaesth. 35, 480 (1963).
SCHWARZ, R.: Anaesthesist 12, 186 (1962).
STEDMAN, E. and E. STEDMAN: Cold. Spr. Harb. Symp. quant. Biol. 12, 224 (1947).
STEPHEN, C. R. and W. D. RIPPY: Anesth. & Analg. 42, 382 (1963).
„Student", Metron. 5, 105 (1925).
SWERDLOW, M.: Brit. J. Anaesth. 33, 104 (1961).
WEIMANN, H.: Münch. Med. Wschr. 35, 1691 (1961).
WRÓBLEWSKI, F. and J. S. LA DUE: Proc. Soc. exp. Biol. N. Y. 91, 596 (1956).
ZENKER, R. und R. BEER: Anaesthesist 11, 56 (1962).
— —: Dtsch. med. Wschr. 87, 468 (1962).
— —: Med. Klin. 57, 536 (1962).

Technik und Erfahrungen bei 2700 Kurznarkosen mit Propanidid*

Von

H. P. Harrfeldt

Aus der Anaesthesieabteilung (Leiter: Dr. H. P. HARRFELDT)
der Chirurgischen Klinik (Chefarzt: Professor Dr. J. REHN)
der Berufsgenossenschaftlichen Krankenanstalten
Bergmannsheil Bochum

Bisher haben die gebräuchlichen Kurznarkotika und Ultrakurznarkotika nicht die Erwartungen erfüllt, die wir an derartige Präparate stellen:
Zeitlich ausreichende und für den vorgesehenen Eingriff genügende Analgesie, geringe Toxizität, keine Nebenwirkungen, geringen Aufwand, keine Prämedikation, schnelle An- und Abflutung sowie kurzfristiges Wiedereintreten von Kritik- und Reaktionsvermögen als Maßstab der Straßen- und Verkehrstüchtigkeit für Fußgänger und Fahrzeugführer.

Die unbefriedigenden Ergebnisse mit barbitursäurehaltigen und barbitursäurefreien Präparaten, die als Kurznarkotika zur Verwendung empfohlen waren, haben die pharmazeutische Forschung nicht entmutigt, fortzufahren in den Bemühungen, ein Kurznarkotikum mit geringstem Risiko für den Patienten und Anästhesisten zu finden.

Das Bedürfnis nach einem solchen Kurznarkotikum bestätigen Krankenanstalten mit großen ambulanten Durchgängen ebenso, wie freipraktizierende, operativ tätige Kollegen aus technischen, personellen und räumlichen Gründen.

Patienten – und, das scheint mir der wesentlichere Grund zu sein – scheuen eine Kurznarkose mit einem Inhalationsnarkotikum wegen der damit verbundenen psychischen Belastung, unabhängig von unseren Erfahrungen und Bedenken. Daß die Patienten Kurznarkosen mit einem intravenös zu spritzenden Mittel den Vorzug gegenüber einer kurzen Inhalationsnarkose geben, konnten wir sehr bald, nachdem wir uns seit Sommer 1961 an der klinischen Erprobung von Propanidid beteiligten, erfahren.
Wir befragten im Laufe der Zeit 100 Patienten, die früher einen Chloräthylrausch bekommen und nun ihre Kurznarkose mit Propanidid erlebt hatten, nach ihren Erinnerungen an die beiden unterschiedlichen Narkosen. Alle antworteten spontan, daß sie nur wieder eine intravenöse Narkose

---
* Propanidid: Klinische Prüfungsbezeichnung: Bayer 1420. Vorgesehenes Warenzeichen: Epontol®.
** Herrn Professor Dr. med. H. KRAUSS zum 65. Geburtstag.

miterleben wollten. Sie hätten an das Einschlafen und Erwachen mit dem Chloräthylrausch nur unangenehme Erinnerungen, würden sich aber sofort wieder eine „gespritzte Narkose" geben lassen.

Inzwischen haben wir 2700 Narkosen mit dem Kurznarkotikum Propanidid durchführen können. Das sind knapp ein Drittel aller Narkosen, die bisher mit diesem Präparat gemacht wurden.

Wir bevorzugten die 5%ige Lösung und haben nur in 180 Fällen die 2,5%ige Lösung und in 20 Fällen eine 3,5%ige Lösung, die wir selbst durch Auffüllen mit physiologischer Kochsalzlösung kurz vor dem Spitzen herstellten, benutzt.

Mit allen Konzentrationen war es möglich, für den gezielten Einsatz des Narkotikums genügend chirurgisch nutzbare Zeit zu erhalten. Trotzdem haben wir der 5%*igen Lösung den Vorzug* gegeben. Die Wirksamkeit des Präparates hängt ja von der Möglichkeit ab – zumindest nach unseren Erfahrungen – es so schnell wie möglich, d. h., wie es die Viskosität der 5%igen Lösung und der zur Verfügung stehende Venenquerschnitt zulassen, zu injizieren. Zum Injizieren sollte man mindestens eine 12er Kanüle benutzen, mit der sich die klare Lösung auch leicht aus der Ampulle in die Spritze aufziehen läßt. Als *Anwendungsort* haben wir nur Venen auf dem Handrücken oder im körperfernen Unterarmabschnitt gewählt. Verboten war die Benutzung von Venen in der Ellenbeuge. Wir haben zur Verwendung von Propanidid, ganz gleich welcher Konzentration, auch nicht die radialen Ellbogenvenen freigegeben.

Bei allen 2700 Narkosen haben wir *niemals örtliche Unverträglichkeitsreaktionen* im Bereich der Injektionsstelle oder im körpernahen Gefäßabschnitt beobachten können. Wir haben, zumindest bei allen Patienten, die im Rahmen stationärer Behandlung mit Propanidid gespritzt worden waren, in Einzelfällen bis zu 3 Wochen, die Injektionsstelle und den proximalen Gefäßverlauf beobachtet. Wir können Feststellungen von anderer Seite, daß es zu Gefäßverhärtungen oder Reizungen in den ersten Tagen nach der Injektion gekommen sein soll, nicht bestätigen. Wir haben auch keine Hinweise von Patienten erhalten, daß nach der Narkose die Injektionsstelle oder der Gefäßverlauf irgendwie auffällig gewesen sind.

Auch bei den 7 Fällen, bei denen es versehentlich zu einer paravenösen Injektion von Propanidid, und zwar immer der 5%igen Konzentration, gekommen war, haben wir bei täglichen Beobachtungen über 12 Tage niemals Reizerscheinungen im Injektionsbereich oder proximal hiervon, beobachtet. In zwei Fällen war es zu einem kleinen Bluterguß gekommen, der sich nach typischer Verfärbung ohne vermehrte Schmerzbildung innerhalb der Beobachtungszeit von 12 Tagen zurückgebildet hatte. Auch nach Abblassen und Rückbildung des Blutergusses war der Gefäßverlauf im Bereich der Injektionsstelle völlig schmerzfrei und beim Betasten nicht auffällig.

Auf *allgemeine Vorsichtsmaßnahmen*, wie bei jeder Narkose, darf auch bei der Verwendung von Propanidid nicht verzichtet werden. Durch eine Voruntersuchung muß der Anästhesist ein ausreichendes Bild über den klinischen Zustand des Patienten vor der Narkose gewonnen haben. Die letzte Nahrungsaufnahme sollte nicht weniger als 6 Stunden zurückliegen, wobei zu berücksichtigen ist, daß durch ein Unfallereignis und seine Begleitsymptome mit einer Verzögerung der Magenentleerung gerechnet werden muß.

Wir haben im Lauf der klinischen Erprobung unter Einhaltung aller Vorsichtsmaßnahmen in Einzelfällen auch Narkosen mit Propanidid durchgeführt, bei denen die letzte Nahrungsaufnahme 2 Stunden zurücklag.

Bei der Einleitung und während der Kurznarkose haben wir in diesen Ausnahmefällen kein Erbrechen oder Brechreiz beobachtet. Wir möchten diese Mitteilung aber nicht so aufgefaßt wissen, daß die Nahrungskarenz zu einer Kurznarkose mit Propanidid entweder ganz außer acht gelassen werden kann oder nicht in dem strengen Maßstab, wie bei anderen Narkosen, eingehalten werden sollte.

Propanidid kann seiner Bestimmung nach zunächst nur für *kurzdauernde Eingriffe* verwendet werden. Praktisch kann alles das, was *früher im Chloräthylrausch* oder mit Thiobarbituraten gemacht wurde, heute unter sehr viel günstigeren und sicheren Bedingungen mit Propanidid durchgeführt werden.

Diagnostische Eingriffe, Inzisionen mit Gegeninzisionen, schmerzhafte Verbandswechsel, kleinere Wundversorgungen, Drahtextensionen, Nagelabtragungen, Gelenkpunktionen, Mobilisationen bei teilversteiften Gelenken, einfache Zahnextraktionen sowie auch die Beseitigung von Gelenkverrenkungen, Stellungsverbesserungen bei Knochenbrüchen, sowie Brucheinstellungen, hier mit der Einschränkung, daß die Erhärtung des ruhigstellenden Verbandes nur in Ausnahmefällen mit der Einzeldosis erreicht wird.

Die Erfahrung hat gezeigt, daß es möglich ist, durch *Nachspritzen* von Propanidid aller Konzentrationen bis zu viermal, Narkosen auch zu verlängern bis zu einer chirurgisch nutzbaren Zeit von 15 Minuten. Um den Charakter des Präparates nicht zu verfälschen, sollte in der Regel jedoch nicht häufiger als ein bis höchstens zweimal die volle Dosis von 500 mg nachgespritzt werden. Eingriffe, die in diesem Zeitabschnitt nicht beendet sind, sollten auch nicht im Rahmen einer Kurznarkose anästhesiert werden. Zur Vervollständigung der Indikation muß erwähnt werden, daß Propanidid sehr gut geeignet ist zur *Einleitung von Inhalationsnarkosen* mit einem Gemisch von Lachgas, Sauerstoff und Halothan, wobei wir die Halothankonzentration anfangs nie höher als 2% wählten. So haben wir uns auch immer verhalten, wenn eine Verlängerung einer Propanidid-Narkose aus chirurgischen Gründen erforderlich wurde und haben dabei keine Zwischenfälle gesehen. Wir haben die Wirkung von Propanidid teilweise ausnutzen können zur Einleitung einer Intubationsnarkose, wobei wir nicht immer ohne Succinyl auskamen, dabei jedoch mit geringeren als sonst üblichen Dosierungen.

Hierbei sollte die Halothankonzentration nicht mehr als 1,5% betragen. Komplikationen irgendeiner Art beim Übergang auf eine Maskennarkose oder bei Einleitungen von Masken- oder Intubationsnarkosen mit Propanidid haben wir nicht festgestellt.

In diesem Zusammenhang muß erwähnt werden, daß wir bei Durchführung einer echten Kurznarkose mit Propanidid *niemals eine Prämedikation* mit einem Vagolytikum vornahmen. Benutzten wir Propanidid dagegen zur Einleitung einer Masken- oder Intubationsnarkose, haben wir auf die üblichen Vorbereitungen nicht verzichtet. Nach Prämedikation von 25 bis 50 mg Pethidin vor einer Kurznarkose mit Propanidid war die chirurgisch nutzbare Zeit deutlich, fast bis auf das Doppelte, verlängert.

Ähnliche Beobachtungen machten wir bei Patienten, die vor Anwendung der Kurznarkose ohne Prämedikation Schlaf- oder Schmerzmittel zu sich genommen hatten. Ich erinnere mich hierbei besonders deutlich an eine Kollegenfrau mit einem Panaritium, die mit Schmerz- und Schlafmitteln bis zum chirurgischen Eingriff über 36 Stunden konserviert war.

Wirkungsminderungen haben wir bei der bei uns üblichen Technik nicht beobachtet. In 4 Fällen erzielten wir auch durch Nachspritzen von Propanidid bis zu dreimal 500 mg keinen narkotischen Effekt. In allen 4 Fällen waren Alkoholexzesse vorausgegangen.

Bei Erwachsenen haben wir immer die ganze Dosis von 500 mg Propanidid gewählt. Die 10 ml wurden dabei immer so zügig wie möglich gespritzt, soweit es die Venenverhältnisse und der Querschnitt der Injektionskanüle zuließen. Die Injektionszeit betrug dabei zwischen 10 und 15 Sekunden. Auf Vorspritzen von Propanidid haben wir immer verzichtet, weil hierdurch die nach unserer Ansicht erforderliche Dosis verzettelt wird und die Vorspritzdosis keinen ausreichend sicheren Hinweis für Gefäßverträglichkeit bietet.

Wir haben bei unseren *Dosierungsüberlegungen* nicht auf das Körpergewicht, sondern auf das Alter und den Allgemeinzustand der Patienten zurückgegriffen.

Es ist einfach nicht möglich, alle Patienten, die eine intravenöse Kurznarkose erhalten sollen, vorher unbekleidet zu wiegen. Geschätzte Gewichtsüberlegungen enthalten m. E. so viel Unsicherheitsmomente, daß man sich beruhigt bei Dosierungsüberlegungen auf Alter und Allgemeinzustand des Patienten stützen kann.

Bei kachektischen und über 60 Jahre alten Patienten sollte die Dosierung von Propanidid dem Allgemeinzustand entsprechend reduziert werden. Wir haben in solchen Fällen zunächst nur 250 mg gespritzt und, je nach Wirkungsweise, Nachinjektionen vorgenommen. Bei Kindern bis zu 4 Jahren kamen wir aus mit 100 bis 150 mg, bei Kindern bis zu 6 Jahren mit 150 bis 200 mg, bei Kindern bis zu 10 Jahren mit 250 bis 300 mg, je nach Allgemeinzustand. Bei Jugendlichen über dem 16. Lebensjahre, waren, je nach Entwicklung, bereits 500 mg erforderlich, um genau denselben narkotischen Effekt zu erzielen wie beim gesunden Erwachsenen.

Der *Verlauf der Kurznarkose* mit Propanidid ist gekennzeichnet durch eine sehr bald nach der Injektion einsetzende Hyperventilation, der ein gewisses Wärmegefühl in den oberen Luftwegen vorausgeht und von dem der einschlafende Patient teilweise noch berichten konnte. Mit Einsetzen der Hyperventilation tritt Bewußtseinsverlust ein. Der initialen Hyperventilation folgt eine gewisse Atemdepression, die von einer mehr oder weniger ausgeprägten Apnoe gefolgt sein kann.

Wir deuten diese Atemdepression als posthyperventilatorische Gegenregulation, bedingt durch die vermehrte Kohlensäureabrauchung und glauben nicht, daß es sich bei den Atemdepressionen und den seltenen Apnoen um Teile einer echten zentralen Depression handelt, hierzu treten die Symptome nur zu kurz auf.

Während der Narkose kommt es sehr bald zu einem flüchtigen Blutdruckabfall. Der Blutdruck normalisiert sich aber bis zum Ende der Narkose wieder und erreicht seine Ausgangswerte. Nach der Injektion kommt es zu einer Bradykardie, am Ende der Narkose haben wir Tachykardien beobachtet bis zur Verdoppelung der Ausgangswerte.

Ohne nachzuspritzen haben wir Kurznarkosen *zwischen zwei und längstens sieben Minuten Dauer* beobachten können. Die Patienten wachen ruhig aus der Narkose auf. Wir haben in keinem Fall Brechreiz oder Erbrechen oder Laryngospasmus beobachtet. Nur zwei Patientinnen wachten in weinerlicher Stimmungslage auf, alle übrigen Patienten waren psychisch unauffällig und machten keinen enthemmten Eindruck. Die positive Stimmungslage des Patienten entspricht weniger der einer Sektlaune, als vielmehr der Freude, die Narkose ohne gefürchtete Nebenwirkungen und Begleiterscheinungen bereits überstanden zu haben.

Gelegentlich trat während der Kurznarkosen mit Propanidid Muskelzittern auf, das die chirurgische Tätigkeit aber nicht behinderte.

Wenn man die Hyperventilationsphase nicht als Äquivalent für eine Exzitation ansehen will, haben wir bei dieser Kurznarkose keine Exzitationen beobachtet.

Auch beim Nachspritzen von Propanidid wiederholten sich Hyperventilationen und Atemdepressionen, wenn auch deutlich abgeschwächt. Durch das Nachspritzen verlängerte sich nur die chirurgisch nutzbare Zeit der Narkose, nicht aber die Art des Aufwachens.

Nach Ablauf der chirurgisch nutzbaren Zeit werden die Patienten schnell und ruhig wieder wach. Die Phase erstreckt sich über 2 bis 3 Minuten. Die Patienten selbst berichten am Ende dieser Zeit, daß ihnen ein Schleier vor den Augen immer weitmaschiger würde und sie selbst immer klarer würden. Die Narkose wurde so wenig unangenehm empfunden, daß die Patienten häufig nach dem Wachwerden fragten, wann es endlich losging. Erst, wenn die Analgesie nachließ, und sie den Verband sahen, glaubten sie, daß alles schon vorbei war.

15 bis 20 Minuten nach Beginn der Narkose, bei der nicht nachinjiziert werden mußte, und die nicht prämediziert war, waren die Patienten klar und sicher, daß sie sich aufsetzen konnten, wenige Augenblicke später konnten sie stehen und nach kurzem Festhalten fingen sie an zu gehen, einige Schritte unsicher, sehr bald aber objektiv und subjektiv unbehindert. Frühestens 30 Minuten nach Narkosebeginn haben wir einige Patienten unauffällig beobachtet aus der ambulanten Behandlung entlassen. Sie benahmen sich beim Abmelden und auf dem Wege aus dem Krankenhaus zur Straßenbahn so, daß man von diesen Beobachteten mit großer Wahrscheinlichkeit sagen kann, daß sie *30 Minuten nach Beginn der Narkose* bereits wieder im *Besitz ausreichenden Kritik- und Reaktionsvermögens* waren, um am Straßenverkehr teilnehmen zu können.

Die kurze Zeitspanne bis zum Wiedereintritt der Straßenverkehrssicherheit soll zunächst nicht verallgemeinert werden. Es wird aber sicher ein sehr viel kürzerer Zeitraum festgesetzt werden können, der abgewartet werden muß, um nach einer Narkose mit Propanidid ohne Kombination mit anderen Mitteln feststellen zu können, daß der Patient mit der erforderlichen Sicherheit wieder am Straßenverkehr teilnehmen kann, als nach allen anderen Kurznarkoseformen. Arbeitsleistung, Auffassungs- und Konzentrationsvermögen oder Reaktionszeit auf optische und akustische Reize, sind beim Wachwerden des Patienten kein sicherer Hinweis dafür, ob Straßenverkehrsfähigkeit nach einer derartigen Kurznarkose wieder eingetreten ist. Allein das Kritikvermögen des Patienten nach der Narkose ist der entscheidende Punkt, der Auskunft darüber gibt, ob auch die Nachwirkungen der Narkose so weit abgeklungen sind, daß der Patient am Straßenverkehr teilnehmen kann.

Wir haben, zusammen mit einem Psychologen aus dem Institut für Industriesicherheit, Grubenwesen und Verkehr, in Essen, entsprechende Untersuchungen vorgenommen.

Der Psychologe war überrascht, daß 15–20 Minuten nach einer Narkose mit Propanidid bei 10 Patienten auf Grund der von ihm angestellten Untersuchungen die völlige Wiederherstellung des Kritikvermögens feststellbar war. Für die Feststellung der Kritikfähigkeit gibt es aber keine Teste. So wird sich die Frage nur aus der Erfahrung beantworten und z. Zt. noch keine allgemeingültige Regelung aufstellen lassen, welche Mindestzeit zwischen dem Beginn einer Kurznarkose mit Propanidid und dem Wiedereintreten der Straßenverkehrsfähigkeit verstrichen sein muß.

2700 Kurznarkosen, bei Patienten zwischen 4 und 81 Jahren gaben natürlich Gelegenheit zu reichlichen klinischen Beobachtungen, die tabellarisch in der ersten Abbildung zusammengestellt worden sind. Aus der Abbildung ist ersichtlich, daß vor und zu geeigneten Zeitpunkten nach den Kurznarkosen mit Propanidid Untersuchungen erfolgten über das spezifische Gewicht des Urins, dessen

Untersuchungen nach Narkosen mit Propanidid, 10 ml, 5% i.v

Pat.-Zahl		Vor Narkose	1Tg	2Tg	3Tg	4Tg	1 Wo	3 Wo	3 Mon
25	Spez. Gew. Urin								
10	Volhardscher Konzentr. V.								
32	Urineiweiß, -zucker								
132	Urinsed. rote Blutkörp.								
32	Gallenfarbstoff im Urin								
5	Kreatinin Clearance								
10	Benzidinproben im Urin								
25	Rest-N								
18	Kalium, Natrium, NaCl								
10	Blutzucker, davon 4 Diabetiker	(u. 6 Std. später)							
36	Bilirubin im Serum								
25	Bromthalein								
29	Weltmannsches Koag.Band								
10	Takata-Ara								
10	Thymoltrübungstest								
10	Serumlabilitätsproben								
8	Gesamteiweiß/Elektroph.								
5	Standard-Bikarbonat								
39	Weißes/rotes Blutbild								
8	Atem-Kreislaufversuche								
20	Nur Lösungsvermittler	ohne örtliche oder allgemeine Unverträglichkeit während der Narkosen							
497	Puls-Blutdruckkontrollen								

Abb. 1: Tabellarische Zusammenstellung der bei Narkosen mit Propanidid 5% durchgeführten klinischen Untersuchungen mit Angaben über Zeitpunkte der jeweiligen Untersuchungen. Pathologische Veränderungen nach den Narkosen wurden nie festgestellt.

Technik und Erfahrungen bei 2700 Kurznarkosen mit Propanidid 189

Eiweiß- oder Zuckergehalt, Gallenfarbstoffe im Urin. Vor allen Dingen wurde das Urinsediment nachgesehen nach roten Blutkörperchen. Wir haben Vollhardsche Konzentrationsversuche, Clearance und Benzidinproben im Urin machen lassen und fanden keine Werte, die Hinweise für pathologische Veränderungen durch die Art der Narkose und der anfallenden Metaboliten gaben. Wir machten Untersuchungen des Reststickstoffes, der Elektrolyte und des Blutzuckers im Serum, die ebenfalls keine pathologischen Veränderungen aufwiesen.

Ein Teil der Untersuchungen der Reststickstoffwerte und des Blutzuckers sind tabellarisch noch einmal gesondert zusammengefaßt.

Der Abb. 1 ist weiter zu entnehmen, daß 7 verschiedene Leberfunktionsuntersuchungen erfolgten, von denen ich besonders die Serumlabilitätsproben hervorheben möchte, die ebenso wie alle übrigen Leberfunktionsuntersuchungen, keinen Hinweis für pathologische Veränderungen ergaben. Auch die Standardbikarbonatbestimmungen blieben ohne Auffälligkeiten. Das weiße und rote

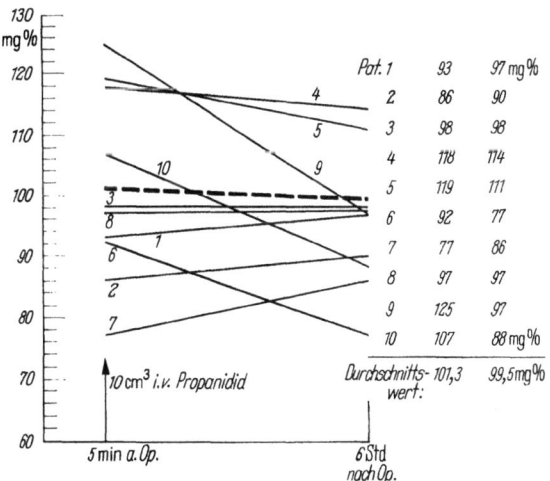

Abb. 2: Einzeldarstellung der untersuchten Blutzuckerwerte 5 Minuten vor und 6 Stunden nach der Kurznarkose mit Propanidid 5%.

Blutbild zeigt 2 Tage nach der Narkose keine auffälligen Abweichungen von den Blutbildern, die vor der Narkose angefertigt worden waren. In 20 Fällen spritzten wir den Lösungsvermittler von

Propanidid *ohne* Wirkstoff. Örtliche oder allgemeine Unverträglichkeitssymptome wurden nicht beobachtet. Wir haben die Gefäßverläufe über 3 Tage beobachtet, weder subjektiv, noch objektiv fanden wir Auffälligkeiten.

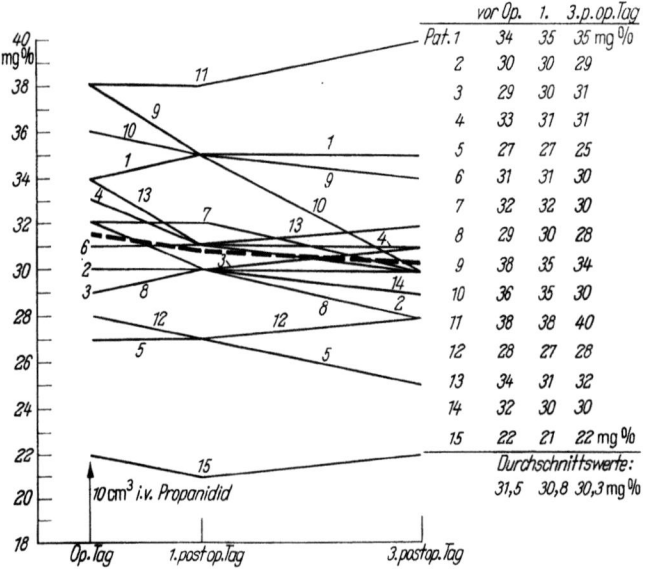

Abb. 3: Einzeldarstellung der untersuchten Reststickstoffwerte vor und am ersten und dritten Tag nach der Kurznarkose mit Propanidid 5%.

Bei 30 Patienten forschten wir 21 bis 28 Tage nach einer Kurznarkose mit Propanidid nach allergischen oder anaphylaktischen Reaktionen. Die Patienten erhielten in diesem Zeitraum nach der Narkose je eine intrakutane Quaddel mit 5%igem Propanidid, Propanidid ohne Wirkstoff und physiologischer Kochsalzlösung, außerdem wurde mit den gleichen Stoffen ein markstückgroßer Hautbezirk eingerieben. In den Beobachtungszeiten fanden wir keine Veränderungen, die einen Hinweis auf allergische oder anaphylaktische Reaktionen zuließen.

Auch Nachinjektionen bis zu siebenmal, von denen 2 Injektionen in die Zeit zwischen dem 21. und 28. Tag nach der ersten Propanidid-Narkose fielen, lösten keine allergischen oder anaphylaktischen Reaktionen aus.

Bei 4 Patienten fertigten wir vor und während einer Narkose mit Propanidid ein EEG an.

Die nächsten 3 Abbildungen zeigen Ausschnitte aus dem EEG einer 44jährigen Patientin.

Zunächst das Ruhe-EEG mit normalem Alpharhythmus, dann einen Ausschnitt während der Hyperventilation nach Aufforderung. Die letzte Abbildung zeigt den Kurvenverlauf während der Hyperventilationsphase nach 500 mg Propanidid. Der Kurvenverlauf spricht für Bewußtseinsverlust. Die Kurvenhöhe entspricht der Hyperventilation. Spitzenzacken lassen vielleicht doch die Vermutung für eine gewisse Krampfbereitschaft zu.

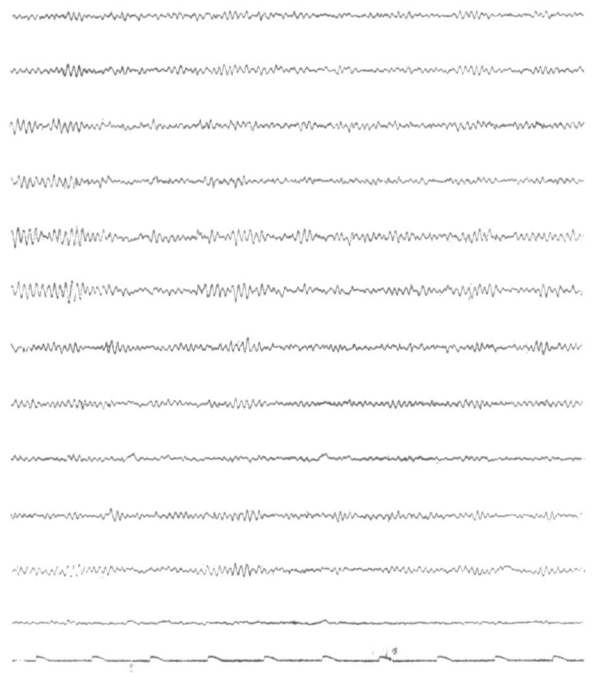

Abb. 4: Ruhe-EEG-Ausschnitt bei einer 44jährigen Versuchsperson. Unauffälliger Alpha-Rhythmus.

Bei 8 Patienten haben wir Atem- und Kreislaufversuche durchgeführt. Es wurden jeweils Kurznarkosen mit 500 mg Propanidid 5%ig gemacht.

Dabei wurden Pneumotachogramm, der alvaeoläre Kohlensäuredruck und das EKG registriert. Gleichzeitig wurden 1 Minute vor Beginn der Narkose, 1 Minute nach Beginn der Injektion – meist bei Abklingen der Hyperventilation – und 3 Minuten nach Beginn der Narkose der arterielle Sauerstoff- und Kohlensäuredruck gemessen. Wir nahmen das Blut wahlweise aus der Ellbogen- oder Oberschenkelarterie. In der nächsten Abbildung erkennt man deutlich die Hyperventilation kurz nach der Injektion,

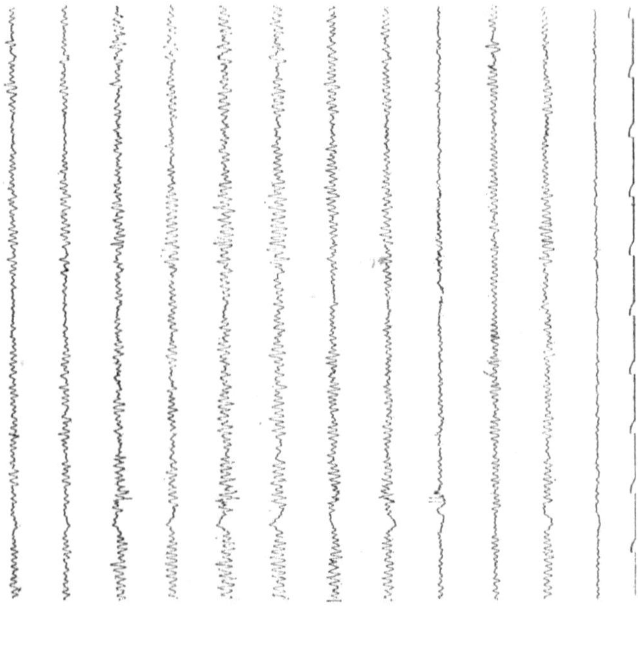

Abb. 5: EEG-Ausschnitt bei einer 44jährigen Versuchsperson bei Aufforderung zur Hyperventilation. Kurvenhöhen entsprechen der Hyperventilation.

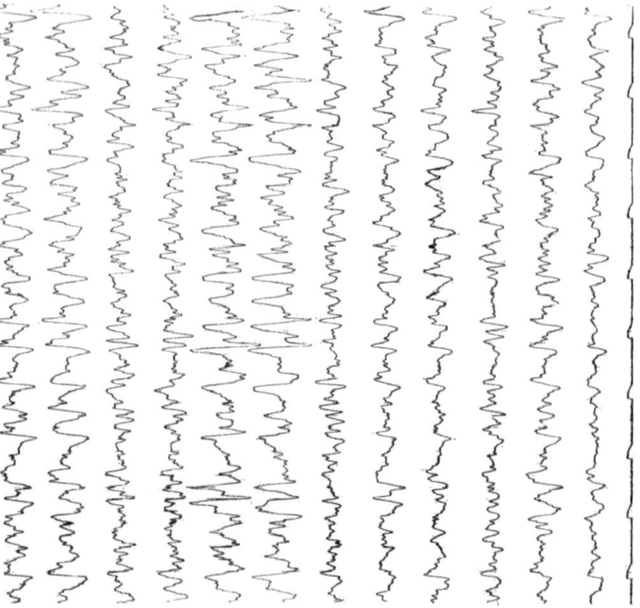

Abb. 6: EEG-Ausschnitt bei einer 44jährigen Versuchsperson während des Höhepunktes der Hyperventilation nach 10 ml Propanidid 5% iv. Kurvenhöhen entsprechen der Hyperventilation, einzelne Spitzenzacken lassen die Vermutung für eine gewisse Krampfbereitschaft zu.

der eine atemdepressive Phase folgt; nach einer Minute normalisierte sich die Atmung weitgehend. Der arterielle Sauerstoffdruck betrug in diesem Fall vor der Injektion 74 mm Hg, während der ersten Phase der Atemdepression 71 mm Hg und zum Zeitpunkt des Wachwerdens 79 mm Hg.

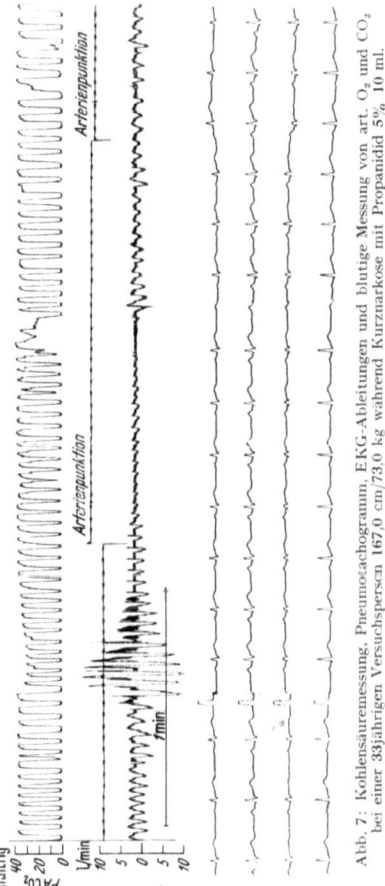

Abb. 7: Kohlensäuremessung, Pneumotachogramm, EKG-Ableitungen und blutige Messung von art. O_2 und CO_2 bei einer 33jährigen Versuchsperson 167,0 cm/73,0 kg während Kurznarkose mit Propanidid 5% 10 ml.

Der Kohlensäuredruck betrug vor der Injektion 42 mm Hg, während der Atemdepression 41 mm Hg und zum Zeitpunkt des Wachwerdens wieder 42 mm Hg.

In der atemdepressiven Phase der Narkose fällt eine gewisse Bradykardie auf, die am Ende der Narkose von einer Tachykardie, wie bereits erwähnt, gefolgt ist.

Daß es sich hierbei nicht um Einzelbefunde handelt, beweist die nächste Abbildung, es handelt sich immer um die gleiche Kurznarkoseform mit Propanidid bei verschiedenen Patienten. Nach der Injektion folgt

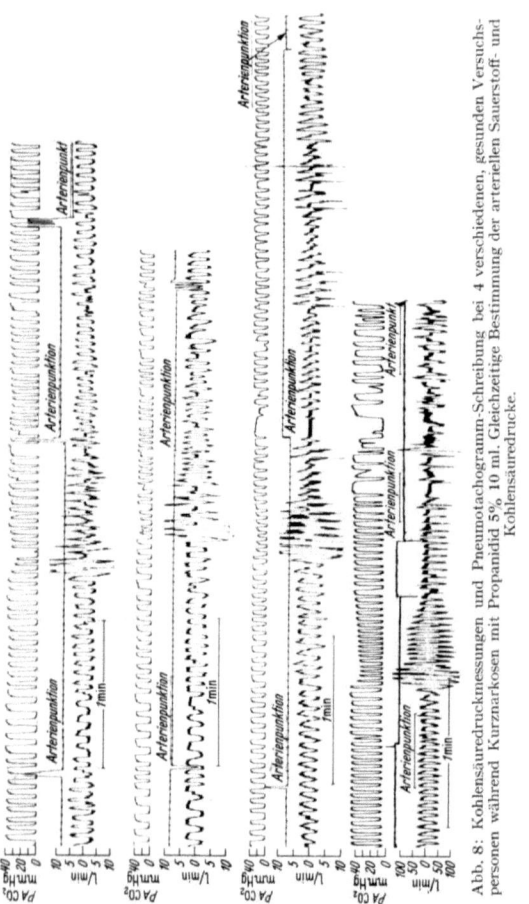

Abb. 8: Kohlensäuredruckmessungen und Pneumotachogramm-Schreibung bei 4 verschiedenen, gesunden Versuchspersonen während Kurznarkosen mit Propanidid 5%, 10 ml. Gleichzeitige Bestimmung der arteriellen Sauerstoff- und Kohlensäuredrucke.

immer die Hyperventilation mit mehr oder weniger ausgeprägter Atemdepression, wobei zu sagen ist, daß die Verlaufsdarstellungen eher den allgemeinen Beobachtungen entsprechen, als die vorausgegangene Abbildung mit der auffallend atemdepressiven Phase.

Technik und Erfahrungen bei 2700 Kurznarkosen mit Propanidid 195

Die nächste Abbildung enthält eine zahlenmäßige Zusammenstellung der Durchschnittswerte von 8 Patienten, bei denen die vorerwähnten Messungen vorgenommen wurden.

Durchschnittswerte (8 Versuchspersonen) nach 10 ml Propanidid 5% i.v.

		1 Min vorher	1 Min, nachher	3 Min
Art. O_2-Druck	mm Hg	80	80	76
Art. CO_2-Druck	mm Hg	42	40	42
Alveolärer Kohlensäuredruck	mm Hg	43	39	40
Atemminutenvolumen	Liter	6,5	7,0	7,5

Abb. 9: Zusammenstellung der Durchschnittswerte von 8 Versuchspersosnen, bei denen alveolärer CO_2-Druck, Atemminutenvolumen, Art. O_2 und Art. CO_2-Druckmessungen vorgenommen worden sind.

Wegen der eindrucksvollen Pulsfrequenzveränderungen, die sich bei der Kürze der Zeit ebenso schlecht registrieren und aufzeichnen ließen wie die Blutdruckwerte, entschlossen wir uns zu einer intraarteriellen elektromagnetischen Registrierung von systolischem und diastolischem Blutdruck, zusammen mit der Pulsfrequenz, durch eine Standardableitung des EKGs.

Es handelte sich um einen 34jährigen Patienten, der wiederum 500 mg Propanidid 5%ig erhielt, nachdem vorher die Arteria femoralis punktiert war und die Ausgangswerte mit einem Blutdruck von 140/70 mm Hg und einer Pulsfrequenz von 72 festgelegt waren.

Man kann aus dieser Aufzeichnung nur entscheidende Zeitphasen im Rahmen dieser Veröffentlichung zur Darstellung bringen.

Die nächsten 10 Abbildungen stellen die charakteristischen Kurvenabschnitte dar. Abschließend folgt eine zahlenmäßige Zusammenstellung,

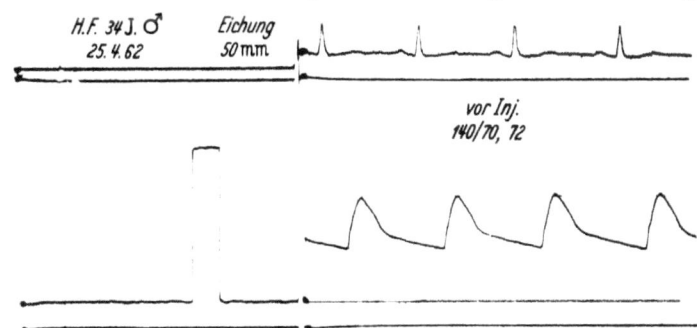

Abb. 10: Blutige Blutdruckmessung während 10 ml Propanidid 5%. 34 Jahre männl. Versuchsperson. Eichung und Messung vor Injektion. EKG-Standardableitung. Puls 72. RR 140/70.

die den Blutdruckabfall eine Minute nach Injektion von Propanidid und dessen Erholung über die Ausgangswerte hinaus nach 5 Minuten bestätigt.

Eine anfängliche Pulsverlangsamung und die dann einsetzende Beschleunigung bei gleichzeitigem Blutdruckanstieg sind deutlich feststellbar.

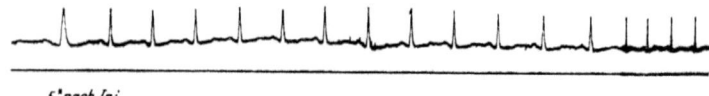

5" nach Inj.
120/58, 60

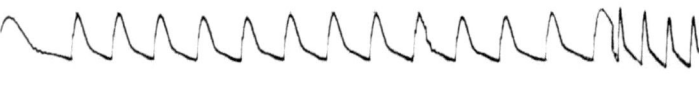

↑ 10 cm³ Propanidid i.v.

Abb. 11: Wie Abb. 10. 5 Sekunden nach Beginn der Injektion Puls 60. RR 120/58.

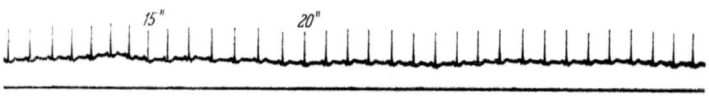

15" nach Inj.   20" nach Inj.
132/66, 64   122/52, 64

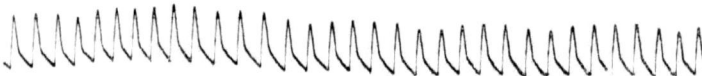

Abb. 12: Wie Abb. 10. 15 Sekunden nach Beginn der Injektion Puls 64. RR 132/66. 20 Sekunden nach Beginn der Injektion Puls 64, RR 122/52.

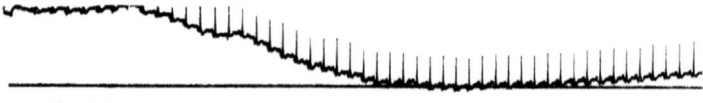

60" nach Inj.
90/40, 60

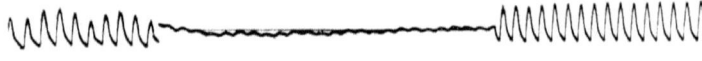

Abb. 13: Wie Abb. 10. 60 Sekunden nach Beginn der Injektion Puls 66, RR 90/40.

Technik und Erfahrungen bei 2700 Kurznarkosen mit Propanidid 197

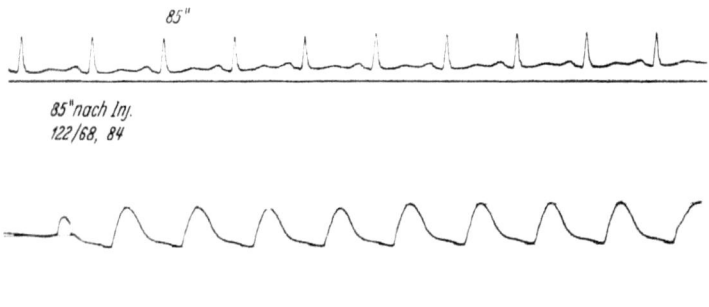

Abb. 14: Wie Abb. 10. 85 Sekunden nach Beginn der Injektion Puls 84, RR 122/68

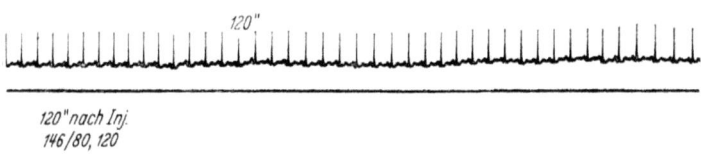

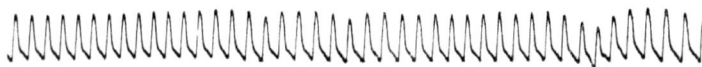

Abb. 15: Wie Abb. 10. 120 Sekunden nach Beginn der Injektion Puls 120, RR 146/80.

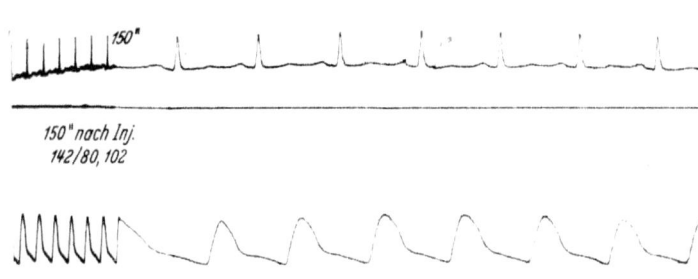

Abb. 16: Wie Abb. 10. 150 Sekunden nach Beginn der Injektion Puls 102, RR 142/80.

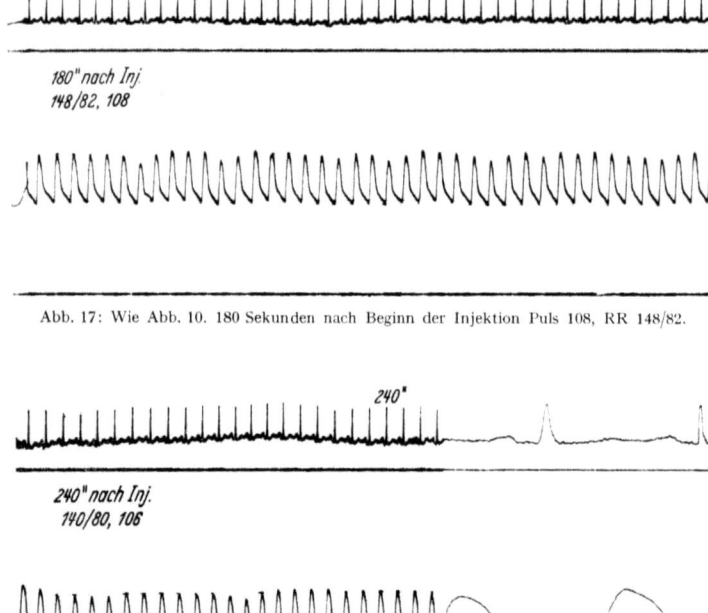

Abb. 17: Wie Abb. 10. 180 Sekunden nach Beginn der Injektion Puls 108, RR 148/82.

Abb. 18: Wie Abb. 10. 240 Sekunden nach Beginn der Injektion Puls 106, RR 140/80.

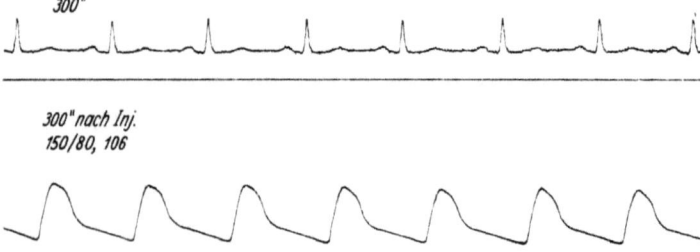

Abb. 19: Wie Abb. 10. 300 Sekunden nach Beginn der Injektion Puls 106, RR 150/80.

Wir haben zwar während der Zeit, in der wir Propanidid zu Kurznarkosen benutzten, niemals Hinweise dafür gefunden, daß die Gefahr einer Gefäßunverträglichkeit besteht. Es muß dabei jedoch betont werden, daß wir als Injektionsstellen immer nur Venen auf dem Handrücken oder im distalen Unterarmabschnitt benutzten.

Angeregt durch Tieruntersuchungen, die in Elberfeld und München durchgeführt wurden, haben wir versucht, möglichst echte

Blutdruckmessung, intraarteriell – elektromagnetisch
H. F. 34a. (Art. femor. dextra) 25. 4. 62.

vor	30 Sec.	140/70 mm Hg	Puls 72 Min.
		→ 10 ml Propanidid, 5% i.v.	
nach	5 Sec.	120/58 mm Hg	Puls 60 Min.
	15	132/66	64
	20	122/52	64
	60	90/40	66
	85	122/68	84
	120	146/80	120
	150	142/80	102
	180	148/82	108
	240	140/80	106
	300	150/80	108

Abb. 20: Tabellarische Zusammenfassung der Ergebnisse der intraarteriellen elektromagnetischen Blutdruckmessung und der Pulsfrequenz aus der Standardableitung des EKG. Die Tabelle gibt 11 Meßwerte aus den auffälligen Gesamtwerten wieder.

Vergleichsbedingungen zu finden. Wir haben in den ersten $1^{1}/_{2}$ Jahren, in denen wir Propanidid benutzten, bei zwei Unfallverletzten, bei denen nicht wegen Durchblutungsstörungen, sondern aus anderen Gründen eine Extremität abgesetzt werden mußte, vor deren Absetzung in Narkose einmal in die Ellbogenarterie und ein anderes Mal in die vordere Schienbeinarterie, jeweils 500 mg Propanidid 5%ig gespritzt. 10 Minuten nach dieser Einspritzung wurde der bis dahin erhaltene Kreislauf durch die Blutleere unterbrochen, die Extremität wurde abgesetzt. Wir haben gleich nach der Absetzung verschiedene Gefäßabschnitte entnommen und sofort in 10%ige Formalinlösung gelegt. Die verschiedenen Gefäßabschnitte, bis zu den Finger- bzw. Zehenarterien, wurden feingeweblich in unserem pathologischen Institut durch Professor DI BIASI und später auch durch Professor LIEBEGOTT beurteilt. Im Aufbau der Arterienabschnitte fanden sich keine Besonderheiten, teilweise war die Intima abgelöst. Diesen Befunden wurde aber keine Bedeutung beigemessen, da der Verdacht, daß es sich um Kunstprodukte handelt, sehr nahelag.

Bei dem Prüfungskolloquium im Februar 1963 wurde angeregt, diese Versuche noch einmal zu wiederholen, um auch den Kapillargefäßabschnitt zu untersuchen. Dabei sollte zwischen dem Zeitpunkt der intraarteriellen Einspritzung von Propanidid und der Absetzung

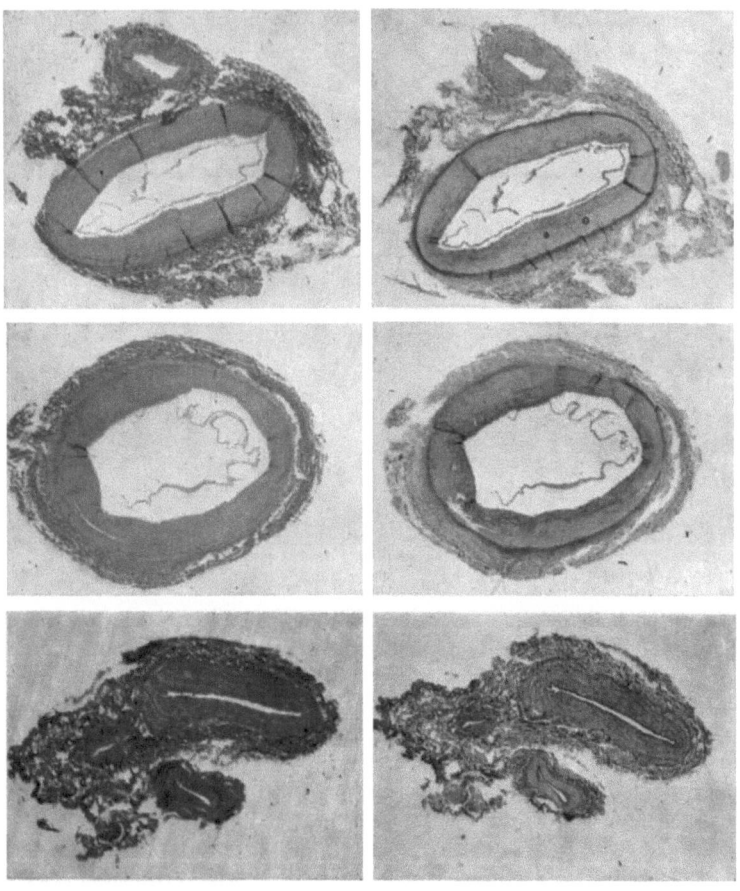

Abb. 21 und 22: Querschnitte aus Arm- und Beinarterien nach vorheriger Einspritzung von Propanidid 5%.

bei erhaltenem Kreislauf mindestens eine Zeit von 4, besser noch von 6 Stunden, liegen.

Im Oktober 1963 hatten wir zweimal Gelegenheit, unter den geforderten Voraussetzungen, Propanidid intraarteriell zu injizieren.

Technik und Erfahrungen bei 2700 Kurznarkosen mit Propanidid 201

Beide Male mußten Arme im Unterarmbereich, einmal wegen einer Falschgelenkbildung, das andere Mal nach einer vollständigen Nervenschädigung, abgesetzt werden. Wir haben unter Neuroleptanalgesie jeweils die Arteria cubitalis punktiert und einmal 250, das zweite Mal 500 mg des 5%igen Propanidid injiziert.

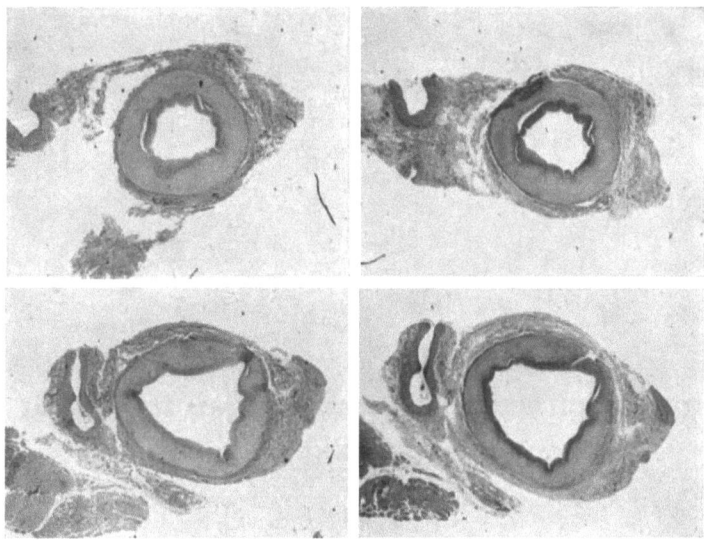

Abb. 22

Es kam zu einer deutlichen, flüchtigen, reaktiven Hyperämie bei beiden Patienten. Der Arm wurde im ersten Fall 6 Stunden, im zweiten Fall 16 Stunden nach der intraarteriellen Injektion von Propanidid, abgesetzt. Sofort nach der Absetzung wurde das Präparat Professor LIEBEGOTT zur feingeweblichen Untersuchung überbracht. Über das Ergebnis dieser Untersuchungen wurde von LIEBEGOTT – s. S. 125 – berichtet.

Nach 2700 Kurznarkosen mit Propanidid glauben wir, daß dieses barbitursäurefreie Kurznarkotikum bei strenger Einhaltung der Indikation und Einhaltung üblicher Vorsichtsmaßnahmen eine Bereicherung der zur Verfügung stehenden Kurznarkotika darstellt. Es bietet viele Vorzüge. Nachteile wird man wahrscheinlich bei allen Präparaten in Kauf nehmen müssen, mit denen man einen narkotischen Effekt kürzerer oder längerer Dauer erzielen will. Diese, wahrscheinlich aber immer unumgänglichen Nachteile, sollten jedoch für den Anästhesisten und Patienten so geringfügig wie möglich sein.

Summary

From experience in 2,700 short anaesthetics with propanidid, this non-barbiturate short-acting anaesthetic is considered a valuable contribution to short-acting anaesthetics if used in the proper indications with the usual precautions. It offers many advantages. Some drawbacks are probably inherent in every preparation employed to produce an anaesthetic effect of shorter or longer duration. Such drawbacks, if unavoidable, should be of the slightest possible importance for both anaesthetist and patient.

Vorläufige Beobachtungen mit einem neuen Phenoxyessigsäure-Derivat Propanidid

Von

Richard S. J. Clarke und John W. Dundee

Aus dem Department of Anaesthetics,
The Queen's University of Belfast, Northern Ireland

Intravenöse Narkotika sind seit vielen Jahren das Hauptuntersuchungsgebiet in der Anaesthesiologischen Abteilung in Belfast. Während dieser Zeit wurden mit den in der Praxis eingeführten Mitteln zahlreiche Befunde erarbeitet. Diese ermöglichen einen Vergleich mit jedem neuen intravenösen Narkotikum. Darüberhinaus haben wir eine Standardmethode entwickelt, bei der, soweit es in der klinischen Praxis möglich ist, die unerwünschten variablen Faktoren, welche dieser Art von Untersuchungen in der Regel anhaften, eliminiert sind.

Die vorliegende Arbeit reiht sich in eine Gruppe von Studien ein, über welche in zwei jüngeren Veröffentlichungen berichtet wurde. In der einen (DUNDEE [1]) werden 8 Barbiturate miteinander verglichen und in der anderen (DUNDEE und RAJAGOPALAN [2]) das Phenoxyessigsäure-Derivat G 29 505 mit Thiopental. G 29 505 hatte danach gewisse Vorzüge vor dem

Barbiturat, und zwar einmal auf Grund seiner – wenn man es mit gleich wirksamen Dosen von Thiopental vergleicht – rascheren Erholungszeit und zum anderen wegen seines geringen Effektes auf den Kreislauf. Leider zeigte das zur Verfügung stehende Präparat eine für die weitere Anwendung zu große Venenunverträglichkeit.

In dieser Arbeit berichten wir über vorläufige Untersuchungen mit Propanidid, einem anderen Phenoxyessigsäure-Derivat. Das Präparat wird mit Thiopental*, dem am meisten verbreiteten intravenösen Narkotikum Hexobarbital** (dem ersten erfolgreichen intravenösen Narkotikum) und G 29505*** (Estil®) verglichen. Es wird ferner kurz über die Einflüsse verschiedener Prämedikationen auf die Wirkung dieses Mittels berichtet.

Methodik

Untersuchungsgut

Das Patientengut bestand aus Frauen, an denen kleinere gynäkologische Eingriffe vorgenommen wurden. In Gruppen eingeteilt wurden bei einer gleichen Zahl entweder Ausräumung des Uterus nach Abort oder Cervix-Dilatationen und Curettagen vorgenommen. Wie in einer vorhergehenden Arbeit gezeigt werden konnte, (4), ist die Häufigkeit von Erbrechen nach diesen beiden Eingriffsarten unterschiedlich. Der wesentliche Vorteil bei diesen Operationsarten besteht darin, daß größere Zahlen verfügbar sind, daß die Patientinnen geringen Blutverlust und wenig postoperative Schmerzen haben, und daß es möglich ist, das intravenöse Mittel, abgesehen von einer Zugabe von Lachgas, alleine anzuwenden.

Prämedikation

Da die Prämedikation den Verlauf der Narkose vor allem bei intravenösen Mitteln beeinflussen kann, wurde bei den Hauptgruppen nur jeweils 0,6 mg Atropin verabreicht. Wir untersuchten jedoch zusätzliche Gruppen, bei welchen vorher anstelle von Atropin 0,4 mg Hyoscin oder 100 mg Pethidin gegeben wurde.

Narkotikum

Bei allen von uns untersuchten Präparaten wurde nach einer einheitlichen Technik verfahren. Der Patient erhielt eine Einleitungsnarkose mit den von uns als gleich wirksam angenommenen Dosen der verschiedenen Mittel. (4 mg/kg Thiopental, G 29505 und Propanidid und 8 mg/kg Hexobarbital).

---

* Thiopental = Pentothal®, Intraval®, Trapanal®.
** Hexobarbital = Evipan®, Evipal®.
*** G 29505 = 2-Methoxy-4-allylphenoxyessigsäure-N,N-diäthylamid in Lecithinemulsion. Estil = gleicher Wirkstoff in 10% α-Naphthylessigsäure.

Die Narkose wurde weitergeführt mit 75% Lachgas, Sauerstoff und wenn es notwendig war, weiteren Dosen des intravenösen Mittels. Die Häufigkeit der folgenden Komplikationen wurde registriert:

Erregungszeichen, wie Tremor, Muskelspannung und spontane Muskelbewegungen.

Respirationsstörungen, wie Husten, Singultus und Laryngospasmus. Deutliche Atemdepression, beurteilt nach der Notwendigkeit, die Atmung zu unterstützen. Blutdruckabfall (nur systolischer Blutdruck, durch Palpation gemessen).

Auf der Grundlage dieser Komplikationen und der Operationsbedingungen wurde jeder Fall nach dem folgenden Schema eingestuft:

Grad 1 : Glatte unkomplizierte Einleitung.

Grad 2a : Leichte Störungen, die den Verlauf der Narkose nicht beeinträchtigen.

Grad 2b : Leichte Störungen, die den Verlauf der Narkose beeinträchtigen.

Grad 3 : Schwerwiegende Störungen, welche die Durchführung des chirurgischen Eingriffs unmöglich machen oder das Leben des Patienten gefährden, wenn sie unbehandelt bleiben.

Nach Beendigung des chirurgischen Eingriffs erhielt der Patient eine Minute lang Sauerstoff und wurde dann eine weitere Minute später in folgender Weise beurteilt:

Wach: Öffnen der Augen, spontan oder auf Anruf.

Sicher: Schutzreflexe vorhanden.

Unsicher: Schutzreflexe nicht vorhanden.

Emetische Folgeerscheinungen (Schwindel oder Erbrechen) wurden 1–6 Stunden nach der Operation registriert.

Ergebnisse

Tabelle 1 zeigt, daß die 4 Versuchspräparate an Patientenserien untersucht wurden, die hinsichtlich Alter und Gewicht gut miteinander vergleichbar sind.

Tabelle 1 *Nähere Angaben über die Patienten*

Präparat	Anzahl der Fälle	Durchschnittl. Alter (Jahre)	Durchschnittl. Gewicht (kg)
Thiopental	500	33,6	60,4
Hexobarbital	200	33,4	60,1
G 29505	100	32,4	55,6
Propanidid	200	31,5	57,6

Die Nebenwirkungshäufigkeit (Tabelle 2) zeigt, daß Propanidid praktisch gleich dem Thiopental und viel besser als Hexobarbital liegt. Bei den verwendeten Dosen zeigt das letztere Narkotikum einen hohen Prozentsatz von exzitatorischen Phänomenen und Blutdruckabfällen. G 29505 führt zu weniger Hypotensionen als alle anderen untersuchten Mittel.

Tabelle 2 *Nebenwirkungen in %*

	Exzitatorische Zeichen	Respiratorische Störungen	Deutliche Atemdepression	Abfall des systolischen Blutdrucks		% der Fälle mit Blutdruckabfall Min. über 5 Dauer
				21–40 mm Hg	> 41 mm Hg	
Thiopental	9	6	2	14	2	44
Hexobarbital	68	9	1	30	7	59
G 29505	14	8	2	2	0	0
Propanidid	11	3	0	10	0	30

Ein alle Kriterien in Betracht ziehender Vergleich verschiedener Narkoseverläufe zeigte uns, daß Propanidid, Thiopental und G 29505 in ihren Wirkungen sehr ähnlich sind, während Hexobarbital wesentlich weniger befriedigte (Tabelle 3).

Tabelle 3 *Vergleich des Narkoseverlaufs*

Präparat	Grad der Narkose			
	1	2a	2b	3
Thiopental	78	18	4	0
Hexobarbital	23	42	22	13
G 29505	78	14	6	2
Propanidid	75	19	5	1

Tabelle 4 gibt die von uns angewendeten Dosierungen wieder. Unter der Annahme, daß die Einleitungsdosen gleich wirksam waren, d. h. gleiche Narkosedauern bei den vier verschiedenen Behandlungsgruppen erzeugten, gibt das Verhältnis der Gesamt- zur Einleitungsdosis einen Hinweis auf die relativ kumulativen Wirkungen der verschiedenen Präparate. Obgleich die durchschnittliche Dauer der Narkose bei den Phenoxyessigsäure-Derivat-Fällen etwas kürzer war als bei den Barbituratfällen, waren die Verhältniszahlen in der Phenoxyessigsäure-Gruppe größer. Der höhere Prozentsatz an Patienten, die zusätzliche Dosen brauchten, weist ebenfalls auf die kürzere Narkosedauer nach Phenoxyessigsäure-Derivaten hin, verglichen mit der nach Barbituraten.

Tabelle 4 *Dosisangaben und Dauer der Anästhesie*

	Durchschnittl. Narkosedauer (Min.)	Durchschnittliche Dosis: mg/kg		Verhältnis der Gesamtdosis zur Einleitungs- dosis	Notwendig- keit zusätz- licher Gaben in %
		Einleitungs- dosis	Gesamtdosis		
Thiopental	8,8 ± 0,20	4,3 ± 0,05	5,5 ± 0,07	1,3 ± 0,03	68
Hexobarbital	8,3 ± 0,26	8,7 ± 0,16	10,2 ± 0,43	1,3 ± 0,03	65
G 29505	7,6 ± 0,31	4,2 ± 0,09	6,9 ± 0,21	1,6 ± 0,05	93
Propanidid	6,4 ± 0,26	4,1 ± 0,04	6,9 ± 0,13	1,7 ± 0,13	86

Tabelle 5 zeigt den Prozentsatz der Patienten, die 3 Minuten nach Absetzen des Lachgas entweder wach oder sicher oder unsicher sind. Die rasche Erholung nach beiden Phenoxyessigsäure-Derivaten, besonders aber nach Propanidid, ist deutlich und wurde statistisch gesichert, besonders auch wenn berücksichtigt wird, daß ein großer Teil der Patienten zusätzliche Injektionen mit Propanidid erhielt.

Tabelle 5 *Erholung nach der Narkose (in %)*

	Zustand des Patienten 2 Minuten nach Absetzen von Lachgas		
	Wach	Sicher	Unsicher
Thiopental	68	30	2
Hexobarbital	30	48	22
G 29505	77	22	1
Propanidid	89	10	1

Emetische Folgeerscheinungen sind in Tabelle 6 dargestellt. Postoperativer Schwindel und Erbrechen waren sowohl nach G29505 wie nach Propanidid in der ersten Stunde häufiger, jedoch bestand in den darauf folgenden 5 Stunden zwischen den verschiedenen Mitteln kein Unterschied mehr.

Tabelle 6 *Prozentuale Häufigkeit emetischer Folgeerscheinungen*

	Zeit nach Beendigung der Operation			
	0–1 Stunde		0–6 Stunden	
	Erbrechen	Schwindel	Erbrechen	Schwindel
Thiopental	10	5	13	6
Hexobarbital	9	8	15	10
G 29505	29	14	33	12
Propanidid	22	17	25	18

Der Einfluß einer analgetischen (Pethidin) und antanalgetischen (Hyoscin) Prämedikation auf die Häufigkeit exzitatorischer Zeichen wird in Tabelle 7 gezeigt. (Jede der Nicht-Atropin-Gruppen besteht aus mindestens 50 Fällen). Diese macht deutlich, daß sich alle 4 Mittel gleichsinnig verhalten. Hyoscin (Scopolamin) erhöht die Häufigkeit der Komplikationen während Pethidin gegen ihr Auftreten schützt.

Tabelle 7 *Prozentuales Auftreten von Erregungserscheinungen bei verschiedenen Prämedikationen*

	Atropin	Hyoscin	Pethidin/Atropin
Thiopental	9	37	6
Hexobarbital	68	—	28
G 29 505	14	55	11
Propanidid	11	50	0

Diskussion

Es ist wichtig, bereits während eines frühen Stadiums der klinischen Prüfung eines neuen Medikaments sicherzustellen ob

a) dieses für eine allgemeine Anwendung hinreichend sicher ist,

b) es einem Vergleich mit den eingeführten Mitteln standhält und ob

c) es irgendwelche Vorteile vor eingeführten Mitteln bietet, die eine weitere detaillierte Untersuchung rechtfertigen würde.

Die vorliegende Studie zeigt, daß Propanidid ein sicheres intravenöses Narkotikum ist, das im Vergleich zu Thiopental als dem Narkotikum für kleinere Operationen günstig liegt. Es scheint weniger kumulativ zu wirken als Thiopental oder Hexobarbital, eine sehr rasche Erholung nach seiner Anwendung ist eine seiner Hauptvorzüge. Ein Nachteil ist die große Häufigkeit emetischer Folgeerscheinungen, und dies war beiden untersuchten Phenoxyessigsäure-Derivaten gemeinsam. Wie bei anderen intravenösen Narkotika werden die Nebenwirkungen bei der Einleitung durch die Prämedikation beeinflußt. Die Möglichkeit, mit Hyoscin die emetischen Folgeerscheinungen zu reduzieren, muß gegen die große Häufigkeit exzitatorischer Phänomene, die mit dessen Anwendung einhergehen, abgewogen werden.

Es besteht kein Zweifel, daß Propanidid weiterer Untersuchungen wert ist. Die klinischen Anwendungsmöglichkeiten für seine extrem kurze Wirkung (verglichen mit der eingeführter Mittel) scheint uns der erfolgversprechendste Ansatz für eine detaillierte Untersuchung zu sein. Da Venenthrombosen und Phlebitiden der Hauptnachteil des Estil [7] waren, müßte das Präparat auch in dieser Hinsicht untersucht werden.

Summary

This study shows Propanidid to be a safe intravenous anaesthetic, which compares favourably with thiopentone as main agent for minor operations. It appears to be less cumulative than either thiopentone or hexobarbitone and very rapid recovery is a feature of its action. One drawback is the high incidence of emetic sequelae and this was common to both eugenols studied. Like other intravenous anaesthetics, the induction complications are affected by premedication. Any hopes that hyoscine might reduce the emetic sequelae, must be considered against the very high incidence of excitatory phenomena associated with its use.

There is no doubt that Propanidid is worthy of further study; the clinical applications of its extreme brevity of action (as compared with established drugs) would seem to be the most profitable line for investigating in detail. Since venous thrombosis and phlebitis were the main disadvantage of Estil [7], this aspect of its action must also be studied.

Literatur

1. DUNDEE, J. W.: Brit. J. Anaesth. **35**, 784 (1963).
2. DUNDEE, J. W. und M. S. RAJAGOPALAN: Brit. J. Anaesth. **34**, 869, (1962).
3. WRIGHT, D. A. und PAYNE, J. P. T.: Brit. J. Anaesth. **34**, 379 (1962).
4. DUNDEE, J. W., R. M. NICHOLL, und MOORE: J. Brit. Anaesth. **34**, 527 (1962).
5. DUNDEE, J. W., J. MOORE und R. M. NICHOLL: Brit. J. Anaesth. **34**, 523 (1962).
6. SWERDLOW, M.: Brit. J. Anaesth. **34**, 558 (1962).
7. RIDING, J. E., J. W. DUNDEE, M. S. RAJA GOPALAN, R. C. HAMILTON und P. J. F. BASKETT: Brit. J. Anaesth. **35**, 480 (1963).

Wir danken den Farbenfabriken Bayer für die Überlassung großzügiger Mustermengen von Propanidid und Herrn Dr. DONALD WHITFIELD von dieser Firma für seine Hilfe bei dieser Arbeit. Wir schulden fernerhin Dank der Gynäkologischen Abteilung des Musgrave Park-Hospitals, Balmoral, welche uns diese Studie ermöglicht hat.

Eine klinische Untersuchung über Propanidid*

Von

T. H. Howells, M. B., CH. B., F. F. A. R. C. S., D. A., J. R. Odell,
M.B., F. F. A. R. C. S., D. A., E. Harnik, F. F. A. R. C. S.

Aus dem Department of Anaesthesia
Royal Free Hospital London

Im Januar 1963 wurde am Royal Free Hospital in London mit Propanidid eine klinische Prüfung begonnen. Zu diesem Zweck erhielten 500 unausgewählte männliche und weibliche Patienten im Alter zwischen 15 und 80 Jahren nach verschiedenen Prämedikationen Propanidid als Einleitungsnarkotikum. 50 unausgewählte ambulante Patienten mit derselben Altersverteilung erhielten das Mittel ohne Prämedikation als alleiniges Anästhetikum. Die erste Hälfte von jeder Patientengruppe erhielt das Mittel in einer Dosierung von 5 mg/kg, die zweite Hälfte von 10 mg/kg. Bei beiden Dosierungen wurde eine Injektionsgeschwindigkeit von 50 mg/sec eingehalten. Um die Viskosität herabzusetzen und damit die Injektion zu erleichtern, wurde oft 20% Wasser der errechneten Dosis zugesetzt. Schwächliche Patienten und solche, die älter als 60 Jahre waren, erhielten niedrigere Dosen. 25 Patienten erhielten Propanidid als alleiniges Allgemeinanästhetikum in Form intravenöser Infusion, davon 20 in Verbindung mit einer Epidural Anästhesie; 5 Unterbauchoperationen wurden ohne zusätzliche Analgesie oder Anästhesie mit Ausnahme einer sedativen Prämedikation durchgeführt. 25 Patienten wurden einer eingehenden Untersuchung mit Hilfe von Elektrokardiogramm, Leberfunktions- und hämatologischen Testen unterworfen.

Nervensystem

Propanidid führt zu einer angenehmen Einleitungsanästhesie mit wenig Begleitwirkungen und ohne Schmerzen an der Injektionsstelle. Das Bewußtsein geht nach einer Blutumlaufzeit verloren, die Pupillen werden oft weit dilatiert. Bei 3 Patienten, die eine Dosis von

---

* Wir danken Dr. DONALD WHITFIELD von der FBA Pharmaceuticals Ltd. für die Überlassung größerer Mustermengen des Mittels und für seine freundliche Hilfe während der Studie. Wir danken unserer Sekretärin Mrs. C. ROUDETTE für ihre treue und geduldige Aufmerksamkeit während unserer Arbeit. Wir sind dem British Journal of Anaesthesia für die Erlaubnis, gewisse Textteile und Abbildungen zu benutzen, dankbar.

5 mg/kg erhielten, wurde keine ausreichende Narkose erzielt. Der Pupillen- und Cornealreflex und der Laryngeal-Reflex bleiben gewöhnlich erhalten, aber ein Finger kann ohne Reflexauslösung in den Pharynx eingeführt werden. Masseterent-Spannung ist nur bei der höheren Dosierung ausgeprägt und erlaubt Laryngoskopie und endotracheale Intubation, obgleich dies gewöhnlich mit einer Reflexaktivität verbunden ist. Der Muskeltonus ist allgemein herabgesetzt, ausgeprägte unfreiwillige Muskelbewegungen sind kaum zu sehen.

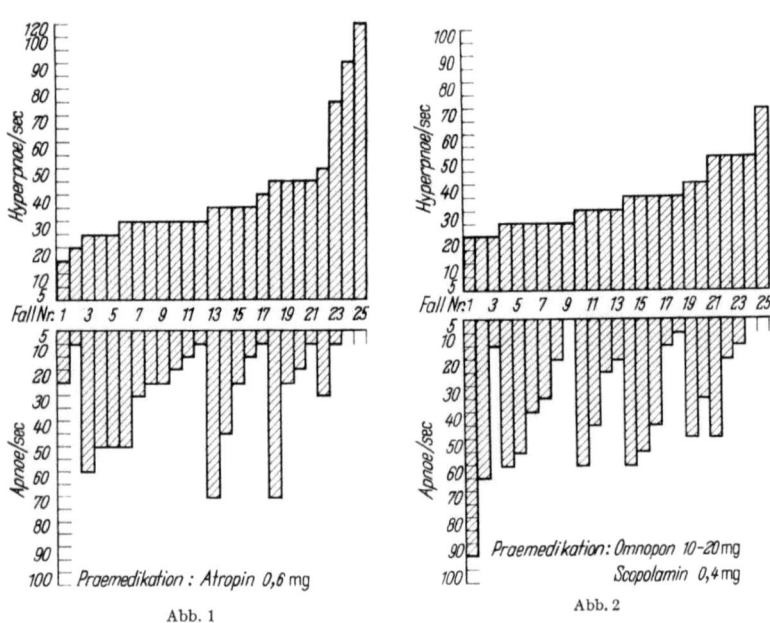

Abb. 1

Abb. 2

Abb. 1–4: Diese Abbildungen verdeutlichen in vier verschiedenen Prämedikationsgruppen die Beziehungen zwischen Hyperpnoe und Apnoe an jedem Patienten.

Wenn keine sedative Prämedikation durchgeführt wurde, beginnt die Erholung von der 5 mg/kg-Dosis etwa 3–4 Minuten nach Beginn der Injektion und ist gewöhnlich klinisch vollständig nach 5–6 Minuten. Nach dieser Zeit kann ein ambulanter Patient ohne Hilfe den Operationstisch verlassen und in den Warteraum gehen. Nach der 10 mg/kg-Dosis ohne Prämedikation beginnt die Erholung ebenfalls nach 3–4 Minuten (die mittlere Durchschnittszeit ist länger), aber die vollständige Erholung kann bis auf 10 oder 12 Minuten verzögert sein.

Weder Kater noch Euphorie stellt sich in der Folgezeit ein, das Allgemeinbefinden des Patienten ist normal. Die 20 Patienten, die einen kontinuierlichen intravenösen Tropf als einziges Anästhetikum (nach einer sedativen Prämedikation) erhielten, erlangten alle das Bewußtsein innerhalb von 5 Minuten nach Absetzen des Tropfes wieder. Im Augenblick studieren wir die Erholung von Propanidid im Vergleich zu Thiopental und Methohexital nach der Methode von GREEN und Mitarb. (1963).

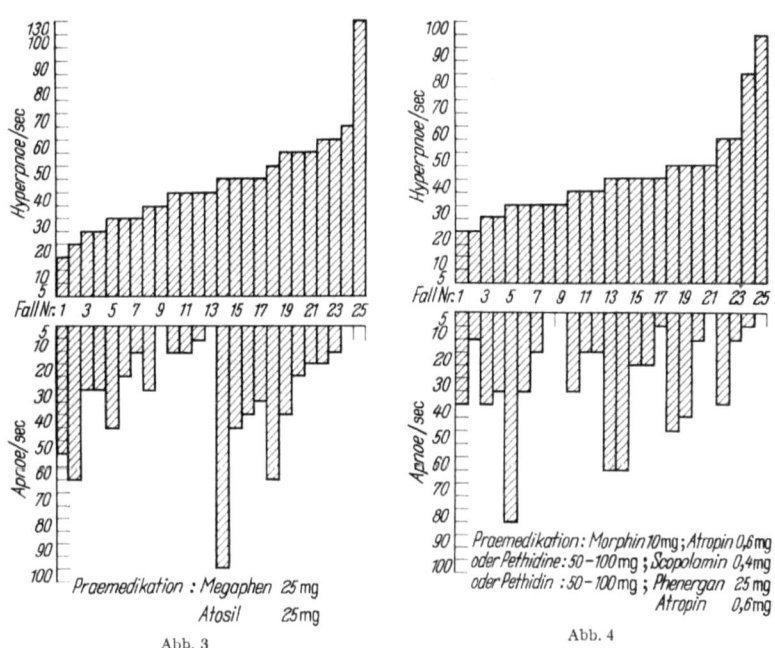

Abb. 3 Abb. 4

Atmung

Kurz vor Beginn oder direkt nach Eintritt der Narkose stellt sich eine hypernoeische Phase ein, die gewöhnlich 30 Sekunden dauert. Sie ist besonders ausgeprägt nach der 10 mg/kg-Dosierung. Dieser Periode respiratorischer Stimulation folgt eine Phase respiratorischer Depression, bei der sich nach der Dosis von 5 mg/kg gelegentlich, häufiger jedoch nach der 10 mg/kg-Dosis eine bis zu einer Minute dauernde Apnoe einstellt. Um die Beziehungen zwischen Hyperpnoe und Atemdepression zu untersuchen, wurden 100 Patienten in 4 verschiedene Prämedikationsgruppen eingeteilt. Jeder Patient erhielt Propanidid in einer Dosis von 10 mg/kg. Die Hyperpnoe wurde in Relation zur Apnoe gesetzt, jede Hypoventilation, die der Apnoe vorausging oder folgte, wurde vernachlässigt. Die Abbildungen 1 bis 4 zeigen die Resultate, und man sieht, daß die verschiedenen Prämedikationen keinen Einfluß auf das Ausmaß von Hyperpnoe oder Apnoe haben und daß das Auftreten des einen oder anderen Atemtypes nicht vorherzusagen ist. Das bedeutet, daß der atmungsverlangsamende Effekt des Mittels bestimmt nach dem Eintreten der Apnoe ein zentraler Effekt ist und nicht völlig mit den Gasdrucken erklärt werden kann. Der beste Weg, dies zu bestätigen, würde eine kontinuierliche Blut-Gas-Analyse sein. 4 Patienten von den 20, welche Propanidid als Dauertropf in Verbindung mit einer Epidural-Anästhesie erhielten, entwickelten eine periodische Atmung vom Cheyne-Stokes-Typ.

Kreislauf

Mit dem Verlust des Bewußtseins fällt ein Blutdruckabfall zusammen, der hauptsächlich systolisch ist. Ein 30%iger Abfall des

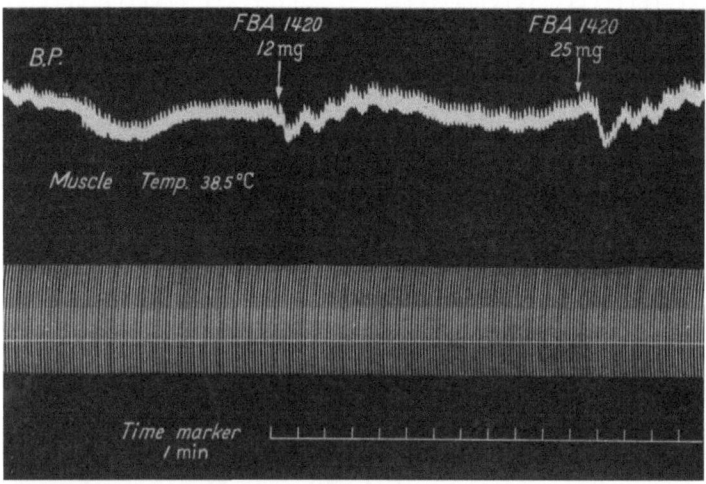

Abb. 5: Systolische RR-Werte bei drei Einleitungsnarkotika. Von links nach rechts – Propanidid 10 mg/kg, 5 mg/kg – Methohexital 2 mg/kg und Thiopental 5 mg/kg (Zeitmarkierung 1 Minute).

Ruheblutdrucks nach dem Ende der ersten Minute ist die Regel. Wenn keine anderen Narkotika gegeben werden, kehren die Werte innerhalb von 2–3 Minuten in den Ausgangsbereich zurück. Mit dem

Blutdruckabfall geht gewöhnlich eine Tachykardie einher. Patienten mit höherem Blutdruck zeigen einen größeren Abfall mit langsamem RR-Anstieg. Dieser Blutdruckabfall läßt sich mit dem nach Thiopental und Methohexital vergleichen. Gewöhnlich läuft der Blutdruckabfall der hyperpnoeischen Phase voraus, so daß letztere nicht als Reflex auf den Blutdruckabfall gewertet werden kann. 25 Patienten wurden elektrokardiographisch vor, während und nach der Narkose untersucht, es ergaben sich keine wesentlichen Veränderungen, die mit dem Mittel in Zusammenhang gebracht werden könnten, abgesehen von der Tachykardie während der Phase niedrigen Blutdrucks.

Hämatologische und Leber-Untersuchungen

Bis jetzt zeigt sich in Nachuntersuchungen bei 25 Patienten in den hämatologischen Routine-Testen keine Veränderung, die dem Mittel zuzuschreiben wäre. Eine Untersuchung des Blutgerinnungsmechanismus gab keinen Anhalt für Störungen. Signifikante hepatotoxische Wirkungen konnten nicht gefunden werden. Wir benutzen hierfür Serum-Harnstoff-Transaminase- und alkalische Phosphatase-Bestimmungen sowie Harnuntersuchungen auf Urobilinogen und Eiweiß.

Nebenwirkungen

In unserem Untersuchungsgut traten keine Laryngospasmen oder Bronchospasmen auf, ausgeprägte willkürliche Muskelbewegungen waren selten. Nach Einleitungsdosen von 5 mg/kg trat kein Singultus auf, während nach 10 mg/kg die Häufigekit etwa 8% betrug. In einer getrennten Serie berichtete allerdings ein Anästhesiologe über eine Häufigkeit von 50% bei Dilatation und Curettagen, wobei als Prämedikation nur Atropin gegeben worden war. In 2 Fällen trat ein Singultus bei einer Nachinjektion von 5 mg/kg nach einer ursprünglichen Dosis von 10 mg/kg auf. 6 Patienten husteten nach der Einleitung. Zufällige subkutane Extravasationen traten in 6 Fällen auf, ohne zu Nekrotisierungen zu führen. Jedoch zeigten diese Fälle gerötete verhärtete Schwellungen, welche, obgleich sie beunruhigend aussahen, keine Schmerzen verursachten und innerhalb von ein oder zwei Tagen vollständig zurückgebildet waren. Bis zur Komplettierung der 500 Fälle entwickelte sich nur bei 3 Patienten eine Thrombophlebitis, was überraschend wenig ist verglichen mit den Thrombophlebitiden nach G 29500, wie sie von WRIGHT und PAYNE (1952), SWERDLOW (1962) und RIDING und Mitarb. (1963) beschrieben wurden.

Wenn das Mittel allein angewendet wurde, trat kein Schwindel oder Erbrechen auf und bei den nicht-atropinisierten ambulanten Patienten stellte auch Speichelfluß kein Problem dar. Gelegentlich läuft der hyperpnoeischen Phase Gähnen voraus.

Analgesie

Es wurde erwartet, daß Propanidid nicht mit den Nachteilen der Analgesie, die man bei den Barbituraten findet, behaftet ist. DUNDEE (persönliche Mitteilung) berichtete auf Grund von Analgesiemessungen, daß Propanidid analgetische Eigenschaften besitzt. Weil das Mittel als alleiniges Narkotikum nur bei ambulanten Patienten benutzt wurde, bestand kein ausreichender Hinweis für eine genügende klinische Analgesie. In 2 Fällen, bei denen es als alleiniges Narkotikum nach einer sedativen Prämedikation in Form eines Dauertropfes gegeben wurde, konnte eine komplette Analgesie erzielt werden, während der Patient auf einer leichten narkotischen Stufe gehalten wurde, beurteilt nach dem gelegentlichen Auftreten des Corneal-Reflexes. Es handelte sich um einen Fall mit einer radikalen Mastektomie, der 3,5 g erhielt, der andere eine Leistenbruchoperation mit etwa 3 g. Die anderen 3 Fälle, welche einen intravenösen Dauertropf von Propanidid erhielten, zeigten bei der Operation verstärkte Reflexe und erhielten, damit zufriedenstellende Operationsbedingungen erzielt wurden, zusätzlich Lachgas. Bei unvorbehandelten ambulanten Patienten konnten bei alleiniger Anwendung von Propanidid orthopädische Manipulationen und Einrichtungen von Brüchen zufriedenstellend durchgeführt werden, während die Inzision von Abszessen deutliche Schutzreflexe auslöste.

Während der Studie bemerkten wir, daß Propanidid eine lokalanästhetische Wirkung besitzt. Für einige Zeit setzten wir daher vor dem Einstechen der großen i.v. Nadel mit einer kleinen Nadel eine kleine Hautquaddel. Dies war besonders praktisch vor Einführung einer Mitchell-Kanüle. Das Mittel zeigte auch Wirkung an Schleimhäuten, etwa vergleichbar mit der Wirkung einer 2%igen Lidocain-Lösung. Die Anästhesie nach intrakutaner oder subkutaner Injektion hielt viele Stunden an und erklärt möglicherweise die Schmerzfreiheit bei den zufälligen Extravasationen.

Anwendung von Propanidid zusammen mit anderen Narkotika

Die Einleitung von Inhalationsmitteln wird zufriedenstellend beschleunigt durch die hyperpnoeische Phase und kann durch Handbeatmung während der hypopnoeischen oder apnoeischen Phase fortgesetzt werden. Auf diese Weise kann eine zufriedenstellende Narkose mit Halothan und sogar mit Methoxyfluoran erzielt werden, bevor eine Erholung von dem Einleitungsmittel eintritt. Das Mittel ist ohne weiteres mischbar mit den meisten wasserlöslichen Substanzen, wie z. B. Gallamin, d-Tubocurarin, Atropin, Pethidin, DF 118 u. a.

Muskelrelaxantien

a) Suxamethonium

Klinische Beobachtungen legen nahe, daß Propanidid die respiratorische Depression nach Suxamethonium verstärkt. Obgleich die Mehrzahl der Patienten sich von der Apnoe im normalen Zeitraum (3-6 Minuten) erholt, zeigen einige wenige eine Verzögerung bis zu 10 Minuten nach der Injektion. Die mittlere Erholungszeit scheint sicherlich länger zu sein als die von Suxamethonium in Kombination

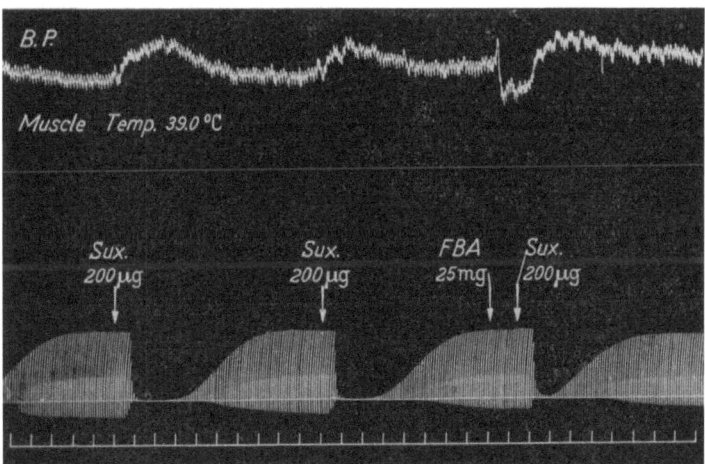

Abb. 6: Blutdruck- und Muskelmotilität abgeleitet am musc. tibialis anterior der Katze. Die Wirkung einer kleinen Dose von 12 mg und einer Standarddose von 25 mg ist zu sehen. Ein kleiner Zuckungsanstieg ist deutlich sichtbar nach der 25 mg-Dosis.

mit Barbituraten. Die Autoren sind sich jedoch bewußt, daß diese Beobachtungen mit Irrtumsmöglichkeiten beladen sind, die sich aus den geänderten Gasdrucken und der künstlichen Beatmung während der apnoeischen Periode ergaben. Bis jetzt liegt noch kein Beweis dafür vor, daß diese Wirkung an der neuromuskulären Überleitung eintritt. Im Gegenteil, neuromuskuläre Studien, durchgeführt am musc. tibialis anterior der Katze, zeigten, daß Propanidid eine geringe antagonistische Wirkung auf den durch Suxamethonium hervorgerufenen Depolarisationsblock besitzt (Abb. 6 und 7). Eine Umkehr des Nicht-Depolarisationsblocks steht nicht zur Diskussion

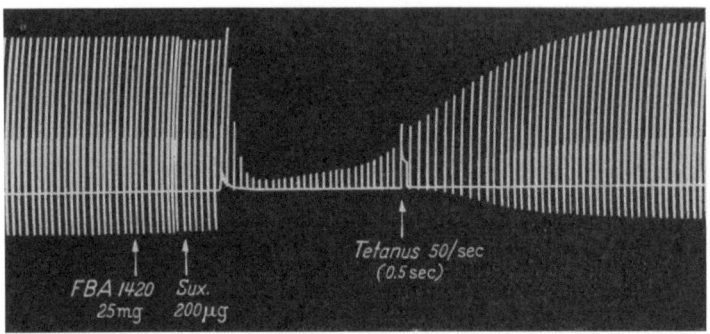

Abb. 7: Suxamethonium 200 Gamma i.v. alle 10 Minuten. Zu sehen ist der Effekt auf Blutdruck und Muskelzucken. Vor der letzten Suxamethonium-Injektion wurde eine 25 mg-Dosis von Propanidid gegeben. Diese reduziert die Zuckungsdepression und verkürzt die Erholungszeit.
Die Muskeltemperatur ist registriert.

(Abb. 8). Bei einer männlichen freiwilligen Versuchsperson wurde die Muskelendplatte mittels Rand-Elektromyographie untersucht, wobei die gleichsinnige Wirkung von Suxamethonium mit Thiopental und Propanidid bei zwei Gelegenheiten verglichen wurde. Die

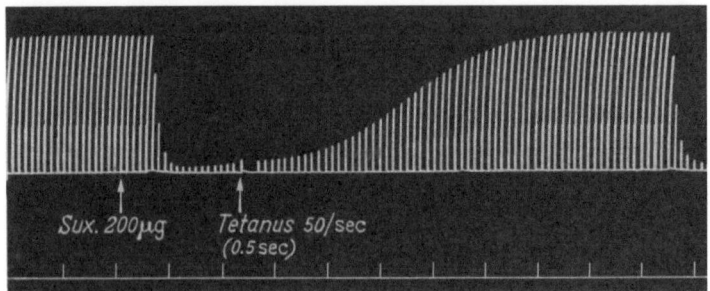

Abb. 8: Diese Abbildung zeigt, daß ein posttetanisches Muskelzittern nicht vorhanden ist.

Ergebnisse waren die gleichen wie bei der Katzenstudie, Propanidid verstärkt Suxamethonium nicht an der Endplatte, jedoch war die Atemdepression nach Suxamethonium klinisch etwa zweimal so lang wie bei dem Propanidid-Versuch verglichen mit dem Thiopental-Versuch.

Wir ziehen daher den vorsichtigen Schluß, daß es einerseits durch Propanidid zu einer Verstärkung der Atemdepression nach Suxamethonium kommt, andererseits Hinweise dafür vorliegen, daß es sich hierbei nicht um ein neuromuskuläres Phänomen handelt.

b) nicht-depolarisierende Mittel

Weder Curare noch Gallamin scheinen eine Wechselwirkung mit Propanidid zu haben. Wird jedoch Propanidid mit diesen Mitteln im Einleitungsstadium der Narkose gemischt, so entsteht gelegentlich ein verwirrendes Bild, bei welchem eine Hyperpnoe mit einem neuromuskulären Atemstillstand konkurriert. Ohne zusätzliche Dosen ist die Wirkung von Propanidid bei einmaliger Anwendung zu rasch abgeklungen, um damit eine endotracheale Intubation unter kompetitiven (nicht-depolarisierenden) Relaxantien empfehlenswert zu machen. Dies liegt daran, daß ihre Wirkung verglichen mit der von Suxamethonium zu langsam einsetzt.

c) Intravenöse Barbiturate

Die gleichzeitige Beurteilung von Propanidid mit Barbituraten ist nicht sinnvoll.

Diskussion

Als Ergebnis der vorläufigen klinischen Studie glauben die Autoren, daß Propanidid einen guten Platz in der Anästhesiologie einnehmen wird. Der einzige Vorbehalt, der gemacht werden muß, gründet sich auf den nicht vorherzusehenden Schweregrad posthyperpnoeischer Atemdepressionen bei Dosen oberhalb von 5 mg/kg und einer gleichfalls unvorhersehbaren Apnoe, wenn das Mittel gleichzeitig mit Suxamethonium gegeben wird. Die geringe Häufigkeit von Thrombophlebitiden wird sehr günstig beurteilt. Die kleine Leberfunktionsstudie läßt vermuten, daß das Mittel nicht wesentlich hepatotoxisch ist, aber eine weitere sorgfältige Kontrollstudie sollte durchgeführt werden.

Der hervorstechendste Vorteil dieses neuen Mittels liegt in seiner kurzen Wirkungsdauer. Es scheint besonders angezeigt für kurzdauernde Narkosen in der Ambulanz und als Einleitungsnarkotikum für Narkosen, wo eine rasche Erholung gewünscht wird. Die einzige wirkliche Sorge, die es gelegentlich bei der routinemäßig durchgeführten stationären Narkose verursacht hat, ist seiner kurzen Wirkungsdauer zuzuschreiben.

Während im allgemeinen Dosen von 5 mg/kg zur Einleitungsnarkose als ausreichend befunden wurden, wird eine höhere Dosis vor allem, wenn es als einziges Mittel bei ambulanten Patienten verwendet wird, als zweckmäßig erachtet. Die Analgesie durch Propanidid war unterschiedlich und nicht vorauszusagen. Ambulante Patienten, bei denen Eingriffe erforderlich sind, die über die kleine Chirurgie hinausgehen, sollten zweckmäßigerweise nach kleinen Einleitungsdosen des Mittels zusätzliche Gaben von Lachgas-Sauerstoff erhalten.

Summary

The authors present impressions of a new intravenous non-barbiturate narcotic gained from its clinical use in 500 patients. The overall conclusion is that the agent Propanidid is a safe anaesthetic of short action exhibiting few side effects and a notably low incidence of thrombophlebitis. The drug produces a transient phase of hypotension and respiratory stimulation. One or two problems are discussed in connection with a respiratory depressant effect which may follow the period of hyperpnoea.

Literatur

GREEN, R. A., H. A. LONG, C. J. R. ELLIOTT and T. H. HOWELLS: A method of studying recovery after anaesthesia (1963).

RIDING, J. E., J. W. DUNDEE, M. S. RAJAGOPALAN, R. C. HAMILTON, and P. J. F. BASKETT: Clinical studies of induction agents. VI: Miscellaneous observations with G 29505. Brit. J. Anaesth. **35**, 479 (1963).

SWERDLOW, M.: G 29505. A comparison with thipentone and methohexitone. Brit. J. Anaesth. **34**, 558 (1962).

WRIGHT, D. A. and J. P. PAYNE: A clinical study of intravenous anaesthesia with a eugenol derivative, G. 29505. Brit. J. Anaesth. **34**, 379 (1962).

Ergebnisse der klinischen Prüfung von Propanidid in einem mittleren Krankenhaus*

Von

W. Heinze

Aus der Anaesthesieabteilung (Chefarzt Dr. W. HEINZE)
des St. Franziskushospitals, Bielefeld

Seit Sommer 1961 wurden bei uns 600 Anästhesien mit Propanidid durchgeführt, und zwar
182 mit einer 5%igen,
300 mit einer 2,5%igen,
118 mit einer 3,5%igen Konzentration.

Anfangs wurden die Patienten grundsätzlich mit Atropin prämediziert. Jedoch im Verlauf unserer weiteren Untersuchungen glaubten wir, auf die Gabe eines Vagolytikums verzichten zu können. Wir sahen in keinem der Fälle irgendeine stärkere parasympathikomimetische Wirkung von Propanidid.

Das Alter unserer Patienten lag zwischen 2 und 86 Jahren. Die Narkosen wurden bei Patienten mit einem guten Allgemeinzustand, mit schweren Leberschäden, Diabetes, Hypertonus, Querschnittslähmungen und Karzinomen durchgeführt. Alle Kranken gaben kurz nach der Injektion ein Wärmegefühl im Halsbereich an, und entsprechend der Injektionsgeschwindigkeit trat ein schlagartiger Bewußtseinsverlust ein. Mit dem Bewußtseinsverlust parallel ging eine kurze Hyperventilationsphase, der eine kurze Atemdepression folgte (Apnoen traten nur selten und wenn, nur flüchtig auf). Nach einigen Minuten (1–2) normalisierte sich die Atmung. Die Patienten erwachten beschwerdefrei und hatten keine retrograde Amnesie. Lediglich bei psychisch sehr labilen Patienten sahen wir für wenige Minuten nach dem Erwachen depressive Phasen mit Weinen, Schluchzen und ähnlichen Erscheinungen. Während der Narkose schlief die Mehrzahl der Patienten sehr ruhig – nur in einigen Fällen sahen wir stärkeres Muskelzittern.

Die Patienten waren durchweg – wenn kein Opiat zur Prämedikation verwandt wurde – spätestens 8–10 Minuten nach Injektionsbeginn wieder völlig klar und ansprechbar. Nach weiteren 2–3 Minuten konnten die Patienten ohne jegliche Hilfe gehen (Romberg negativ).

---

* Die Versuchspräparate wurden uns von den Farbenfabriken Bayer zur Verfügung gestellt.

Eine Ausnahme sahen wir bei einem Patienten, bei dem wegen einer Schulterluxation eine Reposition durchgeführt werden mußte. Der Patient war nach Injektion von Propanidid (2,5%) 10 Minuten nach Injektionsbeginn völlig gehfähig, ging allein zur Röntgenabteilung zur Kontrollaufnahme, wurde nach weiteren 8 Minuten plötzlich müde, schlief 5 Minuten und war dann wieder völlig klar. Bis heute haben wir die Patienten, obwohl sie völlig klar waren und ein ganz normales Reaktionsvermögen zeigten, nicht allein in den Straßenverkehr entlassen. Von allen Begleitpersonen (Krankenwagenfahrer, Angehörige) jedoch und den Patienten selbst wurde berichtet, daß sie keinerlei Nachwirkungen (Müdigkeit, Benommenheit, Kopfschmerzen) verspürt hätten.

Das Kreislaufverhalten entsprach der Atmung der Patienten. Nach einem kurzen Blutdruckabfall (systolisch stärker als diastolisch) folgte eine kurze Erhöhung und nach spätestens 5 Minuten Normalisierung. Die Pulskurve zeigte ein Absinken der Frequenz parallel zum Blutdruckabfall mit anschließendem Anstieg und schneller Normalisierung.

Bei schweren Leberzellschäden (Cirrhosen, lange bestehendem Verschlußikterus) und toxisch geschädigten Patienten sahen wir einen verzögerten Abbau des Medikamentes auch bei niedrigen Dosen. Bei Diabetikern, Hypertonikern und kachektischen Kranken verlief die Narkose normal.

Waren die Patienten mit einem Opiat (Pethidin) prämediziert worden, so fand sich eine verlängerte Narkosedauer. Bei einer 76-jährigen Patientin war ca. 2 Stunden vor einer Radiusfrakturreposition vom Hausarzt 1 Ampulle SEE gegeben worden. Trotz einer Dosis von nur 250 mg Propanidid (5%) war die Patientin erst nach 14 Minuten wieder ansprechbar. Bei Patienten unter Alkoholeinfluß (bis zu 12 Stunden nach Alkoholaufnahme) sahen wir dagegen verkürzte Narkosezeiten. Wenn wir heute eine etwas längere Narkose (Abrasio u. ä.) benötigen, werden die Patienten mit Dolantin®* und Atropin prämediziert. Bei Eingriffen mit besonderer Vagusreizung (bronchoskopische Bronchialtoilette, Adenotomie) verzichten wir grundsätzlich nicht auf eine ausreichende Atropinisierung.

Nachdem wir anfangs erst 4 Stunden nach Nahrungsaufnahme eine Propanidid-Narkose durchführten, glauben wir heute, eine Propanidid-Anästhesie auch bei Patienten verantworten zu können, die noch 1–2 Stunden vor der Narkose Nahrung zu sich genommen haben. Allerdings müssen die entsprechenden Sicherheitsvorkehrungen (bereitliegendes Intubationsbesteck, Magenschlauch, Absaugmöglichkeit) getroffen sein. Bis jetzt können wir über keinen Zwischenfall berichten.

---

* Farbwerke Hoechst AG., Frankfurt/M.-Höchst.

An Laboruntersuchungen führten wir bei 575 Patienten (ca. 96%) Urinkontrollen (Eiweiß, Zucker, Urobilinogen, Urobilin und Sediment) durch, die keine wesentliche Verschlechterung des Befundes zeigten. Bei weiteren etwa 382 Patienten (ca. 63%) wurden außerdem Blutbild, Rest-N, Blutzucker und Leberfunktionsprüfungen täglich bis zu 3 Tagen nach dem Eingriff kontrolliert. In keinem Fall sahen wir eine Verschlechterung der Befunde, die nicht auf das Grundleiden zurückzuführen war.

Die Injektion des Mittels wird mit einer möglichst großkalibrigen Kanüle in eine Vene des Handrückens oder Unterarmes durchgeführt. Nur in Ausnahmefällen sollte in eine Vene der Ellenbeuge injiziert werden. Propanidid wird dabei so schnell wie möglich in der voraussichtlich benötigten Menge injiziert. Beim Anfang unserer Untersuchungen wurde das Medikament nur sehr langsam injiziert. Wir sahen dabei keine ausreichende Narkosetiefe. Diese Erscheinung ist wohl mit der schnellen esteratischen Spaltung der Phenoxyessigsäurederivate in unwirksame Metaboliten zu erklären.

Für kurze Eingriffe (Verbandwechsel u. ä.) reichten bei normalgewichtigen Patienten 250 mg und für längere Eingriffe (Repositionen u. ä.) 500 mg Propanidid. Bei älteren und kachektischen Patienten wurden die Dosen entsprechend dem Allgemeinzustand vermindert. Bei Kindern reichen unserer Erfahrung nach ab 2. Lebensjahr 200 mg, ab 6. Lebensjahr 400 mg und ab 10. Jahr 500 mg für Anästhesien bis zu 4 Minuten völlig aus.

Eine Reizung der punktierten Vene sahen wir weder an der Injektionsstelle noch in ihrem weiteren Verlauf. In einigen Fällen wo (bis zu 200 mg) versehentlich paravenös injiziert wurde, sahen wir außer einer leichten flüchtigen Rötung, die nicht schmerzhaft war, keine Erscheinungen.

Thrombophlebitiden konnten wir im Gegensatz zu G 29 505 bei unseren Patienten nicht beobachten.

Als Indikationen für die Anwendung von Propanidid können wir angeben:

Chirurgie: Verbandwechsel, Entfernung von Streifendrainagen, Nagelentfernungen, Inzisionen, Repositionen von Frakturen und Luxationen, Gelenkmobilisationen, kleinere Wundrevisionen, Aszitespunktionen.

Gynäkologie: Narkoseuntersuchungen, Abrasionen, Nachtastungen.

HNO: Bronchoskopische Bronchialtoilette (nur mit Atropin), Adenotomie bei hängendem Kopf (nur mit Atropin und erst nach Beendigung der Hyperventilationsphase).

Kieferchirurgie: Zahnextraktionen bei hängendem Kopf, Repositionen von Kieferfrakturen.

Zusammenfassung

Es wird über 600 Narkosen mit Propanidid berichtet. Das Alter der Patienten lag zwischen 2 und 86 Jahren. Als wichtigste Indikationen sind zu nennen: Verbandwechsel, Inzisionen, Repositionen von Frakturen und Luxationen, kleinere Wundrevisionen, Abrasionen und Uterus-Nachtastungen, Zahnextraktionen bei hängendem Kopf, Adenotomien bei hängendem Kopf sowie u. a. bronchoskopische Bronchialtoiletten. Die Dosierung beträgt bei normal gewichtigen Patienten für kurzfristige Eingriffe 250 mg, für längere Eingriffe (wie Repositionen u. ä.) 500 mg Propanidid. Bei kachektischen und älteren Patienten sind die Dosen entsprechend dem Allgemeinzustand zu vermindern. Irgendwelche Reizungen der Venenwand konnten auch bei Beobachtung über mehrere Tage nicht festgestellt werden. Thrombophlebitiden traten nicht auf. Durchschnittlich 10–15 Minuten nach Injektionsbeginn waren die Patienten wieder gehfähig.

Summary

This is a report on 600 anaesthesias induced with propanidide. The patients' age range was 2 to 86 years. Main indications were: change of dressings, incisions, repositions of fractures and luxations, surgical toilet of smaller wounds, abrasions and uterine palpations, tooth extractions, adenotomy. Among other indications was, for example, bronchoscopic bronchial toilet. The dosage for normal weight patients is 250 mg for procedures of short duration, 500 mg propanidide for procedures of longer duration (reposition, etc.). For cachectic and elderly patients the dosage is reduced according to their general state. No irritation of the venous wall was seen during observation for several days. No instance of thrombophlebitis occurred. On the average 10–15 minutes after beginning of the injection, the patients were again able to walk.

Erfahrungen mit dem Kurznarkotikum Propanidid in der Geburtshilfe

Von

Lutwin Beck

Aus der Rheinischen Landesfrauenklinik Wuppertal
Direktor: Professor Dr. K. J. ANSELMINO

An der Rheinischen Landesfrauenklinik wurde von Oktober bis Dezember 1963 180 Frauen am Ende einer komplikationslosen Geburt zum Durchtritt des Kopfes das Kurznarkotikum Propanidid in einer Dosierung von 250 mg gegeben. Davon erhielten 172 Fälle zur Geburtserleichterung während der Geburt je nach Geburtsdauer 100 bis 200 mg Pethidin als Analgetikum und 2,5–3,5 mg Haloperidol®*
zur psychischen Dämpfung und Entspannung.

Bei dieser „Prämedikation" hielt die Narkose mit Propanidid in der Regel 3–4 Minuten an. Die Frauen waren während der Narkose ruhig. Die Entwicklung des Kindes bereitete – zum Teil nach Anlegen einer Episiotomie – von seiten der Narkose keine Schwierigkeiten.

Bei 8 Fällen, die mit Preßwehen zur Aufnahme kamen und keine medikamentöse Geburtserleichterung mit Pethidin und Haloperidol erhalten hatten, war die Narkose mit 250 mg Propanidid nicht ausreichend. Wir haben daraufhin bei den unvorbereiteten Fällen die Dosis von Propanidid auf 500 mg erhöht.

Die Kinder waren nach Verabreichung des Kurznarkotikums Propanidid alle lebensfrisch und ohne Zeichen einer narkosebedingten Atemdepression.

Zur Narkose bei der Schnittentbindung wurden bei 4 Fällen zur Einleitung der Anästhesie 250 mg Propanidid verabreicht. Die Anästhesie wurde nach intratrachealer Intubation mit Lachgas-Sauerstoff sowie Halothan in einer Konzentration von 0,5–0,7 % weitergeführt.

Außerdem wurde das Narkotikum Propanidid bei mehreren Fällen zur Naht eines Dammrisses I° und zur Inzision einer Mastitis puerperalis angewandt.

Bei insgesamt 200 Narkosen mit Propanidid trat in einem Fall unmittelbar nach der Injektion ein Exanthem am ganzen Körper, gefolgt von einem schweren Kreislaufschock ein. Es handelte sich um

---

* Dr. Janssen GmbH, Düsseldorf.

eine Frau, bei der zur Geburt 250 mg Propanidid und am 21. Tag post partum zur Inzision einer Mastitis eine zweite Narkose mit Propanidid gegeben wurde.

Beurteilung

Das Kurznarkotikum Propanidid ist in einer Dosierung von 250 bis 500 mg zur Narkose bei der Entwicklung des Kindes und zum schmerzlosen Anlegen einer Episiotomie in Fällen von Spontangeburten aus Kopflage geeignet. Für Zangenentbindungen und andere geburtshilfliche vaginale Operationen wie zur Versorgung eines größeren Dammrisses oder einer größeren Episiotomie, die eine Narkosedauer von länger als 3–4 Minuten erfordern, ist die Wirkung von Propanidid zu kurz. Der Vorteil der Propanidid-Narkose bei der Spontanentbindung besteht darin, daß die Frauen nach wenigen Minuten, meistens noch vor Beendigung der Nachgeburtsperiode, wieder wach sind. Wir schätzen diesen Vorteil von der pflegerisch-personellen Seite her.

Bei der Kaiserschnittnarkose kann man zur Einleitung der Anästhesie das Narkotikum Propanidid anwenden, doch ist bis zur Entwicklung des Kindes außer Lachgas noch ein weiteres Narkosemittel wie Halothan erforderlich, so daß Propanidid beim Kaiserschnitt nach bisherigen Beobachtungen keinen Vorteil bietet.

Summary

In 180 non-complicated births, 250–500 mg of the short-acting anaesthetic Propanidid was administered towards the end of labour for delivery of the head. The preparation is a suitable short-acting anaesthetic for delivery and painless episiotomy in normal births with head presentation. The duration of its action is not long enough for obstetrical procedures necessitating anaesthesia for more than 3 to 4 minutes.

The advantage of anaesthesia with Propanidide in normal deliveries is that the women awake after a few minutes, in any case before the end of the post-delivery period.

In caesarian section Propanidide is suitable for inducing anaesthesia. However until delivery of the child another anaesthetic, e. g. Halothan, besides nitrous oxide, is needed.

Die Anwendung von Propanidid in der Gynäkologie

Von

C. F. Michel

Aus der Universitäts-Frauenklinik Gießen
(Direktor: Prof. Dr. R. Kepp)

Die zunehmende Zahl kurz dauernder diagnostischer oder therapeutischer Eingriffe, die wegen ihrer Schmerzhaftigkeit eine allgemeine Narkose notwendig machen oder zumindest als wünschenswert erscheinen lassen, bildet in der poliklinischen Sprechstunde ein ernsthaftes Problem, wenn die Patienten nach der Narkose längere Zeit unter Aufsicht liegen müssen.

Unter diesen Gesichtspunkten erschien nach Versuchen mit G 29505 die Überprüfung von Propanidid von besonderem Interesse. Schon bei dem zuvor genannten Präparat ermöglichte die rasch abklingende Wirkung, die Patientinnen nach sehr viel kürzerer Zeit als nach Barbiturat-Narkosen aufstehen zu lassen und die Wiedererlangung der Straßenfähigkeit im Wartezimmer abzuwarten.

Bei der Prüfung von Propanidid wurden beurteilt 1. die allgemeine Verträglichkeit, 2. lokale Verträglichkeit, 3. die Dauer der Narkose, 4. die Qualität der Narkose, 5. Nebenwirkungen.

Das Präparat wurde in all den Fällen *nicht* verwendet, in denen die voraussichtlich notwenige Narkosedauer vier Minuten überschritt. Die Prämedikation wurde mit Bellafolin®* vorgenommen. Die Injektion erfolgte am Unterarm, am Handrücken oder bei gut sichtbaren Venen auch in der Ellenbeuge. Die Injektionsgeschwindigkeit betrug 0,5–1 ml/sec. In den meisten Fällen wurden 5 mg/kg Körpergewicht verabreicht.

Von insgesamt 620 Kurznarkosen wurden 535 ambulant vorgenommen. Die Indikationen für die Narkosen seien in der Reihenfolge der Häufigkeit genannt: Narkoseuntersuchungen, Narkoseaufrichtung des retroflektierten Uterus, Inzisionen bei Mastitis, Probeexzisionen am Muttermund und in Einzelfällen um die Entfernung eines Pessars. Bei 85 stationären Patientinnen wurde in einem Drittel der Fälle die Narkose zur intraperitonealen Radiogold-Instillation vorgenommen. In einigen Fällen wurden Curettagen bzw. Nachräumungen bei Abortus incompletus in Propanidid-Narkosen

---

* Sandoz AG, Nürnberg.

ausgeführt. Bei den restlichen Patientinnen ergab eine der übrigen bereits genannten therapeutischen oder diagnostischen Maßnahmen die Indikation zur Narkose.

Bei der angegebenen Dosierung und Injektionsgeschwindigkeit schliefen die Patientinnen mit einer geringfügigen Hyperventilation ruhig ein. Ein eigentliches Exzitationsstadium wurde nicht beobachtet. In drei Fällen kam es trotz sicherer intravenöser Injektion von 500 mg zu keiner narkotischen Wirkung. Die Anamnese dieser drei Patientinnen (Alkoholkonsum usw.) bot keine Erklärungsmöglichkeiten für dieses Verhalten. Eine dieser Frauen zeigte vier Minuten nach Ende der Injektion die Anzeichen eines beginnenden Schocks, die sich nach Kopftieflagerung ohne weitere Therapie besserten.

Drei weitere Patientinnen bekamen eine flüchtige fleckige Rötung der Haut im Bereich des Gesichtes und des Stammes. Der Narkoseverlauf war unauffällig.

Nach der Narkose wurden die Patientinnen aufgefordert, auf Beschwerden im Bereich der Injektionsstelle zu achten. In sechs Fällen wurden bei der Nachuntersuchung geringfügige Beschwerden angegeben. Eine behandlungsbedürftige Thrombophlebitis wurde in keinem Fall beobachtet. Bei fünf Frauen wurde ein Teil der Lösung paravenös injiziert. Dabei kam es zweimal zu einer mäßigen Rötung der Haut im Bereich der Injektionsstelle, die ohne weitere Maßnahmen zurückging.

Die durchschnittliche für den vorgesehenen Eingriff nutzbare Narkosedauer betrug bei der angegebenen Dosierung zwei bis drei Minuten. Dabei machten wir die Beobachtung, daß bei im Verhältnis zur Körperlänge übergewichtigen Personen keine wesentlich höhere Dosierung notwendig ist. Dies erscheint möglich, da bei der kurzen Halbwertzeit eine gleichmäßige Verteilung der narkotisch wirksamen Substanz nicht einmal im gesamten Blutvolumen erreicht werden kann.

Das Toleranzstadium beginnt mit der wenig ausgeprägten Hyperventilation. Abgesehen von den drei Fällen, in denen eine narkotische Wirkung nicht auftrat, war die Narkose für die vorgesehene Dauer des Eingriffs immer ausreichend.

Die bei den stationären Patientinnen vorgenommenen Kontrollen des Urinbefundes und des Blutharnstoffes ergaben keine auf die Narkose zurückzuführende Veränderungen. Auch nach wiederholter Anwendung von Propanidid traten keine faßbaren Nierenschäden auf.

Zusammenfassung

Auf Grund unserer bisherigen Erfahrung bei 620 Narkosen ist Propanidid für gynäkologische Eingriffe, die eine Dauer von vier

Minuten voraussichtlich nicht überschreiten, sehr geeignet. Curettagen und Nachräumungen zählen unseres Erachtens nicht zu den eigentlichen Indikationen für die Anwendung. Insbesondere hat das Präparat nach unserer Auffassung keine Vorteile bei der Narkoseeinleitung. Besonders gute Erfahrungen haben wir bei der Abklärung unsicherer gynäkologischer Tastbefunde gewonnen, da eine gute Entspannung der Bauchdecken leicht zu erreichen ist.

Summary

According to our experience in 620 anaesthesias, Propanidid is very suitable for gynaecological procedures probably not taking longer than 4 minutes. Curettage and abrasion are not in our experience definite indications for the preparation. Especially we do not believe that it offers advantages for the induction of anaesthesia. Our best results with Propanidid were in the differentiation of undefined gynaecological palpation findings as it enables good relaxations of the abdominal wall to be easily obtained.

Kreislaufuntersuchungen während der Propanidid-Kurznarkose

Von

W. F. Henschel und G. Buhr

Aus der Allgemeinen Anaesthesieabteilung
(Leit. Arzt: Dr. W. F. Henschel)
und dem Institut für Herz-Kreislauf- und Lungenfunktionsdiagnostik
(Leit. Arzt: Dr. G. Buhr) der Städt. Krankenanstalten Bremen

Wenn wir heute vor die Aufgabe gestellt werden, ein neues intravenöses Kurznarkotikum klinisch zu erproben, so interessieren neben den Fragen nach der allgemeinen und lokalen Verträglichkeit der Substanz in erster Linie ihre Wirkungen auf Atmung und Kreislauf.

Diese sind sehr oft – so auch im hier zur Diskussion stehenden Falle –
eng miteinander verknüpft.

Dabei erscheinen uns eventuelle Kreislaufbeeinflussungen besonders
beachtenswert, müssen wir doch gerade von einem Kurznarkotikum,
welches in der ambulanten Praxis Anwendung findet, eine größtmögliche
Kreislaufstabilität fordern, damit die mit ihm anaesthesierten Patienten
nicht nur hinsichtlich ihrer psychischen und geistigen Reaktionslage, sondern auch kreislaufmäßig „straßenfähig" entlassen werden können.

Es ist nun eine allgemein verbreitete Ansicht, daß es recht einfach ist,
einen Einblick in die Kreislaufverhältnisse während einer Narkose zu gewinnen, sind doch Blutdruckapparat und Pulsuhr überall und immer zur
Hand. Nun, für eine Überwachung und oberflächliche Beurteilung der
Kreislaufsituation sind sie selbstverständlich absolut ausreichend... indes,
für eine wissenschaftlich exakte und vor allem lückenlose Kreislaufkontrolle reichen sie keineswegs aus, da sehr vorübergehende und geringgradige
Schwankungen nicht mit Sicherheit erfaßt werden können. Und gerade
bei sehr kurzdauernden Anaesthesien wie mit dem hier zu besprechenden
Narkotikum müssen wir ja solche flüchtigen Veränderungen erwarten.

Nachdem wir zunächst bei einer größeren Zahl unserer mit Propanidid narkotisierten Patienten durch unmittelbar aufeinanderfolgende unblutige Blutdruck- und Pulsfrequenzbestimmungen einen

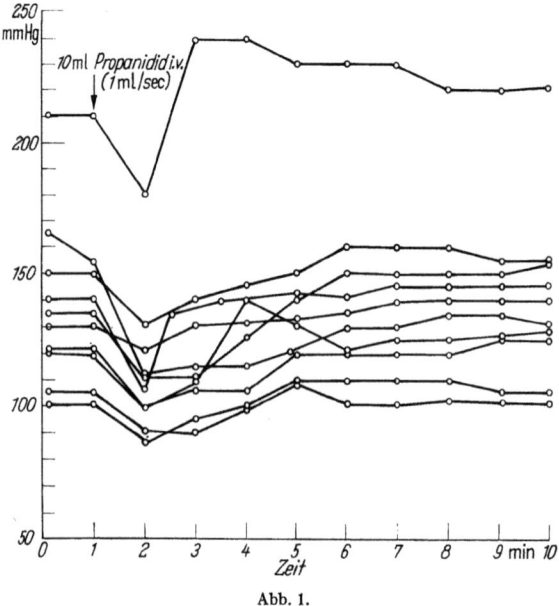

Abb. 1.

groben Überblick über die Kreislaufsituation während einer solchen
Kurznarkose gewonnen hatten, sollten diese Ergebnisse mit exakteren und eingehenderen Methoden bestätigt oder ergänzt werden.

Kreislaufuntersuchungen während der Propanidid-Kurznarkose 229

Das geschah durch
1. fortlaufende blutige Messung und Registrierung des Blutdrucks,
2. physikalische Kreislaufanalysen,
3. plethysmographische Untersuchungen und
4. – ergänzend – EKG-Kontrollen.

Bei einer sorgfältigen Registrierung von Blutdruck und Pulsfrequenz in der üblichen Weise konnten wir nahezu regelmäßig – hier muß eingefügt werden, daß wir niemals mehr als 500 mg Propanidid verabreichten, wobei die Injektionsgeschwindigkeit 100 mg/sec betrug – einen deutlichen, mit der bekannten, für die Phenoxyessigsäure-Derivate charakteristischen initialen Hyperventilation einsetzenden und für ein bis zwei Minuten anhaltenden Blutdruckabfall um 20 bis 40 mm Hg – systolisch – beobachten (Abb. 1).

Synchron kam es zu einer vorübergehenden Steigerung der Pulsfrequenz (Abb. 2).

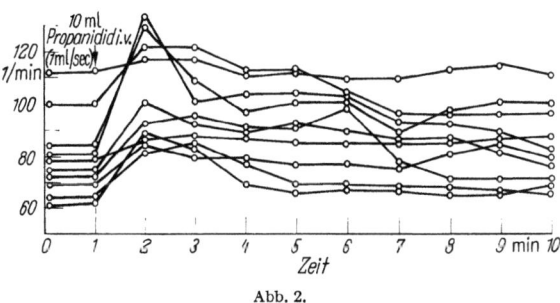

Abb. 2.

Diese Befunde stehen im Einklang mit den auf einem Prüfungskolloquium vor Jahresfrist von anderen Untersuchern mitgeteilten Beobachtungen und werden durch die von PODLESCH und ZINDLER aufgezeigten Ergebnisse bestätigt.

Wie schon bei anderen, früher publizierten Untersuchungen mit anderen Anaesthetika benutzten wir bei einer Reihe von Patienten, denen aus diagnostischen Gründen ein SELDINGER-Katheter in die Aorta abdominalis eingeführt werden mußte, diese Gelegenheit zu fortlaufenden blutigen Druckmessungen während einer Propanidid-Kurznarkose.

Unter Benutzung eines STATHAM-Elementes und des Druckverstärkers der Atlas-Werke registrierten wir bei einer Filmgeschwindigkeit von 0,5 mm/sec kontinuierlich den Aortendruck, wobei synchron mit der Blutdruckkurve ein photoelektrisches Plethysmogramm vom Daumen zur Erfassung in der Gefäßperipherie auftretender Veränderungen geschrieben wurde.

Die auf diese Weise gewonnenen Ergebnisse bestätigen durchaus unsere ersten, oben aufgeführten Befunde.

Dazu ein typisches Beispiel (Abb. 3):

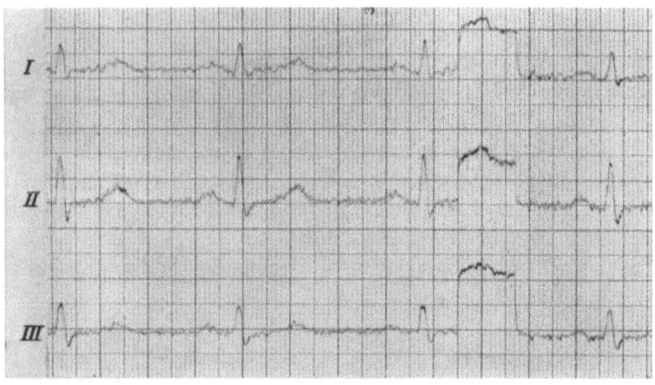

Abb. 3a

Original-Registrierung während einer Propanidid-Kurznarkose. 3a, 3b und 3c: EKG in den 3 Extremitäten-Ableitungen.

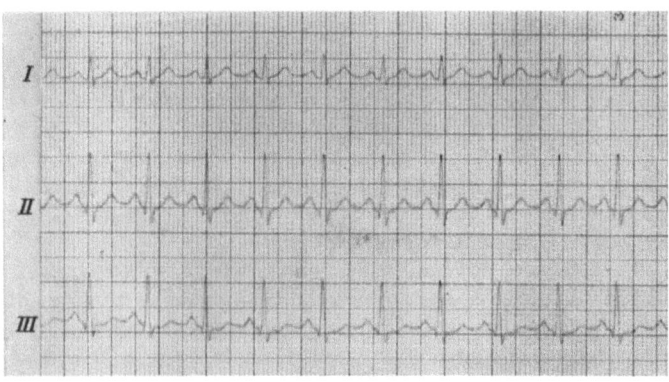

Abb. 3b

Bei Versuchsbeginn beträgt der Druck in der Aorta 140/85 mm Hg, unmittelbar vor der Injektion des Präparates entspricht er 130/80 mm Hg. Gegen Ende der Injektion (wie schon erwähnt, spritzten wir 7 mg/kg mit einer Geschwindigkeit von 2 ml der 5%igen Lösung pro Sekunde) erkennt man im Blutdruckband Amplitudenschwankungen, die die Hyperventilation deutlich werden lassen. Innerhalb von 30 Sekunden fällt nun der Blutdruck auf 90/58 mmHg ab, wobei die Frequenz von 75 auf 130 Schläge pro Minute ansteigt.

Das Blutdruckband zeigt dann für eine Dauer von 40 Sekunden fast keine respiratorischen Amplitudenschwankungen als Ausdruck einer ausgeprägten Hypoventilation. 1½ Minuten nach Injektionsbeginn aszendiert

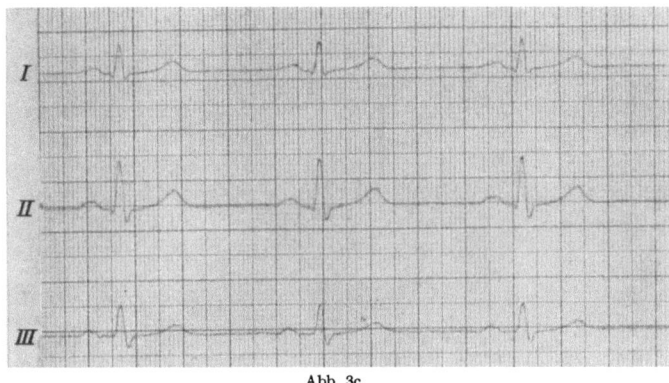

Abb. 3c

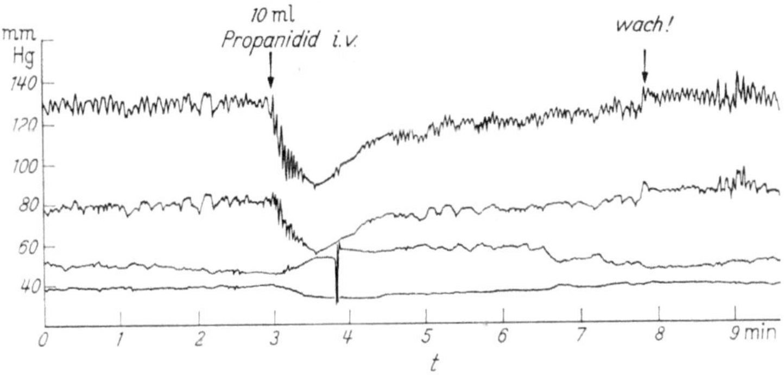

Abb. 3d: Blutdruck in der Aorta abdominalis (obere Kurve) und photoelektrisches Pletysmogramm (untere Kurve).

der Blutdruck auf 118/75 mm Hg, 3½ Minuten nach der Injektion werden 122/80 mm Hg gemessen, wobei sich die Pulsfrequenz wieder normalisiert hat.

Im Zusammenhang mit dem Abfall des Blutdrucks am Ende der Injektion des Narkotikums resultiert eine signifikante Verbreiterung des photoelektrischen Volumenpulsbandes als Ausdruck einer Weitstellung der Gefäßperipherie. Diese erreicht – interessanterweise –

ihr Maximum erst, während der Blutdruck bereits wieder deutlich ansteigt. $3^1/_2$ Minuten nach Injektionsbeginn verschmälert sich das Volumenpulsband deutlich, um 5 Minuten nach der Injektion des Präparates – fast genau mit dem Erwachen des Patienten – etwa die Ausgangsbreite wieder zu erreichen.

Wir haben regelmäßig während der gesamten Versuchsdauer Elektrokardiogramme in den drei Extremitätenableitungen registriert.

Sie boten keine Veränderungen der Reizbildung, der Erregungsausbreitung und der Erregungsrückbildung. Im Zusammenhang mit der Steigerung der Kammerfrequenz in der Initialphase der Narkose auf 130/min kam es zu einer leichten Abflachung der Finalschwankung in Ableitung III mit einem leicht gesenkten Abgang der zugehörigen ST-Strecke. Mit Normalisierung der Pulsfrequenz bildeten sich diese geringfügigen Alterationen zurück.

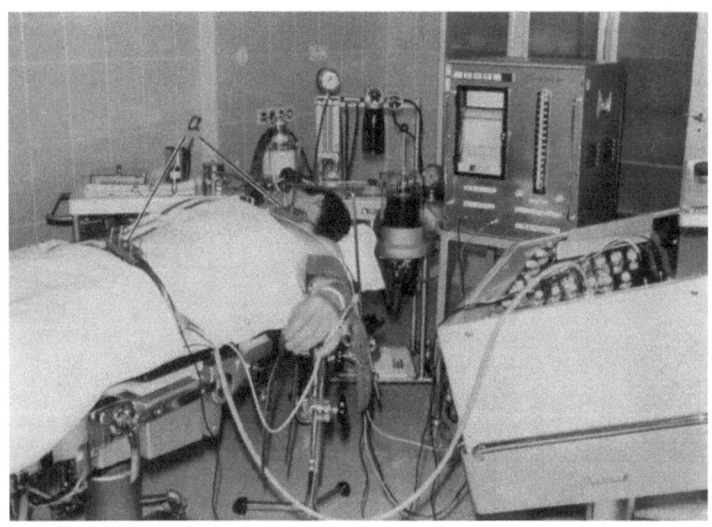

Abb. 4: Versuchsanordnung für eine physikalische Kreislaufanalyse. a) Rezeptoren.

Zur Erfassung zusätzlicher kreislaufdynamischer Größen führten wir bei mehreren Patienten physikalische Kreislaufanalysen mit der sphygmographischen Methode (Abb. 4)unter Benutzung der Formeln von BROEMSER und RANKE (Abb. 5) während Kurznarkosen mit Propanidid durch.

Nach einer Ruhelage der Patienten von 30 Minuten Dauer wurden die Kurven für die Ausgangsanalyse registriert und der Blutdruck nach dem

Kreislaufuntersuchungen während der Propanidid-Kurznarkose 233

Abb. 5: Formeln zur Berechnung der Kreislaufgrößen:

Diastolendauer $(D) = (P) - S/\text{sec}$.

Arterieller Mitteldruck $(p_m) = (p_s - p_d) \cdot 0{,}42 + p_d$ mm Hg.

Elastischer Widerstand $(E') \dfrac{2\varrho \cdot a}{Q \cdot S}$ wobei ϱ als spezifisches Gewicht des Blutes konstant mit dem Wert 1,06 belegt wurde.

Peripherer Widerstand $(W) = \dfrac{E' \cdot D \cdot p_d}{p_s - p_d}$.

Schlagvolumen $(V_s) = \dfrac{z \cdot 2 \cdot P \cdot (p_s - p_d)}{E' \cdot D}$; in dieser Formel wurde für den Zahlenfaktor z der Wert 0,5 eingesetzt.

Minutenvolumen $(V_m) = V_s \cdot Fr$ [Fr = Frequenz].

Herzarbeit $(HA) = V_s \cdot p_m$.

Herzleistung $(HL) = \dfrac{V_s \cdot p_m}{P}$.

üblichen KOROTKOFFschen Verfahren ermittelt. Im unmittelbaren Anschluß an die Injektion des Präparates sowie danach in Intervallen von einer Minute wurden die erforderlichen Sphygmogramme bei gleichzeitiger Blutdruckbestimmung registriert.

Das immer wiederkehrende grundsätzliche Verhalten der wichtigsten Kreislaufgrößen ist am Beispiel des Diagramms einer Kreislaufanalyse während einer Kurznarkose mit Propanidid bei einer 56jährigen Patientin abzulesen (Abb. 6):

30 Sekunden nach der Injektion des Präparates kommt es zu einem Pulsfrequenzanstieg von 61 auf 102 Schläge pro Minute, der systolische Blutdruck fällt von 150 auf 105 mmHg bei gleichzeitiger Deszendenz des diastolischen Druckes von 85 auf 60 mmHg.

Im Zusammenhang mit einem signifikanten Abfall des peripheren Gesamtströmungswiderstandes verkleinert sich das Herzschlagvolumen um 31%. Ein Absinken des Minutenvolumens wird durch den Pulsfrequenzanstieg abgefangen.

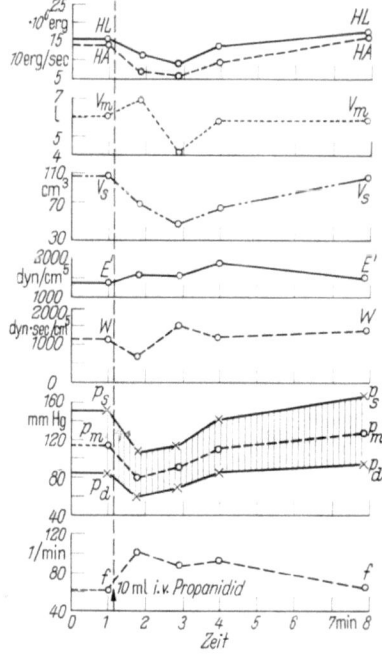

Abb. 6: Diagramm einer physikalischen Kreislaufanalyse während einer Propanidid-Kurznarkose.

Die mechanische Herzarbeit zeigt einen Abfall auf die Hälfte des Ausgangswertes.

Die eine Minute später gewonnene Kreislaufanalyse bietet bei nur geringer Zunahme des systolischen Blutdruckes eine etwas deutlichere Steigerung des diastolischen Druckes, so daß sich die Herzamplitude verkleinert und das Herzschlagvolumen noch mehr verringert. Der periphere Gesamtströmungswiderstand ist inzwischen wieder deutlich angestiegen, während das Minutenvolumen nun den Anfangswert unterschreitet, da die Pulsfrequenz inzwischen wieder abfallende Tendenz zeigt. Etwa $2^1/_2$ Minuten nach der Injektion des Präparates haben sich dann die Blutdruckwerte fast normalisiert und der periphere Gesamtströmungswiderstand entspricht dem Initialwert.

Der Elastizitätskoeffizient weist seit Beginn der Narkose einen mäßiggradigen kontinuierlichen Anstieg auf.

$6^1/_2$ Minuten nach der Applikation von Propanidid – die Patientin ist inzwischen wieder wach – zeigen die Analysenwerte weitgehende Übereinstimmung mit der Ausgangssituation.

Fassen wir alle diese Befunde zusammen – wir mußten uns bei den wenigen zur Verfügung stehenden Minuten natürlich auf die Wiedergabe weniger Beispiele beschränken –, so möchten wir auf Grund unserer Untersuchungen feststellen, daß es im Verlauf einer Kurznarkose mit Propanidid sehr oft – wir können und wollen nicht sagen „immer", dazu ist unser bisheriges Beobachtungsgut zu klein – zu kurzfristigen, aber deutlichen Kreislaufveränderungen kommt:

1. Unmittelbar nach der Injektion des Präparates tritt mit der typischen Hyperventilation ein deutlicher Blutdruckabfall mit einer Verminderung der Blutdruckamplitude bei gleichzeitiger Weitstellung der Gefäßperipherie auf.

2. Durch physikalische Kreislaufanalysen läßt sich eine Verminderung des Herzschlagvolumens konstatieren, die wegen einer Pulsfrequenzsteigerung zunächst zu keiner Verminderung des Minutenvolumens führt, welches nur sehr vorübergehend – bei Rückgang der Pulsfrequenz nämlich – etwas reduziert ist.

3. Der periphere Gesamtströmungswiderstand fällt kurzdauernd in signifikanter Weise ab.

4. Alle diese Kreislaufveränderungen sind nur von sehr kurzer Dauer, die kreislaufdynamische Ausgangssituation ist immer nach 5–6 Minuten – also bei Ende der Narkose – wieder erreicht.

Selbstverständlich wurden schon von verschiedener Seite Überlegungen über die Ursachen und den Mechanismus der Kreislaufveränderungen angestellt.

So glaubt FREY, daß sie – ebenso wie die Hyperventilation – als Äquivalent einer Exzitationsphase aufzufassen sind. Dem widerspricht aber der Blutdruckabfall, da im allgemeinen bei einer Exzitation nicht nur Atmung und Pulsfrequenz, sondern auch der Blutdruck ansteigen. MUNDELEER macht die initiale Hyperventilation mit dem vermehrten Abrauchen der Kohlensäure für den Blutdruckabfall verantwortlich, während von anderer Seite wieder die Weitstellung der Gefäßperipherie zur Erklärung des vorübergehenden Blutdruckabfalls herangezogen wird ... jedoch: Nach unseren Beobachtungen steigt der Blutdruck schon wieder an, während die Peripherie noch offen ist.

Natürlich können auch wir noch keine genaue Erklärung über den Mechanismus der beobachteten Kreislaufveränderungen geben, wir möchten aber zu der Ansicht neigen, daß die Ursache der Kreislaufveränderungen komplexer Natur ist: Neben Einflüssen, die auf die Hyperventilation zu beziehen sind, spielen sicherlich direkte Wirkungen auf die zentralnervöse Kreislaufregulation eine Rolle.

Auf alle Fälle sind u. E. sowohl das Präparat wie die aufgezeigten Kreislaufwirkungen so interessant, daß man sich weiterhin bei einer möglichst großen Zahl von Patienten bis zur restlosen Klärung dieser Fragen intensiv mit ihnen befaßt.

Zusammenfassung

Durch sorgfältige unblutige und fortlaufende blutige Blutdruckmessungen, sowie durch Kreislaufanalysen nach BROEMSER und RANKE während Propanidid-Kurznarkosen konnten kurzfristige, aber nahezu regelmäßig auftretende Kreislaufveränderungen, insbesondere während der Einleitungsphase einer solchen Narkose, festgestellt werden. Dabei stehen im Vordergrund ein Absinken des systolischen und diastolischen Blutdrucks, eine Pulsfrequenzsteigerung, eine Weitstellung der Gefäßperipherie und ein Abfall des peripheren Gesamtströmungswiderstandes.

Summary

Circulatory analytical studies during propanidide short anaesthesia revealed the occurrence, immediately after the injection, of a distinct fall in blood pressure (up to 40 mmHg systolic), associated with a decrease in blood pressure amplitude.

Further, the volume per heart beat decreases while the heart rate increases. After 5–6 minutes – i. e., at the end of the anaesthesia – the values have returned to the initial levels.

Ballistokardiographische Befunde bei Propanidid-Narkosen

Von

W. Eger

Aus der Gynäkologischen Abteilung (Leiter: Prof. Dr. MESTWERDT)
Allg. Krankenhaus Hamburg-Barmbek

Unsere Untersuchungen über die Kreislaufwirkung des Kurznarkotikums Propanidid wurden mit der ballistokardiographischen Methode nach KLENSCH [1] durchgeführt. Es standen 15 Versuche zur Auswertung zur Verfügung, davon 10 Versuche mit Propanidid 5%ig, und 5 Versuche mit 2,5%iger Lösung. In jedem Falle wurden 500 mg schnell injiziert. Die Gleichsinnigkeit des Kurvenverlaufs beider Versuchsreihen gestattet es, trotz der geringen Versuchszahl Mittelwerte zu errechnen. Da die Untersuchungen in Atemstille erfolgen müssen, wurde erst nach Ende der Hyperventilation registriert, d. h. also mit Beginn der Apnoe. Die hyperventilatorische Phase dauerte im Mittelwert 30 Sekunden. Die Injektionsdauer betrug 10–15 Sekunden. Die Versuchspersonen waren Frauen im Alter von 20 bis 48 Jahren; das Gewicht betrug im Mittel 59 kg.

Die Blutdrucksenkung und Pulssteigerung, wie sie von HENSCHEL erwähnt wurden, kann ich bestätigen. Der Puls steigt von 81/min auf 124/min, d. h. um 53% bis 45 Sekunden nach Injektionsende. Nach weiteren 45 Sekunden liegt der Puls noch um 23% über dem Ausgangswert.

Im Gegensatz zu den Ergebnissen von HENSCHEL stieg das Schlagvolumen bei unserer Methodik im Mittelwert aller Versuche um 45% gegenüber dem Ausgangswert bis 45 Sekunden nach Injektionsende. Der Anstiegseffekt ist nur kurzzeitig, 90 Sekunden nach Injektionsende beträgt er nur noch 6% vom Ausgangswert. Eine gegenregulatorische Phase unter den Ausgangswert findet sich bei 8 Versuchen.

Die Unterschiedlichkeit der von beiden Autoren errechneten Schlagvolumina erklärt sich möglicherweise dadurch, daß bei der von HENSCHEL angewandten Methode nach WEZLER-BOEGER der Blutdruck als größter Faktor in die Rechnung eingeht. Dementsprechend ergibt sich bei einer Blutdrucksenkung auch eine Minderung des Schlagvolumens. Die Hyperventilation ist sicher nicht für eine Schlagvolumensenkung verantwortlich zu machen, sie wirkt eher kreislauffördernd, also schlagvolumensteigernd [2].

In unseren Versuchen errechnet sich aus den gefundenen Schlagvolumen- und Pulssteigerungen eine Minutenvolumensteigerung um 129% gegenüber dem Ausgangswert von 3,65 Liter auf 8,38 Liter. Der periphere Strömungswiderstand, ausgedrückt in dyn · sec · cm^{-5}, fällt von 2600 auf 1100, d. h. um 58%, also über die Hälfte ab. Die Herzleistung, berechnet in mkg/min, steigt bei einem Ausgangswert von 4,98 mkg um 123% auf 11,13 mkg.

Diskussion der Ergebnisse

Ein Narkotikum ist für uns vom kreislaufphysiologischen Standpunkt dann ohne Bedenken anwendbar, wenn die Ökonomie des Herzens gewahrt ist, d. h. also, wenn die einzelnen Kreislaufgrößen während der Wirkung des Narkotikums annähernd gleich bleiben oder sich nur in physiologischen Grenzen verändern. Hier steht eine erhebliche Pulssteigerung um die Hälfte des Ausgangswertes im Vordergrund. Zusammen mit einer Steigerung des Schlagvolumens kommt es dann zur vorerwähnten Steigerung des Minutenvolumens um mehr als das Doppelte bei beiden Versuchsreihen. Die Puls- und Schlagvolumensteigerung ist durch Prämedikation nicht ausschaltbar.

Das gesunde Herz eines Menschen im mittleren Lebensalter kann eine Minutenvolumensteigerung, die im Einzelfall bis zu 16 Liter betrug, ohne weiteres leisten. Aber für ein vorgeschädigtes oder Altersherz stellt die geforderte Leistung, die maximal 24 mkg/min betrug, eine erhebliche Belastung dar.

Vergleicht man die bei Propanidid erhobenen Kreislaufbefunde mit dem für kurzdauernde Eingriffe bisher gebräuchlichsten Narkotikum, dem Barbiturat, so ist zusammenfassend wohl doch der Kreislaufeffekt des Propanidid günstiger zu beurteilen. Die ausgesprochene Myokard- und kreislaufdepressorische Wirkung des Barbiturats ist nachgewiesen [3], Senkung des Schlag- und Minutenvolumens auf die Hälfte des Ausgangswertes trotz teilweise erheblich gesteigerter Frequenz. Weiter Senkung der Herzleistung und Steigerung des peripheren Strömungswiderstandes.

Zieht man die kreislaufphysiologische Konsequenz aus den Ergebnissen von HENSCHEL, so fände sich nach Propanidid-Injektion eine Myokarddepression. Bei unseren Versuchen ist eine myokarddepressorische Wirkung nicht nachweisbar. Im Gegenteil, die Senkung des peripheren Strömungswiderstandes bei gesteigertem Schlagvolumen ist zweifellos ein kreislaufvorteilhafter Effekt. Aber es ist unökonomisch, daß bei gesenktem peripherem Widerstand die Herzleistung infolge erheblicher Frequenzsteigerung ansteigt. Denn bei gesenktem peripherem Widerstand und bei gesenktem mittlerem Blutdruck kann das Herz ein großes Blutvolumen mit nur geringer Druckarbeit fördern.

Summary

In its circulatory effect Propanidid appears on the whole more advantageous than barbiturate, the anaesthetic mostly used for procedures of short duration. The distinct myocardial and circulatory depressor action of barbiturates has been proved. Stroke and minute volumes are reduced to one half the initial values, despite sometimes considerable increase in rate. Cardiac output decreases further with increase in peripheral vascular resistance.

The circulatory conclusion from HENSCHELs results would be myocardial depression after Propanidid. Our findings do not indicate any myocardial depressor effect.

On the contrary, the decrease of peripheral resistance associated with increased stroke volume is no doubt an advantageous circulatory effect. It would, however, be uneconomical if in reduced peripheral resistance increase in cardiac output resulted from a considerable rise in heart rate. If peripheral resistance is reduced and the average blood pressure lowered, the heart can increase its output with only little labour.

Literatur

1. KLENSCH, H. und W. EGER: Pflügers Arch. ges. Physiol. **263**, 459 (1956).
2. EGER, W. und W. HÜGIN: Anaesthesist **10**, 2, S. 38–44 (1961).
3. HÜGIN, W. und W. EGER: Anaesthesist **10**, 2, S. 46–48 (1961).

Endoanästhetische Wirkungen von Propanidid und ihre Bedeutung für das Verhalten von Kreislauf und Atmung*

Von

D. Langrehr

Aus der Allgem. Anästhesieabteilung
am Zentralkrankenhaus Bremen-Nord

Über die Pharmakologie des i.v. Kurznarkotikums Propanidid, sowohl hinsichtlich des narkotischen Wirkstoffes (3-Methoxy-4-[CN,N-diäthyl-carbamoyl-methoxy]-phenylessigsäure-n-Propylester) wie des Lösungsvermittlers (Cremophor-EL®**), haben WIRTH und HOFFMEISTER (1963, 1964) umfassend berichtet.

Einigen Fragen der Wirkung auf Kreislauf und Atmung sind wir im Zusammenhang mit früher erhobenen Befunden über ein anderes Phenoxyessigsäure-Derivat (LANGREHR und L'ALLEMAND 1963) experimentell nachgegangen, worüber hier berichtet werden soll.

Methodik

Versuchstiere waren Hunde und Katzen in oberflächlicher Morphin-Chloralose-Narkose (60 mg/kg Chloralose i.v.) bzw. Nembutal®***-Narkose (40 mg/kg intraperitoneal).

Die Registrierung der Blutdrucke in der Aorta, der A. fem. oder dem re. Vorhof erfolgte über Statham Druckelemente und Atlas- oder Hellige-Druckverstärker.

Die Spontanatmung wurde über eine leicht aufgeblasene Thoraxmanschette und ein piezoelektrisches Element über Galvanometer registriert, die erhaltenen Ausschläge sind nicht streng volumenabhängig, sondern geben nur Atemfrequenz und Umfang der atemsynchronen Thoraxbewegungen wieder. Bei allen Tieren war die Trachea kanüliert und sie konnten wahlweise nach Imbretil®****-Relaxation mit einem Engström-Respirator oder einer Beatmungspumpe nach SCHULER beatmet werden. Die Ableitung der Aktionspotentiale von Lungendehnungs-rezeptoren-Vorhofrezeptoren und Aortenrezeptoren erfolgte aus dünnen Filamenten des Halsvagus unter körperwarmem Paraffin über Silberdraht-elektroden und Low Level Differential AC Vorverstärker (Tektronix) auf

---

* Mit Unterstützung der Deutschen Forschungsgemeinschaft.
** BASF, Ludwigshafen.
*** Abbott Lab., Chicago.
**** Lentia GmbH, München.

hochfrequente Schleifensysteme (1500 Hz Technomed) eines Atlas-4-Kymographions. Die Potentiale waren außerdem gleichzeitig über einen Spezialverstärker (L. Heinich, Göttingen) im Lautsprecher zu hören und auf einem KO (Typ 502, Tektronix) zu sehen. Muskelspindelimpulse wurden aus feinen Hinterwurzelfilamenten lumbal laminektomierter Katzen nach Deefferentierung in der gleichen Weise bipolar aus dem M. gastrocn. einer im übrigen denervierten Hinterextremität abgeleitet. Weitere Einzelheiten der elektrophysiologischen Ableittechnik siehe bei LANGREHR 1960a, b; HENATSCH, LANGREHR, SCHULTE und KÄSE).

Zur Durchblutungsmessung eines Endarteriengebietes der Hinterextremität des Hundes wurde aus der A. fem. in Intervallen ein Vorratsgefäß mit Blut des heparinisierten Tieres gefüllt. Ein mit dem Gefäß verbundener 50-l-Windkessel ermöglichte die druckkonstante Perfusion des Endarteriengebietes über einen vorgeschobenen PA-Katheter. Die Durchströmung erfolgte über ein Shipley-Rotameter (mod. nach H. Brechtelsbauer, Göttingen), die registrierten Galvanometer-Ausschläge nach Zugabe von Testsubstanzen können direkt auf eine Vasodilatation bzw. -konstriktion bezogen werden.

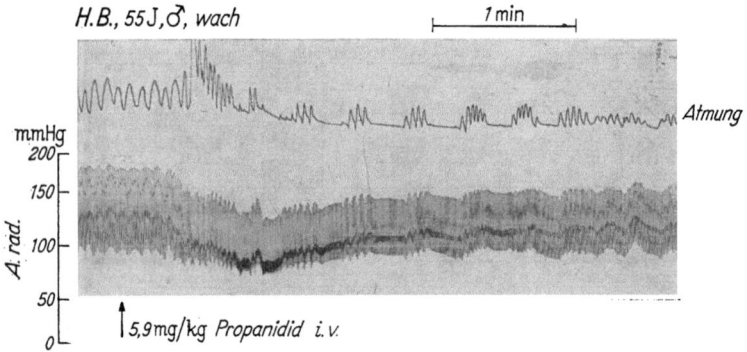

Abb. 1: Verhalten von Blutdruck und Spontanatmung nach Propanidid beim Menschen. Kanülierung der A. rad. in Lokalanästhesie; Druck A. rad. (unten); Atmung mit Thoraxmanschette (oben). Nach 5,9 mg/kg Propanidid i.v. Hyperventilation – Atemdepression, Blutdruckabfall – Gruppenatmung.

Die Abb. 1 zeigt eine Registrierung des Blutdruckes in der in Lokalanästhesie kanülierten A. rad. des wachen Menschen und eine Registrierung der atemsynchronen Thoraxbewegungen. Nach i.v. Injektion von 5,9 mg/kg Propanidid kommt es gleichzeitig zu der bekannten initialen Hyperventilation und dem kurzdauernden Blutdruckabfall während die Narkose schon eingesetzt hat. Umfang der Hyperventilation und Tiefe des Blutdruckabfalls sind von Dosis und Injektionsgeschwindigkeit des Propanidids bestimmt und bei wiederholten Injektionen immer erneut reproduzierbar. Je nach Umfang der Hyperventilation kommt es im Anschluß daran zu einer Apnoe oder auch nur Atemdepression, nicht selten, wie im abgebildeten

Beispiel, zu einem gruppenförmigen Atemrhythmus. Während des Blutdruckabfalls besteht, sofern eine Atropin-Prämedikation (wie bei allen unseren Kurznarkosen mit Propanidid) vorausgegangen ist, immer eine deutliche Tachykardie mit Amplitudenverkleinerung. Zur Erläuterung der Wirkung von Propanidid auf Kreislauf und Atmung seien unsere experimentellen Befunde hier angeführt.

Zur Kreislaufwirkung

Die Abb. 2 zeigt die direkte Gefäßwirkung von Propanidid, die zumindest beim Hund wohl wesentlich auf die Wirkung von Cremophor-EL als Histaminliberator zurückgeht (WIRTH 1963). Daneben muß aber auch die Wirksubstanz als vasodilatatorisch angesehen werden, da andere Phenoxyessigsäurederivate, deren Lösungsvermittler inaktiv sind, den gleichen gefäßerweiternden Effekt zeigen.

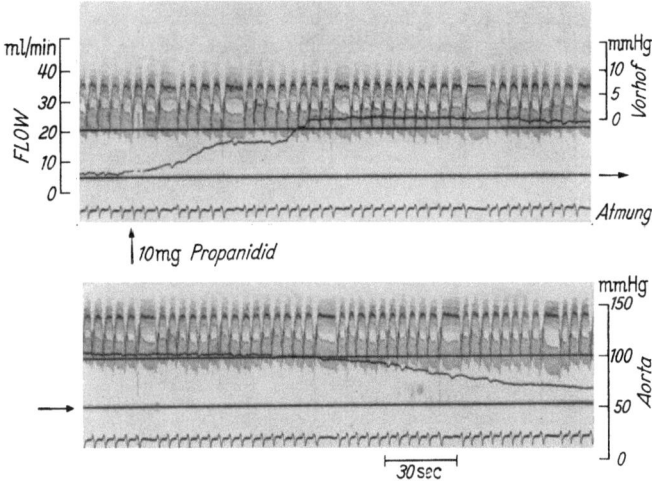

Abb. 2: Direkte dilatatorische Gefäßwirkung von Propanidid. Druckkonstante Rotameter – Perfusion eines Endarteriengebietes der Hinterextremität des Hundes. Von oben nach unten: Vorhofsdruck, Aortendruck, Flow, Atmung. Nach 10 mg Propanidid kommt es zu einer Flow-Zunahme um ca. 200% für mehrere Minuten.

Registriert sind der Vorhofsdruck, der Aortendruck, die Durchblutung eines Endarteriengebietes der Hinterextremität und die Thoraxmanschettenatmung. Nach 10 mg Propanidid in das Perfusionsblut kommt es bei unbeeinflußtem Systemkreislauf zu einer über ca. 5–10 Minuten anhaltenden peripheren Vasodilatation mit ca. 200%

Durchblutungssteigerung, die den kurzdauernden Systemblutdruckabfall bei i.v. Injektion lange überdauert. Mit dieser peripher vasodilatatorischen Wirkung ist der Blutdruckabfall, die Tachykardie, die Schlagvolumenverkleinerung und die Zunahme des HMV (DOENICKE, dye-dilution-Technik) hinreichend erklärt; dabei kommt es auch zu einer Koronardilatation (VATER und WIRTH 1963). Daß die Vasodilatation den initialen Blutdruckabfall bei weitem überdauert, konnte HENSCHEL auch plethysmographisch am Menschen bestätigen. Bei dieser Sachlage (periphere Vasodilatation – Erfordernis-HMV-Zunahme) erhärtet sich nach unserer Meinung die Notwendigkeit einer Atropin-Medikation, da es sonst, wie HARRFELDT zeigen konnte, nach der i.v. Injektion von Propanidid auch zur Bradykardie kommen kann, was zumal für den alten Menschen und den Hypertoniker möglicherweise einmal zu einer deletären Situation führt. Während die Hyperventilation den Blutdruckabfall noch fördert, wirken ihm die normalen depressorischen Regulationen entgegen. Diese Gegenregulation wird noch erheblich unterstützt durch eine Endoanästhesie der mechanosensiblen depressorischen Afferenz, die bei langsamer i.v. Injektion sogar häufig zu einem Blutdruckanstieg über das Ausgangsniveau führt. Belege hierfür bieten die Abb. 3 und 4.

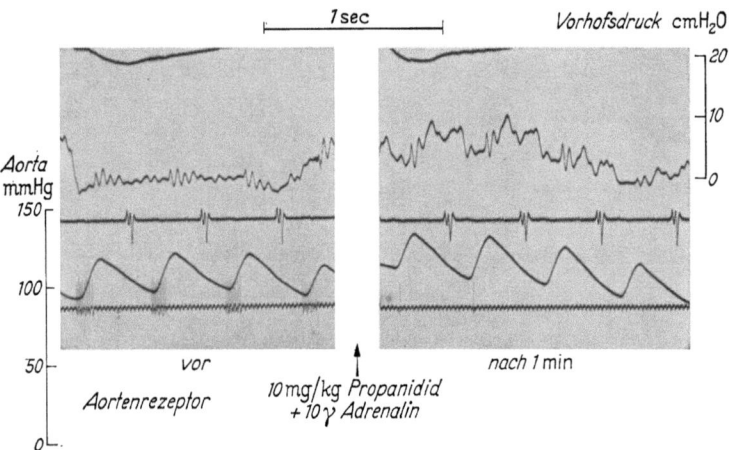

Abb. 3: Desensibilisierung eines Aortenrezeptors beim Hund. Von oben nach unten: Atemregistrierung, Vorhofsdruck, EKG, Aortendruck, Rezeptorimpulse. Deutliche Impulsverminderung 1 Minute nach 10 mg kg Propanidid i.v.

Die Abb. 3 zeigt von oben nach unten: Thoraxmanschettenatmung, Vorhofsdruck, EKG, Aortendruck und Impulse eines Aortenrezeptors li. vor., re. 1 Minute nach 10 mg/kg Propanidid kombiniert mit 10 γ Adrenalin i.v., um in der Phase des Blutdruckabfalls

Endoanästhetische Wirkungen von Propanidid usw. 243

den Druck (adäquater Reiz) auf das Vergleichsniveau zu heben. Man sieht die deutliche Impulsverminderung, die auf den endoanästhetischen Nebeneffekt des Propanidid zurückgeht und zu einer kurzfristigen Desensibilisierung bzw. Lähmung der Rezeptoren führt.

In Abb. 4 sind registriert von oben nach unten: Vorhofsdruck, EKG, Aortendruck und die Impulse eines rechtsseitigen, B- und D-Salven feuernden Vorhofsrezeptors (LANGREHR 1960a, b), der nach 50 γ Puroverin®* sensibilisiert wurde. 5 mg/kg Propanidid führen zu einer deutlichen Impulsverminderung. Diese Wirkung ist nach ca. 2 Minuten zu Ende, während die Veratrin-Sensibilisierung noch weiter anhält. Der endoanästhetische Effekt ist besonders deutlich an langsam adaptierenden oder sensibilisierten Rezeptoren (LANGREHR 1963), die Bradykardie in den Bildabschnitten nach Puroverin ist auf die Veratrinwirkung zurückzuführen.

Die Vorhofrezeptoren gehören wie die Aortenrezeptoren zur depressorischen Afferenz, d. h. eine Verminderung ihrer Impulse bedingt einen Blutdruckanstieg (GUAZZI u. Mitarb. 1962). Darauf ist wohl auch die kurze Dauer des RR-Abfalls nach Propanidid zurückzuführen.

Bei Experimenten mit tiefer Barbiturat-Basisnarkose und

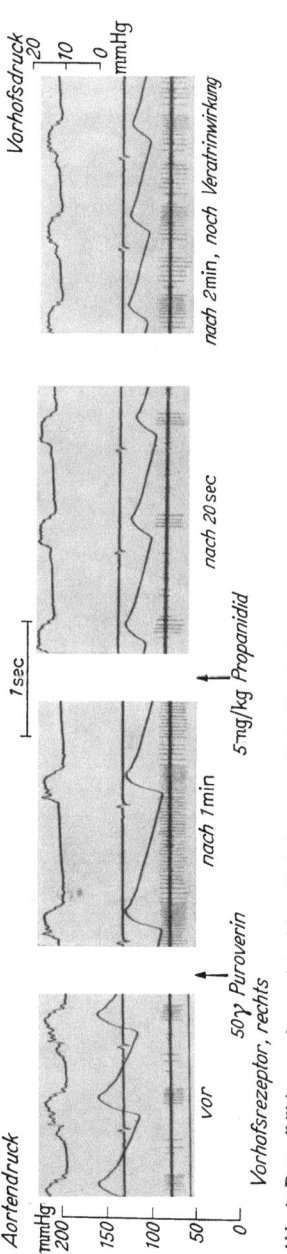

Abb. 4: Desensibilisierung eines rechtsseitigen Vorhofsrezeptors beim Hund. Von oben nach unten: Vorhofsdruck, EKG, Aortendruck, Rezeptorimpulse. Der zunächst durch Puroverin sensibilisierte Rezeptor (Bradykardie) zeigt nach 5 mg/kg Propanidid eine deutliche Impulsverminderung, die 2 Minuten später wieder abgeklungen ist, während die Veratrinwirkung wieder deutlich wird.

---

* Sandoz AG., Nürnberg.

zusätzlicher Gabe von hohen Dosen Propanidid hatten wir den Eindruck, daß auf diese Weise auch eine gewisse myokardiale Depression für Propanidid nachweisbar ist. Wir glauben jedoch, daß bei der Propanidid-Mononarkose mit den üblichen Dosierungen (5–15 mg/kg) eine solche Myokarddepression keine Rolle spielt.

Während die Kreislaufwirkungen von Propanidid in der besprochenen Weise erklärbar sind, bietet die kurze initiale Hyperventilation einige Probleme.

Zur Atmungswirkung

Es kommt nach i.v. Injektion von Propanidid zu einer deutlichen Impulsverminderung von tracheo-broncho-pulmonalen Mechanorezeptoren bis zur völligen Lähmung auf Grund der endoanästhetischen Wirkung. Diese Desensibilisierung der mechanosensiblen Lungenafferenz ist dosisabhängig und um so wirkungsvoller, je langsamer adaptierend die Rezeptoren sind (LANGREHR 1963).

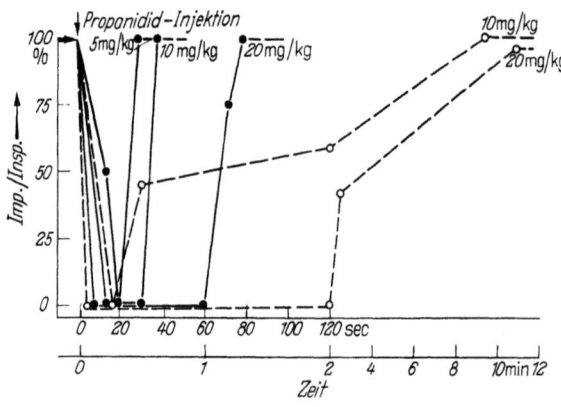

●—● rasch, ○---○ langsam adaptierender Rezeptor

Abb. 5: Dosisabhängigkeit der Desensibilisierung eines rasch und eines langsam adaptierenden Lungendehnungsrezeptors. Imbretil-relaxierter Hund, volumenkonstante Engström-Beatmung. Desensibilisierung bis zur vollständigen Lähmung der beiden Rezeptoren nach 5–20 mg/kg Pro-panidid, deutlicher beim langsam adaptierenden Rezeptor.

Die Abb. 5 zeigt im Diagramm diese Dosisabhängigkeit der Desensibilisierung bis zur Lähmung (0 Imp./Inspiration) bei einem langsam adaptierenden und einem rasch adaptierenden Lungendehnungsrezeptor während volumenkonstanter Engström-Beatmung.

Diese vorübergehende Desensibilisierung oder Lähmung von Lungendehnungsrezeptoren ist zum Teil für die Vertiefung der einzelnen Atemzüge nach Propanidid i.v. verantwortlich zu machen. Das Gesamtbild der zu beobachtenden Hyperventilation mit starker Vergrößerung des einzelnen Atemzugvolumens und deutlicher Atemfrequenzsteigerung deutet jedoch auf eine Mitbeteiligung chemosensibler Afferenzen hin. Diese Mitbeteiligung im Sinne einer chemozeptiven Afferenzvermehrung ist einmal durch den initialen Blutdruckabfall gegeben. Darüber hinaus muß auch eine direkte Einwirkung des Propanidid auf die chemozeptiven Glomera diskutiert werden. Der direkte elektrophysiologische Nachweis steht zwar noch aus, ist aber in Angriff genommen. Die Wirkung der ungespaltenen, narkotisch wirksamen Substanz von Propanidid ist unwahrscheinlich (siehe auch LANGREHR 1963), ob bekannte oder unbekannte Metaboliten dafür verantwortlich zu machen sind (WIRTH), muß noch offen bleiben. Für Metaboliten spricht jedenfalls die Tatsache, daß die Hyperventilation in der ganzen chemischen Gruppe, ob diese Stoffe nun narkotisch wirksam sind oder nicht, zu finden ist (BEAUFORT 1958).

Für eine Mitbeteiligung chemozeptiver Afferenzen sprechen auch Befunde von BRINLING, SHOPIRO und SIGG aus dem UNNAschen Laboratorium in Chikago.

Ob die mehr oder weniger ausgeprägte Apnoe mit einer Dämpfung atmungszentraler Substrate erklärt werden sollte, erscheint nach den Befunden von BRINLING und Mitarb. nicht ratsam. Um diese Apnoe als posthyperventilatorisch zu deklarieren, halten wir die bisher vorliegenden Blutgaswerte (PO_2, PCO_2, Standardbikarbonat) für nicht ausreichend. Somit ist die Atmungswirkung von Propanidid hinsichtlich ihres Zustandekommens nicht vollständig geklärt.

Zur spinalmotorischen Wirkung

In Übereinstimmung mit den Befunden von BRINLING, SHOPIRO und SIGG sowie HOFFMEISTER konnten wir, wie für 2-M-4-A* (LANGREHR 1963), auch für Propanidid eine gesteigerte Eigenreflexerregbarkeit und eine Facilitation der monosynaptischen transspinalen Erregungsübertragung vor allem für Extensor-Reflexe finden. Die neuromuskuläre Erregungsübertragung war nicht verändert, die afferenten Muskelspindelentladungen blieben ebenfalls unbeeinflußt (siehe Abb. 6). Auch diese Befunde passen zu einer Steigerung der chemozeptiven Afferenz durch Propanidid (SCHULTE, BUSCH und HENATSCH 1959; HENATSCH, SCHULTE, LANGREHR und KÄSE 1962), wenn nicht direkte stimulierende Einflüsse auf spinale Motoneurone,

---

* 2-Methoxy-4-allyl-phenoxyessigsäurediäthylamid.

z. B. auch des N. phrenicus, wirksam sind (BRINLING und Mitarb.). Die Abb. 6 zeigt die Registrierung der Impulse einer deefferentierten Muskelspindel des M. gastrocn. aus einem HW-Filament L_7 zusammen mit dem Myogramm des an der Achillessehne angeschlungenen Muskels. Auf Dehnung des Muskels entlädt die Spindel jeweils mit einer Salve. Sowohl nach 5 mg/kg Propanidid i.v. wie nach 10 mg/kg

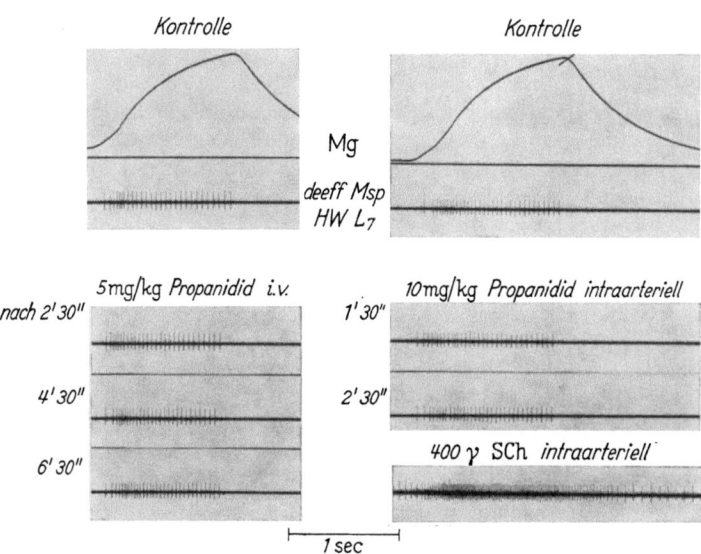

Abb. 6: Unbeeinflußbarkeit von Muskelspindelentladungen durch Propanidid. Katze, Spontanatmung. Registriert sind das Myogramm des M. gastrocn. und die Dehnungsentladungen einer Spindel, deeff. aus HW – Filament L_7. Keine Beeinflussung durch 5 mg/kg Propanidid i.v. (links) oder 10 mg/kg intraarteriell (rechts). Starke Vermehrung der Spindelimpulse nach 400 γ SCh intraarteriell (unten rechts).

Propanidid intraarteriell (A. fem.) kommt es nicht zu einer Beeinflussung der Muskelspindel-Entladungen. Die Ansprechbarkeit der Spindel wird durch die Impulsvermehrung nach 400 γ SCh intraarteriell belegt (HENATSCH und LANGREHR 1962).

Die Propriozeptoren der Skelettmuskulatur verhalten sich, obwohl Mechanorezeptoren, chemischen Stoffen gegenüber häufig anders als die übrigen Mechanorezeptoren.

Summary

1. Using electrophysiological technique, the effects on circulation and on respiration of Propanidid, a short acting non-barbiturate, were

investigated in dogs and cats slightly anästhetized with morhpine-chloralose or Nembutal.

2. Propanidid has a direct vasodilatory effect on peripheral arteries and – because of its localanaesthetic properties – desensitizes transiently atrial and arterial mechanoreceptors. Immediately after i.v. injection an initial decrease is followed by a subsequent slight rise in blood pressure (direct vasodilation-vasoconstriction after baroceptor desensitation).

3. The initial hyperventilation after i.v. injection of Propanidid is produced by initial fall in blood pressure, desensitation of lung stretch receptors and possibly by direct chemoceptor stimulation by means of propanidide-metabolites.

4. De-efferented muscle-spindles show no desensitation after propanidide. Facilitation of extensor reflexes and of monosynaptic transmission through the cord may be observed synchronously with initial hyperventilation. These findings can be considered as a consequence of chemoceptor stimulation, influencing brain stem reticular formation which activates γ-muscle-spindle-loop.

Literatur

BEAUFORD, CH.: Ann. Univ. sarav. Med. **4**, 216 (1958).
BRINLING, J. C., T. D. SHOPIRO and E. B. SIGG: Fed. Proc. **20**, 311 (1961); Arch. int. Pharmacodyn. **136**, 113 (1962).
DOENICKE: Arbeitstagg. Dtsch. Ges. Anaesth. Frankfurt (1964).
GUAZZI, M., A. LIBRETTI und A. ZANCHETTI: Circ. Res. **21**, 7 (1962).
HARRFELDT: Arbeitstagg. Dtsch. Ges. Anaesth. Frankfurt (1964).
HENSCHEL: Arbeitstagg. Dtsch. Ges. Anaesth. Frankfurt (1964).
HENATSCH, H. D., D. LANGREHR, F. J. SCHULTE und J. KÄSE: Pflügers Arch. ges. Physiol. **247**, 511 (1962).
—, F. J. SCHULTE, D. LANGREHR und J. KÄSE: J. Neurophysiol (im Druck).
LANGREHR, D.: Pflügers Arch. ges. Physiol. **271**, 257, 270 (1960).
LANGREHR, D. u. H. L'ALLEMAND: Anaesthesist **12**, 325 (1963).
SCHULTE, F. J., G. BUSCH und H. D. HENATSCH: Pflügers Arch. ges. Physiol. **269**, 580 (1959).
SHOPIRO, T. D. and E. G. SIGG: Arch. int. Pharmacodyn. **136**, 126 (1962).
WIRTH und HOFFMEISTER, WIRTH und VATER: Colloquium, Wuppertal (1963). Arbeitstagg. Dtsch. Ges. Anaesth. Frankfurt (1964).

Fortlaufende Blut-p_H-Messungen im arteriellen Blut der A. femoralis während Propanidid-Narkosen

Von

O. Giebel, K. Horatz, P. Rittmeyer

Aus der Anaesthesieabteilung (Leiter: Prof. Dr. K. Horatz)
der Chirurgischen Universitätsklinik Hamburg-Eppendorf
(Direktor: Prof. Dr. L. Zukschwerdt)

Die von allen Untersuchern beobachtete Änderung der Atmung nach Injektion des Kurznarkotikums Propanidid veranlaßte uns, fortlaufende Messungen des arteriellen Blut-p_H-Wertes durchzuführen. Das Blut wurde (durch Punktion der linken A. femoralis) im Abstand von 5–10 Sekunden in Astrup-Kapillaren aufgefangen und sofort nach der letzten Abnahme in der gleichen Reihenfolge in der Kapillar-p_H-Elektrode des Astrup-Gerätes gemessen. Bei den 10 auf diese Weise verfolgten Narkosen wurde in Abhängigkeit der Dosis/kg Körpergewicht und der intravenösen Injektionsgeschwindigkeit regelmäßig ein Hyperventilationsstadium mit nachfolgender Hypopnoe beobachtet. Etwa 25–45 Sekunden nach Injektionsbeginn findet man einen etwa 10–20 Sekunden andauernden Anstieg des p_H-Wertes um 0,1 bis 0,15, der dem mit Hilfe eines Universal-Spirometer-Godart registrierten Hyperventilationsstadium entspricht. Als Beispiel wird die nachfolgende Tabelle angeführt. In der Phase der Hypoventilation wurde eine Lippenzyanose beobachtet, die unter Sauerstoffzufuhr und mit einem das Zurückfallen des Kinns verhindernden Handgriff nicht auftrat.

Pat. A. G., 43 J., 75 kg KG. 1,0 g Propanidid = 12,5 mg/kg/6,5 Sekunden.
Fortlaufende Blut-p_H-Messungen im arteriellen Blut der A. femoralis li.

	p_H			
1	7,40	0	Sekunden	
2	7,40	7	,,	
3	7,39	11,5	,,	Injektionsbeginn
4	7,38	18	,,	Injektionsende
5	7,38	24,5	,,	
6	7,38	30	,,	
7	7,38	36,5	,,	
8	7,39	41	,,	
9	7,39	48,5	,,	
10	7,50	54	,,	
11	7,50	59	,,	
12	7,51	64	,,	
13	7,52	69,3	,,	
14	7,41	74,6	,,	

Zusammenfassung

Fortlaufende Blut-p_H-Messungen im arteriellen Blut unter Propanidid-Narkose ergaben etwa 25–45 Sekunden nach Injektionsbeginn einen Anstieg des p_H-Wertes um 0,1–0,15, der entsprechend dem Hyperventilationsstadium bis zu 20 Sekunden anhält.

Summary

Continued p_H measurements of the arterial blood during propanidide anaesthesia revealed a p_H increase by 0.1–0.15 occurring about 25–45 seconds after beginning the injection and lasting for up to 20 seconds, in accordance with to the stage of hyperventilation.

Experimentelle Untersuchungen über das Ultrakurznarkotikum Propanidid mit Serumcholinesterasebestimmungen, EEG, psychodiagnostischen Tests und Kreislaufanalysen[*]

Von

A. Doenicke, Th. Gürtner, J. Kugler, A. Schellenberger und W. Spieß

Aus der Anaesthesieabteilung (Leiter: Priv.-Doz. Dr. A. DOENICKE)
der Chirurgischen Poliklinik der Universität München
(Direktor: Prof. Dr. F. HOLLE)
und der Nervenklinik der Universität München
(Direktor: Prof. Dr. K. KOLLE)

Das Kurznarkotikum Propanidid steht zur Zeit im Mittelpunkt zahlreicher klinischer und experimenteller Untersuchungen. Für den Abbau von Propanidid als Ester kommt im Organismus vor allem eine Hydrolyse in Frage. Sie kann durch Esterasen (Cholinesterasen) erfolgen. Es sollte deshalb zuerst die Rolle der Serumcholinesterase (SChE) bei der Inaktivierung dieses Präparates geprüft werden.

---

[*] Mit Unterstützung der Deutschen Forschungsgemeinschaft.

Tabelle 1 *Versuchsanordnung für Propanidid*

| Untersuchungs-methode | Vor der Narkose | \multicolumn{14}{c}{Während und nach der Narkose} | | | | | | | | | | | | | | | | | | | | | |

Untersuchungsmethode	Vor der Narkose	in Minuten														in Stunden								
		1	2	3	4	5	6	7	8	9	10	15	20	25	30	1	2	3	4	6	8	11	12	24
Bestimmung der SChE-Aktivität	X	X	X	X	X	X	X	X	X	X	X	X	X	X	X	X	X	X	X	X	X	X	X	X
EEG mit 8 Ableitungen	X	←――――――――――laufend――――――――――→																X	X	X	X	X	X	X
Reaktionstest mit Belastungsprobe ½ l Bier nach 12 Stunden — Zahlentest 1	X																X		X		X		X	
Labyrinth 2	X																X		X		X		X	
Beck/Schwarzer 3	X														X		X		X		X		X	
KLT (Düker) 4	X														X		X		X		X		X	
Track Tracer 5	X														X		X		X		X		X	

Weiterhin war mit elektroenzephalographischen Untersuchungen und psychodiagnostischen Tests zu überprüfen, ob das neue Narkosemittel ein echtes Kurznarkotikum ist. Dazu dienten auch Vergleiche mit den Ergebnissen an denselben Versuchspersonen nach Barbituratnarkosen. Die unmittelbar nach Propanidid-Injektionen beobachtete Tachykardie veranlaßte uns, Kreislaufanalysen mit der dye-dilution-Methode durchzuführen.

Methodik

Für diese Untersuchungen stellten sich 19 Versuchspersonen (Studenten im Alter von 22–27 Jahren) zur Verfügung, bei denen im letzten Jahr die Nachwirkungen von Thiobarbituratnarkosen geprüft worden waren (3).

Die in Tabelle 1 angegebene Versuchsanordnung hatte sich bei diesen Untersuchungen bewährt; deshalb behielten wir sie im wesentlichen bei. Die Versuchspersonen stellten sich 12 Stunden lang zur Verfügung und kamen nach 24 Stunden nochmals zu einem Abschlußtest.

Die Einteilung der Versuchsserie ist aus Tabelle 2 zu ersehen. Die Narkosen bei den einzelnen Versuchspersonen erfolgten in mindestens vierwöchigen Abständen.

Jede Untersuchung begann morgens gegen 8 Uhr. Die Versuchspersonen mußten nüchtern sein. Es wurden 500 mg Propanidid in 2,5%iger Lösung intravenös durch eine 1,0 Kanüle am Unterarm in weniger als 10 Sekunden injiziert. Die Blutentnahmen erfolgten auf der kontralateralen Seite durch eine Dauervenüle.

Bei den Versuchen mit Halothan* wurde dieses in einer Konzentration von 1% mit N_2O/O_2 im Verhältnis 2:1, eine Minute nach Injektionsbeginn von Propanidid, 10 Minuten lang mittels eines Spezialverdampfers (Vapor) zugeführt.

Wir bestimmten pro Versuch mindestens 23mal die Serumcholinesteraseaktivität nach der Methode von KALOW [8, 9]; Tabelle 1.

In Anlehnung hieran verwendeten wir anstelle des Inhibitors Dibucain Propanidid in Konzentrationen von 0,0013 mg/ml bis 0,2 mg/ml, was etwa den Serumkonzentrationen während der Narkose nach intravenöser Injektion von 500 mg entsprechen dürfte.

Propanidid hat im Ultraviolett ein Absorptionsmaximum bei einer Wellenlänge von 280 mμ**. Dieser physikalischen Eigenschaft

---

* Fluothane® (Rhein-Chemie, Heidelberg).
** Erst nach Abschluß der in-vitro-Versuche haben wir erfahren, daß das Haupthydrolyseprodukt 3-Methoxy-4-(N,N-Diäthylcarbamidomethoxy-)phenylessigsäure bei 280 mμ die maximale Absorption im gleichen molaren Verhältnis wie Propanidid zeigt.

bedienten wir uns für weitere in vitro Versuche, um eine eventuelle Inaktivierung des Präparates im Serum bzw. im Blut festzustellen. Zu diesem Zweck wurden Propanidid und Serum (im Verhältnis 2:1) mit Phosphatpuffer (M/15, p$_H$ 7,5) 1:100 verdünnt. Die Messung von

Tabelle 2 *Übersicht der Versuche mit Propanidid + Thiobarbiturat*

Lfd. Nr.	Nr. d. Vp.	Propanidid 500 mg in 2,5%iger Lösung	Propanidid + Halothan 1%	Neostigmin 0,1–1 mg + Propanidid	Kreislauf- analyse unter Propanidid	Oszillogr. + EKG unter Propanidid	Thiobuta- barbital 250 mg oder 500 mg	
1	2 S ♂	+		+	+		+	
2	3 W ♀	+	+				+	
3	7 K ♂	+	+				+	
4	8 Kr ♂	+			+	+	+	
5	9 H ♂	+	+				+	
6	10 V ♂	+	+	+			+	
7	11 V ♂	+	+				+	
8	12 A ♀	+	+				+	
9	13 G ♂	+		+			+	
10	16 F ♂	+	+		+		+	
11	16 V ♂	+	+			+	+	
12	17 S ♂	+	+				+	
13	18 R ♂	+					+	
14	19 St ♂	+					+	
15	21 G ♀	+	+	T			+	
16	22 J ♂	+	+				+	
17	23 W ♂	+	+				+	
18	24 G ♂	+	+	+			+	
19	28 G ♂	+					+	
Summe		19	12	5	3	2	19	60

Propanidid erfolgte mit dem Beckman-Photometer DU in einer Quarzküvette von 1 cm Dicke bei der oben angegebenen Wellenlänge.

Das EEG wurde mit einem 8kanäligen Gerät der Firma Schwarzer in den ersten Stunden fortlaufend, in den Nachmittags- und Abendstunden zu bestimmten Zeiten jeweils $^1/_4$ Stunde lang registriert. Zur besseren Übersicht des Testverlaufes wurde eine Schlaftiefenkurve gemäß einer modifizierten Einteilung von LOOMIS [14] aufgestellt.

Verlangsamung und Amplitudenabnahme der Alpha-Tätigkeit bezeichneten wir als Ermüdungsstadien (Stad. A). Flache, diffuse, langsame Wellen (B_0) in höhere 5–4/sec-Wellen übergehend (B_1) als Einschlafstadien, angedeutete Vertexwellen bzw. biparietale, steile Wellen und kleine zentrale Beta-Serien (B_2) als leichte Schlafstadien.

Höhere 4–5/sec, wiederholte Vertex-Wellen und deutlichere 3–15/sec-Spindeln und durch psychosensorielle Reize auslösbare K-Komplexe (Stad. D) drückten mittlere Schlafstadien aus. Hohe unregelmäßige 2–1/sec-Wellen und breite K-Komplexe nach akustischen Reizen (Stad. E) bezeichneten wir als tiefe Schlafstadien. In ähnlicher Art haben wir auch die Narkose, bei den Initialstadien mit Unregelmäßigkeiten und sodann auflebender, rascher Tätigkeit als A und B beginnend, bis zu den Analgesiestadien mit zunehmendem Gehalt an hohen, langsamen Wellen über C und D fortsetzend, den narkotischen Tiefenschlaf mit sehr trägen Delta-Wellen als E bezeichnet und davon die Komastadien mit Perioden elektrischer Stille im EEG als F-Stadien getrennt. Innerhalb dieser Stadien erfolgte noch eine Unterteilung entsprechend dem geschätzten Mengenunterschied der jeweils charakteristischen Wellenformen. Diese Analogie erlaubte uns ein kontinuierliches Zeichen der Schlafkurve, darf aber nicht darüber hinwegtäuschen, daß zwischen den klinischen Zeichen und zugehörigen Mustern des EEG in der Narkose und klinischen sowie elektroencephalographischen Schlafzeichen grundlegende Unterschiede bestehen [11, 12].

Testmethoden zur Prüfung der Verkehrssicherheit sind auf Grund von Erfahrungen ausgewählt worden, die an freiwilligen Versuchspersonen bei Untersuchungen über die Verkehrstauglichkeit nach Fluphenazin-Dihydrochlorid in Kombination mit Alkohol gewonnen wurden [4].

Die Reihenfolge der Tests siehe Tabelle 1.

1. Im Zahlentest (HORATZ [7]) hat die Versuchsperson in einer Zeit von 1 Minute möglichst viele Zahlen von 1000 rückwärts in einem 5er-Block zu schreiben. Anzahl, Felder und Schriftbild werden über eine Formel mit einer Punktzahl bewertet.

2. Der Labyrinth-Test nach CHAPUIS [1] erfordert Situationsübersicht, logisches Denken, Kombinieren und Reaktionsschnelligkeit, denn aus der Labyrinthmitte eines Quadrates muß möglichst schnell der Ausweg gefunden werden. Innerhalb eines Tests sind drei Quadrate mit verschiedenen Schwierigkeitsgraden kurz hintereinander zu lösen. Berechnet werden Zeit und Fehlerwerte, die über eine Bewertungslinie in ein Punktsystem umgerechnet werden.

3. Reaktionszeiten werden gewöhnlich mit dem Orginalmeßgerät nach BECK gemessen. Dabei muß der Proband aufblitzende rote und grüne Signale sowie einen Summer mit den entsprechenden Tasten beantworten. In unserem eigenen Gerät, das in Kombination mit dem Physioscript-6-fach-Schreiber der Firma Schwarzer arbeitet, sind in 2 verschiedenen Geber- und Empfängertasten 5 Farben- und

1 Summertaster angebracht. Graphisch lassen sich die Anschläge auf dem Physioscript gut darstellen.

4. Im Track-Tracer-Test muß eine Schlangenlinie in möglichst kurzer Zeit mit einem Zeiger nachgefahren werden. Beim Abweichen von der Linie werden über Kontaktpunkte Fehler automatisch registriert. Dieser Test prüft die sensomotorische Koordination.

5. Der Konzentrationsleistungstest nach DÜKER erfaßt durch eine einfache Wiederholung eines Rechenvorganges Reaktionstempo, Konzentration, Belastbarkeit und allgemeine Leistungsfähigkeit. Da dieser Test mindestens 30 Minuten dauert, konnte er aus zeitlichen Gründen nur vor der Narkose und 8 Stunden danach vorgenommen werden.

12 Stunden nach der Narkose tranken die Versuchspersonen $1/2$ l Bier.

Die Kreislaufanalysen* wurden mit der Farbstoffverdünnungsmethode nach HAMILTON mit Evansblue (T 1824) durchgeführt. Den intraarteriellen Druck registrierten wir in der Brachialarterie mittels eines Statham-Druckwandlers P 23a in Verbindung mit einem Atlasverstärker-Oszillographen. Die Schlagfrequenz wurde elektrokardiographisch bestimmt.

Ergebnisse und Diskussion

Propanidid enthält als Wirkstoff den 3-Methoxy-4-(N,N-diäthyl-carbamoylmethoxy)-phenylessigsäure-n-propylester, der im Organismus hydrolytisch gespalten wird. Für den enzymatischen Abbau kommen die Esterasen im weiteren (Lipasen, unspezifische Esterasen) und im engeren Sinne (Cholinesterase) in Frage. Von der Tatsache ausgehend, daß die üblichen Lokalanästhetika als Cholinesterasehemmer wirken und auch Propanidid lokalanästhetische Eigenschaf-

Tabelle 3

SChE-Aktivität von den verschiedenen Personen		SChE-Aktivität		SChE-Aktivität	
ohne Propanidid	Dibucainzahl	nach Zusatz von Propanidid 0,2 mg/ml	Hemmung in %	nach Zusatz von Propanidid 0,0013 mg/ml	Hemmung in %
176	82	102	42	116	64
135	85	76	41	92	68
119	81	68	43	74	63

* Herrn Prof. Dr. NOVY und Herrn Dr. FRINGS aus der Medizinischen Poliklinik der Universität München (Direktor: Prof. Dr. W. SEITZ) danken wir für die Durchführung.

Untersuchungen über das Ultrakurznarkotikum Propanidid usw. 255

ten hat, untersuchten wir zunächst dessen Einfluß auf die SChE-Aktivität in vitro und in vivo an freiwilligen Versuchspersonen.

Wie aus der Tabelle 3 ersichtlich, hemmt Propanidid bei diesen Konzentrationen in vitro die Aktivität der normalen Form der SChE um etwa 50%.

Im Gegensatz dazu stehen die unbedeutenden SChE-Aktivitätsschwankungen in vivo, die innerhalb 24 Stunden nach i.v. Injektion von 500 mg Propanidid feststellbar sind. Sie liegen unter Berücksichtigung der Meßfehlerbreite von $\pm$ 8 μ mol/ml/h auch während der Narkose im Bereich der Norm, gemessen an dem Tagesprofil der Versuchspersonen ohne jegliche medikamentöse Belastung (Abb. 1 und 2). Im Vergleich dazu sind nach intravenöser Injektion von 250 mg oder 500 mg eines Thiobarbiturates diese Enzymschwankungen bei denselben Versuchspersonen viel deutlicher (Abb. 3).

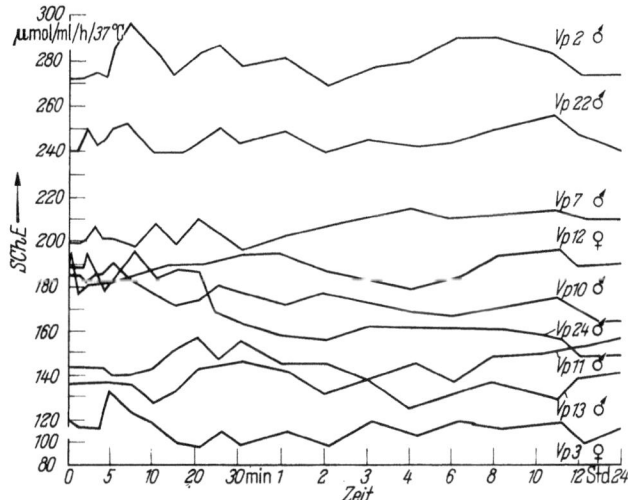

Abb. 1: Tagesprofil der Serumcholinesterase-Aktivität bei Versuchspersonen ohne medikamentöse Belastung (9 Vp).

Die in-vitro-Untersuchungen über den Abbau von Propanidid durch Blut wurden in 5 Gruppen aufgeteilt:

In der Gruppe 1 wurde die Hydrolyse von Propanidid durch Serum geprüft, das durch Zentrifugieren von Blut unmittelbar, im halb- und mehrstündigen Abstand nach der Entnahme gewonnen wurde. Es zeigte sich jedoch bei allen Proben und auch bei den Kontrollen innerhalb 6 Minuten nach Zugabe des Serums kein Extinktionsabfall. Ein erfaßbarer Abbau von Propanidid war also nicht nachweisbar.

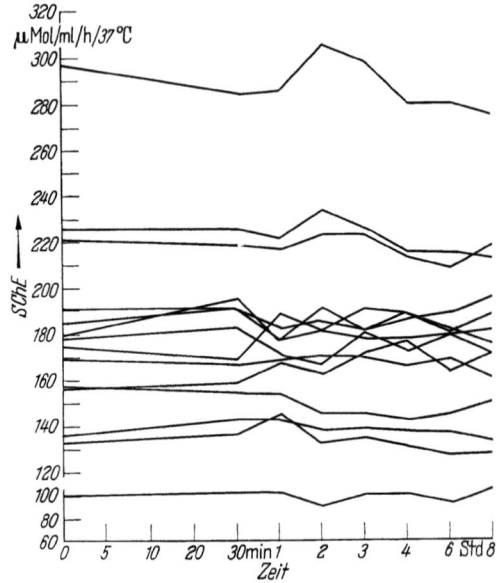

Abb. 2: Verlauf der Serumcholinesterase-Aktivität im Anschluß an eine Narkose mit 500 mg Propanidid (14 Vp).

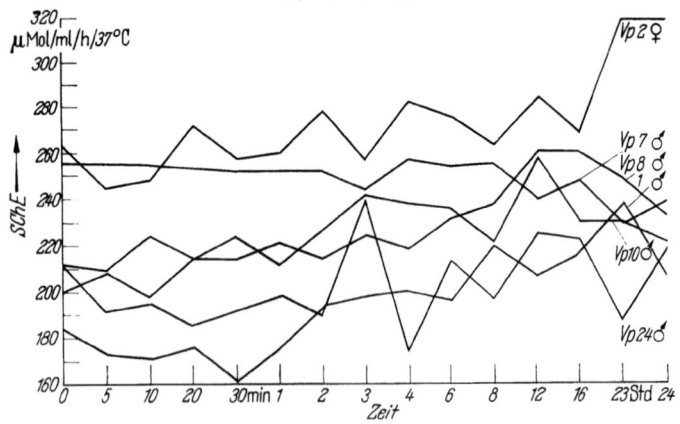

Abb. 3: Verlauf der Serumcholinesterase-Aktivität im Anschluß an eine Thiobarbituratnarkose (500 mg) bei 6 Versuchspersonen.

Nachdem die im Serum normalerweise vorkommenden Esterasen, nämlich die aromatische Esterase und die Cholinesterasen [5, 15],

Untersuchungen über das Ultrakurznarkotikum Propanidid usw. 257

keinen Extinktionsabfall verursachten, wurde in weiteren 4 Gruppen versucht, die Beteiligung der Gewebsesterasen aus dem Vollblut an der Inaktivierung von Propanidid auf folgende Weise zu prüfen, wobei der Untersuchungsgang bei allen Gruppen im Prinzip der gleiche war (Tab. IV–VII): sofort bei der Blutentnahme wurde der jeweilige Ansatz (Spalten 2), der sich bereits in der Spritze befand, mit Frischblut 1:1 verdünnt und gut durchmischt. Daraufhin wurde der Sprizeninhalt auf 5 Röhrchen verteilt, in verschiedenen Zeitabständen (Spalten 3) 2 Minuten bei ca. 4000 U/min zentrifugiert und im Überstand die Extinktion gemessen. Die Spalten 6 zeigen, daß bei wiederholten Extinktionsmessungen bis zu 3 Minuten kein weiterer Abfall zu verzeichnen war.

Bei Gruppe 2 erfolgte der Ansatz mit Nativblut. In Spalte 5 der Tabelle IV ist der mit zunehmender Zeitdauer der Einwirkung des Blutes fortschreitende Extinktionsabfall zu erkennen.

Tabelle 4 (Gruppe 2)

Röhr-chen	Art der Probe	Zeitlicher Abstand in Min. zwischen Blutentn. und Beginn des Zentrifugierens	Dauer des Zentrifugierens in Min.	Extinktionen von Propanidid bei 280 mμ	Extinktions-abfall innerhalb 3 Min.
1	Propanidid (0,2 mg/ml) + Nativblut 1:1	2	2	0,244	0
2	,,	4	2	0,197	0
3	,,	6	2	0,164	0
4	,,	8	2	0,108	0
5	,,	10	2	0,003	0

Bei Gruppe 3 erfolgte der Ansatz von Propanidid mit Zitratblut. Natriumzitrat verhindert durch Blockade der Ca-Ionen die Blutgerinnung. Das Ergebnis zeigt die Tabelle 5. Auf Grund der Extinktionswerte, deren Schwankungen innerhalb der Meßfehlerbreite

Tabelle 5 (Gruppe 3)

Röhr-chen	Art der Probe	Zeitlicher Abstand in Min. zwischen Blutentn. und Beginn des Zentrifugierens	Dauer des Zentrifugierens in Min.	Extinktionen von Propanidid bei 280 mμ	Extinktions-abfall innerhalb 3 Min.
1	Propanidid (0,2 mg/ml) + Zitratblut 1:1	2	2	0,179	0
2	,,	4	2	0,175	0
3	,,	6	2	0,177	0
4	,,	8	2	0,180	0
5	,,	10	2	0,176	0

liegen, kann man schließen, daß hier keine Abnahme der meßbaren Substanzen stattfand.

Dagegen zeigen die Extinktionen der Gruppe 4 (Tabelle 6), bei der Propanidid mit heparinisiertem Blut vermischt wurde, eine hohe Verschwinderate. Sie ist sogar größer als in der Gruppe 5, bei der Propanidid in hämolysiertem Blut unter denselben Bedingungen wie in Gruppe 4 untersucht wurde (Tab. 7).

Tabelle 6 (Gruppe 4)

Röhr-chen	Art der Probe	Zeitlicher Abstand in Min. zwischen Blutentn. und Beginn des Zentrifugierens	Dauer des Zentrifugie-rens in Min.	Extinktion von Propa-nidid bei 280 mμ	Extinktions-abfall innerhalb 3 Min.
1	Propanidid (0,2 mg/ml) + heparinisiertes Blut 1:1	2	2	0,568	0
2	,,	4	2	0,428	0
3	,,	6	2	0,194	0
4	,,	8	2	0,114	0
5	,,	10	2	0,084	0

Tabelle 7 (Gruppe 5)

Röhr-chen	Art der Probe	Zeitlicher Abstand in Min. zwischen Blutentn. und Beginn des Zentrifugierens	Dauer des Zentrifugie-rens in Min.	Extinktion von Propa-nidid bei 280 mμ	Extinktions-abfall innerhalb 3 Min.
1	Propanidid (0,2 mg/ml) + Aqua bidest. + heparinisiertes Blut 1:1:2	2	2	0,362	0
2	,,	4	2	0,391	0
3	,,	6	2	0,327	0
4	,,	8	2	0,248	0
5	,,	10	2	0,291	0

In Abb. 4 sind die verschiedenen Extinktionswerte bei den in-vitro-Untersuchungen unter Berücksichtigung des Zeitfaktors graphisch dargestellt. Überträgt man diese in vitro gewonnenen Resultate auf die Verhältnisse in vivo, so ergeben sich folgende Deutungsmöglichkeiten:

1. Propanidid erfährt anscheinend während der Narkose durch die normalerweise im Serum vorkommenden Esterasen (aromatische-

Untersuchungen über das Ultrakurznarkotikum Propanidid usw. 259

und Cholinesterasen) keinen erfaßbaren Abbau, zumindest ist kein Extinktionsabfall bei 280 mμ in vitro innerhalb 6 Minuten festzustellen.

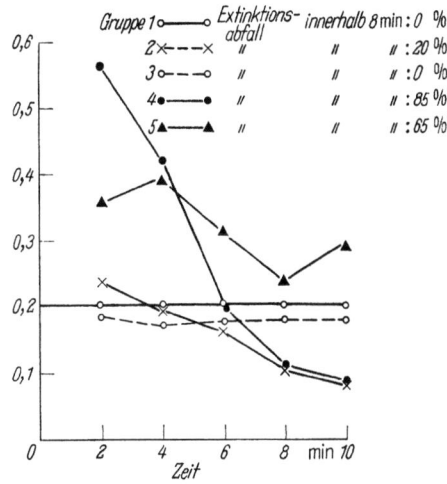

Abb. 4: Grafische Darstellung des Extinktionsverlaufes bei den in-vitro-Versuchen innerhalb 10 Minuten.

2. Propanidid wird wahrscheinlich im menschlichen Blut durch unspezifische Gewebsesterasen hydrolysiert, die vorwiegend aus den Blutzellen, insbesondere aus den Thrombozyten, stammen. In Frage kommen dafür die A-, B- und C-Esterasen. Von diesen dürfte die A-Esterase, die vor allem Karboxylester spaltet, den Hauptanteil beim Abbau von Propanidid leisten, da dieses Enzym durch Kalzium-Ionen aktiviert bzw. durch deren Entzug gehemmt wird [15]. Dadurch werden auch die Untersuchungsergebnisse im Zitrat-, Nativ- und heparinisierten Blut verständlich, denn im ersten fehlen die Ca-Ionen, nicht dagegen in den beiden anderen. Außerdem hat Natrium-Zitrat im Gegensatz zu Heparin einen gewissen zellstabilisierenden Effekt, weshalb der Austritt der Gewebsesterasen durch die Zellmembranen in das Serum nicht in dem Maße möglich ist, wie bei den in vitro sofort einsetzenden nekrobiotischen Vorgängen an den zellulären Bestandteilen des Nativ- oder heparinisierten Blutes. Inwiefern durch die Hämolyse die Aktivität der A-Esterase beeinflußt wird, entzieht sich unserer Kenntnis. Auch die von WIRTH und HOFFMEISTER [16] durchgeführten Untersuchungen mit der organischen Phosphorsäureverbindung Paraoxon, die nur die Cholinesterasen und

die Aliesterasen (B-Esterasen) hemmt, weisen auf eine Beteiligung organophosphatresistenter Esterasen an der Spaltung von Propanidid hin, zumal einige von den A-Esterasen sogar für die Hydrolyse von Paraoxon und DFP verantwortlich sind. Durch Verabreichung von Paraoxon war nämlich keine wesentliche Verlängerung der Propanididwirkung bei den Versuchstieren zu beobachten.

3. Eine weitere Möglichkeit der Erklärung für den starken Extinktionsabfall des bei 280 mμ meßbaren Phenylessigsäurederivates bei den Untersuchungen von Nativ- und heparinisertem Blut ist das Abwandern von Propanidid bzw. dessen Haupthydrolyseproduktes [3-Methoxy-4-(N,N-Diäthylcarbamidomethoxy-)phenylessigsäure] aus dem Serum in die Zellen des Blutes, worauf vor allem die Untersuchungsergebnisse von Duhm und Mitarb. [5] hinweisen. Diese Tatsache spricht für eine hohe Lipoidlöslichkeit von Propanidid.

Die Untersuchungen in vivo mit dem spezifischen ChE-Hemmer Neostigmin lassen erkennen, daß das für die Inaktivierung des Narkotikums in Frage kommende Enzymsystem kaum tangiert wird, was aus den Mittelwertskurven der Schlaftiefe von Propanidid-Narkosen mit und ohne Neostigmin hervorgeht (Abb. 6a, c, d).

Eine wesentliche Verlängerung der Narkosedauer nach Propanidid beim Vorliegen von SChE-Varianten ist selbst z. B. bei der Anenzymie der SChE (2, 13) nicht zu erwarten.

4. Die Diskrepanz der Cholinesterasehemmung in vitro und in vivo ist wahrscheinlich so zu interpretieren, daß bereits nach der ersten kapillaren Passage in den großen parenchymatösen Organen und in den Blutzellen Propanidid durch die Gewebsesterasen so rasch inaktiv wird, daß der inhibitorische Effekt nicht mehr zur Geltung kommt.

5. Ein Versagen der Narkose mit Propanidid ist auf eine übermäßig hohe unspezifische Esteraseaktivität, die wohl vor allem die A-Esterase betrifft, zurückzuführen.

Bei unseren Untersuchungen während der Narkose sowie im postnarkotischen Verlauf hat sich neben den subjektiven Äußerungen bzw. Reaktionen die fortlaufende EEG-Kontrolle als eine objektive Untersuchungsmethode [3] bewährt. Wie die 19 Narkosen nach 500 mg Propanidid und auch die 12 Kombinationsnarkosen von Propanidid + Halothan gezeigt haben, war der Verlauf bei allen Narkosen fast gleich und entspricht den klinischen Beobachtungen anderer Prüfer (Zindler, Harrfeldt).

Die EEG-Kurven der Nachmittagsstunden lassen im Vergleich mit den Thiobutabarbitalnarkosen charakteristische Unterschiede erkennen. EEG-Muster der Versuchsperson 21 sollen den Unterschied

Untersuchungen über das Ultrakurznarkotikum Propanidid usw. 261

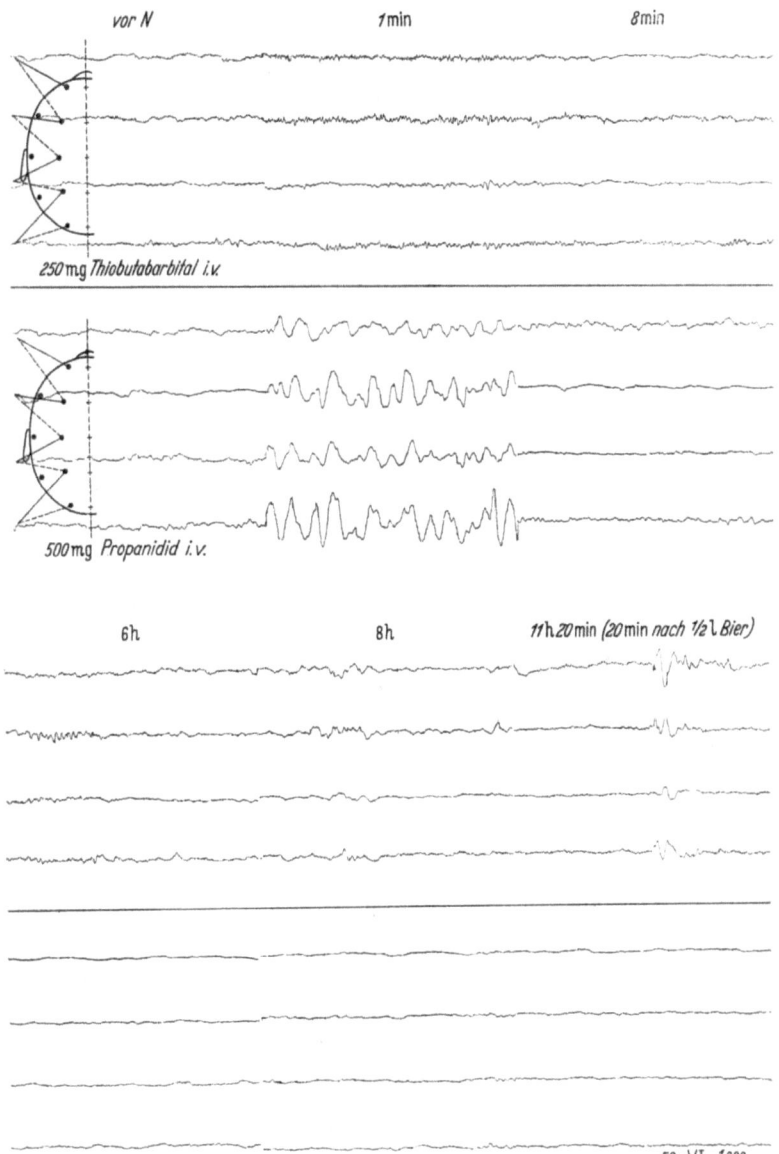

Abb. 5: EEG-Muster bei Vp 21 während und nach einer Thiobarbiturat- und einer Propanidid-Narkose zum Vergleich.

zwischen der intravenösen Narkose mit 250 mg Thiobutabarbital und 500 mg Propanidid demonstrieren (Abb. 5).

Das Ausgangsverhalten vor der Narkose zeigt keine erheblichen Unterschiede. Eine Minute nach Injektionsbeginn ist im Wirkungsmaximum nach Thiobutabarbital eine kleine rasche Tätigkeit von etwa 16 Sekunden, nach Propanidid dagegen hohe unregelmäßige

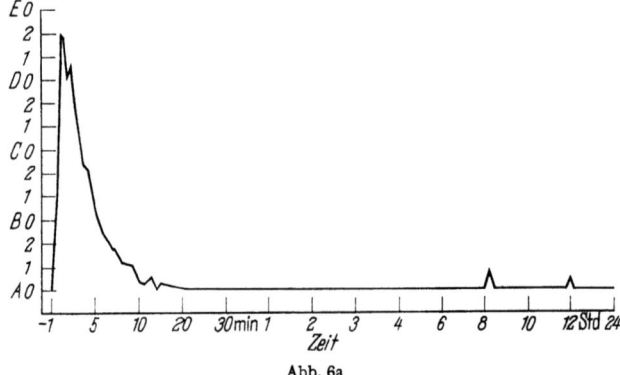

Abb. 6a

Abb. 6a—c: Mittelwertskurven der Schlaftiefe nach Narkosen mit a) 500 mg Propanidid; b) 500 mg Propanidid + Halothan (1%; 10 min); c) 500 mg Propanidid nach Neostigmin (0,5 mg).

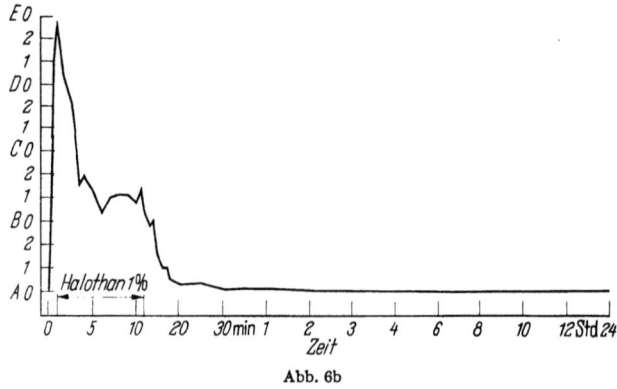

Abb. 6b

langsame Tätigkeit erkennbar. 8 Minuten nach der Injektion besteht bei Thiobutabarbital nur mehr eine kleinere rasche Tätigkeit, nach Propanidid ist die Kurve dem Ausgangsverhalten angeglichen. 6 Stunden nach der Barbituratnarkose sind wechselnde Schlafstadien mit Sigmarhythmen und angedeuteten kleinen Vertexwellen zu sehen, wogegen das EEG nach Propanidid für die Dauer der ganzen weiteren

Untersuchungen über das Ultrakurznarkotikum Propanidid usw. 263

Ableitung dem Ausgangsverhalten ähnlich ist. 8 Stunden nach der Barbituratnarkose bestehen leichte Schlafstadien mit höheren wechselnden 4–5/Sekunden-Wellen. 11 Stunden 20 Minuten nach Thiobutabarbital (20 Minuten nach Trinken von $^{1}/_{2}$ l Bier) zeigt die Kurve bei klinischen Erscheinungen von Volltrunkenheit paroxysmale kurze Gruppen von generalisierten Thetawellen, wogegen die Tätigkeit

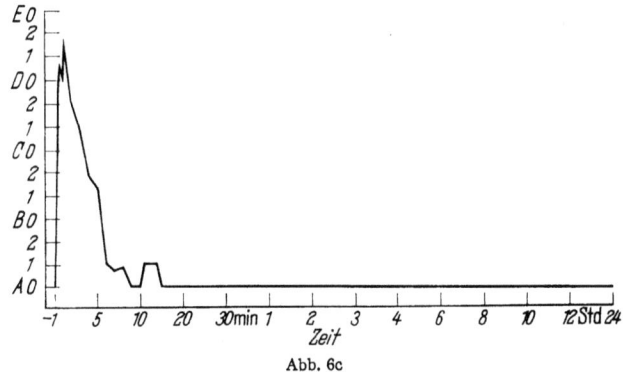

Abb. 6c

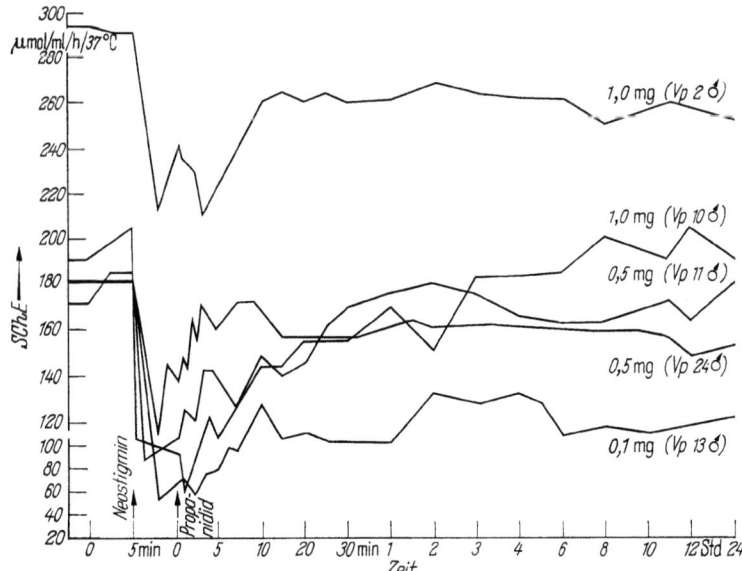

Abb. 6d: Tagesprofil der SChE-Aktivität bei 5 Versuchspersonen nach Hemmung des Enzyms durch Neostigmin und anschließender Propanididnarkose (500 mg).

nach Propanidid unbeeinflußt bleibt. Mit anderen Worten gesagt, die Versuchsperson fiel nach Thiobutabarbital mehrmals wieder in Schlaf und war nach dem Genuß von $^{1}/_{2}$ l Bier 12 Stunden nach der Narkose volltrunken und unfähig, allein zu gehen. Im Gegensatz dazu

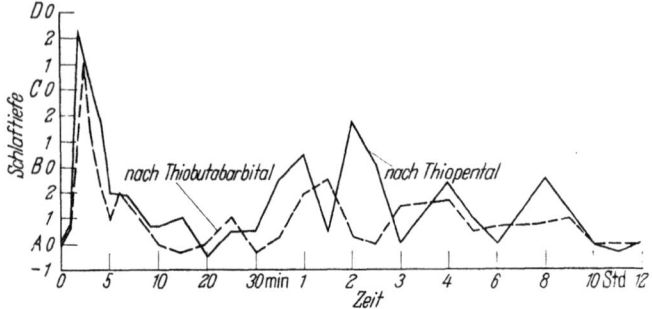

Abb. 7: Mittelwertskurven der Schlaftiefe nach Narkosen mit 250 mg Thiobutabarbital (— — —) bzw. 250 mg Thiopental (———).

fühlte sie sich wenige Minuten nach der Kurznarkose mit Propanidid subjektiv wieder wohl, und auch objektiv ließen sich im EEG in den Nachmittagsstunden keinerlei Ermüdungszeichen erkennen. Nach Genuß von $^{1}/_{2}$ l Bier waren keine Besonderheiten feststellbar.

Daß bei der Versuchsperson 21 der Verlauf nach Thiobutabarbital und nach Propanidid kein außergewöhnlicher ist, wird anhand der Mittelwertskurven der Schlaftiefe (Abb. 6a—c) deutlich. Abgesehen von der 10 Minuten anhaltenden Beta-Tätigkeit bei der Kombinationsnarkose mit Halothan und einer kaum erkennbaren Verlängerung ($^{1}/_{2}$ Minute) des Narkosestadiums bei Kombination mit Neostigmin waren nach Injektionsbeginn von Propanidid von der 10. bis 15. Minute an bei keinem Versuch Schlafstadien zu erkennen. Im Gegensatz dazu bestanden nach Thiobutabarbital (Abb. 7) wiederholt auftretende Ermüdungsstadien, die teilweise sogar in Schlafstadien übergingen. Besonders eindrucksvoll waren sie in den Nachmittagsstunden nach Mahlzeiten [3]. Die EEG-Kontrollen nach Genuß einer geringen Menge Alkohol zeigen, daß ein potenzierender Effekt 12 Stunden nach 250 mg bzw. 24 Stunden nach 500 mg Thiobarbiturat vorhanden ist. 12 Stunden nach der Propanidid-Narkose zeigte sich dagegen bei Alkoholgenuß keine Veränderung im EEG.

Bei den diagnostischen Tests zur Prüfung der Reaktionslage im Hinblick auf die Straßenverkehrsfähigkeit konnten die in der Tabelle 8 aufgeführten Ergebnisse gefunden werden. Es fällt auf, daß 30 Minuten nach Narkosebeginn bei sämtlichen Methoden doch eine

Untersuchungen über das Ultrakurznarkotikum Propanidid usw. 265

deutliche Einschränkung der Reaktionsfähigkeit, der Planungsübersicht, der sensomotorischen Anpassungsfähigkeit und des allgemeinen Leistungsvermögens bestand, daß jedoch nach 2 Stunden im Gegensatz zu den Barbituratnarkosen die Ausgangslage wieder erreicht wurde. Der bei den anderen Prüfungen sehr bewährte KLT-Rechentest nach DÜKER wurde aus zeitlichen Gründen nicht durchgeführt. Im Ganzen gesehen konnten wir jedoch die von anderen Prüfern mitgeteilten Ergebnisse (KLEBELSBERG und STEINBEREITHNER [10], KREUSCHER) bestätigen. Auf Grund unserer Testuntersuchungen können wir eine Rückkehr zur vollen Reaktionsfähigkeit in der zweiten Stunde nach Narkosebeginn mit Propanidid annehmen. 12 Stunden nach einer Kurznarkose mit Propanidid und nach zusätzlichem Biergenuß (½ l) war ein vermindertes Leistungsvermögen in keinem Falle nachweisbar. Hier bestand ein wesentlicher Unterschied gegenüber den Barbituratnarkosen: Einige Versuchspersonen wurden durch Trinken von ½ l Bier 12 Stunden nach einer Barbituratnarkose volltrunken.

Die Daten der Kreislaufanalysen sind in der Abb. 8 als Schema und in der Tabelle 9 einzeln aufgeführt. Dabei fällt zunächst der etwa nach einer Kreislaufzeit auftretende sprunghafte Frequenzanstieg auf. Der Anstieg des Herzminutenvolumens ist ausschließlich hierdurch bedingt, da das Schlagvolumen sogar abnimmt. Bei nur mäßigen Änderungen des arteriellen Druckes sinkt der periphere Gesamtwiderstand in der akuten Phase um etwa 20%. Diese Veränderungen sind nur flüchtig. Bei den Kontrollen wenige

Tabelle 8

Narkose	Zahlentest						Labyrinth						Track-Tracer					
	leer	30'	2 h	4 h	8 h	11h** (nach Bier)	leer	30'	2 h	4 h	8 h	11h** (nach Bier)	leer	30'	2 h	4 h	8 h	11h** (nach Bier)
Propanidid	37,8	35,9	34,9	36,6	37	36,6	26,3	24	25	26	26	25	29,8	26,9	28,9	29	28,6	29,4
Propanidid + Halothan	38	35,9	36,9	37,7	38,8	37,5	26,8	26,6	27,8	27	28,3	26,8	29,9	29	29,8	29,9	29,7	29,6
Neostigmin + Propanidid	37,1	33,9	36,3	37,3	35,8	39,5	27,5	26	26	29	27,9	28,2	30,2	25,9	29,8	28,6	29,6	29,6

Minuten nach der Narkose haben Frequenz, Herzminutenvolumen und Schlagvolumen, arterieller Druck sowie peripherer Gesamtwiderstand etwa den Ausgangswert wieder erreicht oder überschritten (Versuchsperson 8 und 15). Bei der Versuchsperson 15

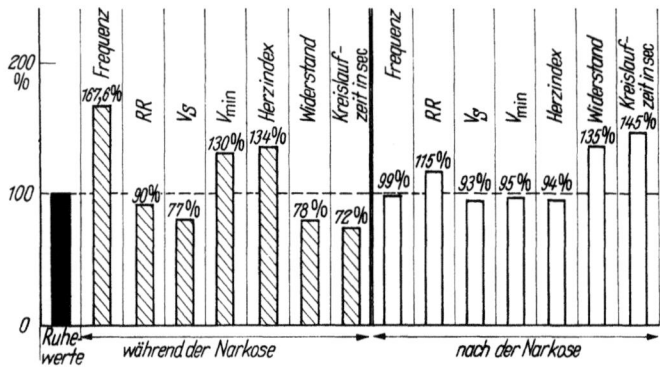

Abb. 8: Prozentuale Änderung der Kreislaufgrößen bei Vp 2 während und nach einer Narkose mit 500 mg Propanidid

konnte der Farbstoff erst 3 Minuten nach der Injektion von Propanidid gespritzt werden. Die geringen Änderungen bei dieser Person unterstreichen die außerordentlich kurze Dauer der Kreislaufumstellung.

Vergleicht man die ballisto-kardiographischen Untersuchungen von EGER und Mitarb. [6] bei Narkosen mit G 29 505 bzw. Estil mit gleichartigen Untersuchungen bei Propanidid, so besteht nicht nur qualitativ sondern auch quantitativ eine weitgehende Übereinstimmung, was bei der nahen chemischen Verwandtschaft der beiden Stoffe verständlich ist. Der Vergleich der Ballisto-Kardiographie mit den dye-dilution-Untersuchungen zeigt dagegen deutliche Unterschiede. Das Schlagvolumen, mit der Farbstoffmethode bestimmt, wurde während der Narkose um etwa 25% erniedrigt und mit der ballistokardiographischen Methode 80—90% erhöht gefunden. Die übrigen Kreislaufgrößen sind bei unseren Untersuchungen zwar gleichartig, aber außer der Frequenz um einen wesentlich geringeren Betrag verändert. Wir glauben nicht, daß dies nur dadurch bedingt ist, daß bei der Farbstoffmethode die Messung nicht immer auf dem flüchtigen Höhepunkt der Veränderung gelingt. Wahrscheinlich würde sich genau am Gipfelpunkt des Frequenzanstieges eine um etwa 20% stärkere Veränderung des Minutenvolumens ergeben. An den ballisto-kardiographischen Untersuchungsergebnissen mit Propanidid wurden von Physiologen Zweifel geäußert, besonders was die starken Veränderungen des Schlagvolumens betrifft. Wir sind der

Ansicht, daß die Ergebnisse mit der Farbstoffmethode den wahren Verhältnissen nahe kommen. Die von uns gegebene Atropin-Prämedikation dürfte in der Dosierung von 0,5 mg keine wesentlichen Abweichungen bringen. Gegenüber den erwähnten früheren Untersuchungen ergibt sich also ein günstigeres Bild, was die Herz- und

Tabelle 9

			Vp 2	Vp 8	Vp 15
Frequenz min	vor während nach	} Narkose	68 114 (max. 136) 67	60 114 53	68 78 72
Blutdruck (mm Hg)	vor während nach	} Narkose	118/87 111/72 138/87	115/65 125/75 115/65	130/70 126/74 132/77
VS ml	vor während nach	} Narkose	99 76 92	80 61 93	92 94 107
Vmin Liter	vor während nach	} Narkose	6,7 8,7 6,2	4,8 6,9 4,9	⌈6,3 ⌊7,3 7,7
Herzindex $\left(\dfrac{Vmin}{m^2 \text{ K. O.}}\right)$ Liter	vor während nach	} Narkose	3,5 4,7 3,3	2,4 3,5 2,5	3,3 3,8 4,0
Periph. Gesamtwiderstand	vor während nach	} Narkose	1000 780 1350	1400 1070 1320	1200 985 980
Mittlere Kreislaufzeit (V. cub.-A. brach.)	vor während nach	} Narkose	27,2 19,5 39,4	36,3 18,0 37,4	38 19 25

Kreislaufbelastung durch eine Propanidid-Narkose betrifft. Eine gewisse Zurückhaltung bei Herzkranken ist wegen des fast schlagartigen Auftretens dieser Veränderungen geboten. Doch soll nach einigen Untersuchern die koronare Durchströmung während der akuten Phase zunehmen.

Zusammenfassung

Von Propanidid wurde seine Eigenschaft als echtes Kurznarkotikum, seine Wirkung auf den Kreislauf sowie in vivo und in vitro das Verhalten der Esterasen, insbesondere der Serumcholinesterase überprüft.

Die unterschiedliche Hemmung der Serumcholinesterase in vivo und in vitro zeigt, daß die Inaktivierung bereits nach einer Kreislaufpassage weitgehend erfolgt ist. Die Serumcholinesterase ist dabei nicht nennenswert beteiligt.

Kreislaufanalysen mit der Farbstoffmethode wurden an 3 Personen vorgenommen. Die Ergebnisse dieser Kreislaufanalysen sind gegenüber den bisher vorliegenden ballisto-kardiographischen Untersuchungen im Hinblick auf die Herz-Kreislaufbelastung günstiger, die Zunahme des Minutenvolumens beträgt bei mäßiger Abnahme des Schlagvolumens 30–50% vom Ausgangswert.

Die Eignung des Propanidid als Kurznarkotikum wurde durch EEG-Kontrollen bis 12 Stunden nach Narkosebeginn, psychodiagnostische Tests und Alkoholbelastung 12 Stunden nach Narkose geprüft. Spätestens 15 Minuten nach kurzen, tiefen Narkosestadien wird der Ausgangswert im EEG wieder erreicht. Mit psychodiagnostischen Tests wurde ab der zweiten Stunde nach Narkosebeginn eine weitgehende Rückkehr zum Ausgangsverhalten wieder erreicht.

Propanidid erwies sich bei unseren Untersuchungen an Menschen als ein echtes Kurznarkotikum.

Literatur

1. CHAPUIS, F.: Der Labyrinth-Test. Verlag Hans Huber, Bern (1959).
2. DOENICKE, A., TH. GÜRTNER, G. KREUTZBERG, J. REMES, W. SPIESS and K. STEINBEREITHNER: Acta anaesth. Scand. **7**, 59 (1963).
3. DOENICKE, A. und J. KUGLER: Zentralblatt f. Verkehrs-Medizin **10**, (1964) im Druck.
4. DOENICKE, A. und W. SIGMUND: Mitt. d. Dtsch. Gesellsch. Verkehrsmedizin **14**, 92 (1963) Arzneimittel-Forsch. **14**, 907 (1964).
5. DUHM, B., W. MAUL, H. MEDENWALD, K. PATZSCHKE und L. A. WEGNER: Dieses Buch S. 78.
6. EGER, W., R. FREY, J. KRAMER und K. H. WEIS: Anaesthesist 11, 277 (1962).
7. HORATZ, K.: Anaesthesist **9**, 136 (1960).
8. KALOW, W. and K. GENEST: Canad. J. Biochem. Physiol. **35**, 339 (1957).
9. KALOW, W. and H. A. LINDSAY: Canad. J. Biochem. Physiol. **33**, 568 (1955).
10. KLEBELSBERG, D. und K. STEINBEREITHNER: Wien. klin. Wschr. **75**, 840 (1963).
11. KUGLER, J.: Elektroencephalographie in Klinik und Praxis. – Eine Einführung. Georg-Thieme-Verlag, Stuttgart (1963).
12. KUGLER, J. und R. FINCKH: Psychiat. Neurol. **143**, 45 (1962).
13. LIDELL, J., H. LEHMANN and E. SILK: Nature, Lond. **193**, 561 (1962).
14. LOOMIS, A. L., E. N. HARVEY and G. A. HOBART: J. Neurophysiol. **1**, 413 (1938).
15. MARTON, A. V. and W. KALOW: Canad. J. Biochem. Physiol. **40**, 319 (1962).
16. WIRTH, W. und F. HOFFMEISTER: Dieses Buch S. 17.

Nierenfunktionsprüfung bei Anwendung von Propanidid

Von

J. van de Walle

Aus der Chirurg. Univ.-Klinik Löwen (Belgien)

Im Rahmen der Verträglichkeitsprüfung des Propanidid haben wir uns speziell mit der Verträglichkeit des Präparates für die Nierenfunktion befaßt.

In Ergänzung der tierexperimentellen Nierenfunktionsprüfung und der Nierenhistologie von LIEBEGOTT, haben wir zu Beginn bei 35 Patienten vor und nach der Verabreichung einer narkotischen Dosis von Propanidid 5%ig (von 6 bis 15 ml) sorgfältig den Urin untersucht, und zwar am ersten und dritten Tag nach der Narkose auf Zucker, Eiweiß und Sediment.

Außer zwei Fällen, bei denen am dritten Tag eine leichte Albuminurie beobachtet wurde, die spontan wieder verschwand, ergaben diese Untersuchungen keine Abweichungen von der Norm.

In der gleichen Reihe wurden 6 Harnstoff-Clearances durchgeführt. Irgendwelche Abweichungen von der Norm wurden auch hier nicht festgestellt. In einer weiteren Untersuchungs-Reihe wurden bei 5 Patienten, die Propanidid 5%ig erhalten hatten, Inulin- und P.A.H.-Clearances lege artis vor der Narkose und zwischen dem 6.–12. postoperativen Tag durchgeführt, und zwar folgendermaßen:

Die Patienten wurden gebeten, 12 Stunden vor der Untersuchung nichts mehr zu trinken.

Vor Beginn der Prüfung wurde der Urin mittels Katheter entnommen zwecks Untersuchung auf Eiweiß, Zucker, Konzentration und Sediment. Der Blasenkatheter blieb liegen für die Ausführung der Inulin- und P.A.H.-Clearance.

Diese wurde wie folgt vorgenommen:

Die Patienten wurden gebeten, 4–6 Gläser Wasser zu trinken. Darauf wurde eine „priming dosis" Inulin und P.A.H. injiziert, anschließend erfolgte eine Dauerinfusion dieser Substanzen in physiologischer Kochsalzlösung.

Vorher wurde Blut entnommen für den „blanco"-Nachweis.

Nach einer halben Stunde wurde die Blase entleert und dreimal mit 20 cm³ aqua dest. gespült.

Das Ende der letzten Spülung wurde als Anfang der ersten Sammelperiode bestimmt.

Jede Sammelperiode dauerte 10–15 Minuten.

In der Mitte jeder Sammelperiode wurde Blut entnommen für die Inulin- und P.A.H.-Bestimmung.

Ein paar Minuten vor dem Ende der Sammelperiode wurde die Blase entleert und wieder dreimal gespült.

Das Ende der letzten Spülung bedeutete das Ende der einen Sammelperiode und den Anfang der folgenden Periode.

Der gesammelte Harn wurde gemischt und gemessen; eine Probe wurde für die Inulin- und P.A.H.-Bestimmung entnommen.

Im allgemeinen wurden drei Sammelperioden vorgenommen.

Die Clearances wurden nach den üblichen Formeln berechnet:

$$\text{Clearances} = \frac{UV}{P} \text{ für jede Sammelperiode.}$$

Der Durchschnittswert der drei Sammelperioden wurde als endgültiges Resultat betrachtet.

Die Filtrationsfraktion (F.F.) galt als das Verhältnis:

$$\frac{\text{Inulin-Clearance}}{\text{P.A.H.-Clearance}}.$$

Da es sich hier um einen Vergleich von 2 Clearances bei denselben Personen handelte, wurde die Körperoberfläche nicht berücksichtigt.

Bei allen diesen Patienten wurden keine Abweichungen in der Clearance nach der Narkose beobachtet.

Aus diesen Untersuchungen dürfte hervorgehen, daß das Präparat Propanidid 5%ig in den üblichen narkotischen Dosen keinen schädlichen Einfluß auf das Nierenparenchym bzw. die renale Ausscheidung ausübt.

Zusammenfassung

Es wird über Urinuntersuchungen und weitere Nierenfunktionsprüfungen bei Patienten, die Propanidid-Narkosen erhalten haben, berichtet. Sowohl die Urinbefunde (Eiweiß, Zucker und Sediment) als auch die Harnstoff-, Inulin- und P.A.H.-Clearance-Befunde waren normal. Es wurden keine Abweichungen in der Clearance nach der Narkose beobachtet. Aus diesen Untersuchungen dürfte hervorgehen, daß das Präparat Propanidid 5%ig in den üblichen narkotischen Dosen keinen schädlichen Einfluß auf das Nierenparenchym bzw. die renale Ausscheidung ausübt.

Summary

An account is presented of urine examinations and other kidney function tests in patients in whom anaesthesia was produced with propanidide. Urinary findings (protein, sugar and sediment) as well as urea, inulin and P.A.H. clearance were normal. There were no post-anaesthetic deviations of the clearance values. These findings suggest that Propanidid 5% in the usual anaesthetic dosage has no adverse effect on either the renal parenchyma or renal excretion.

EEG-Befunde
bei der Anwendung von Propanidid

Von

W. Bushart und P. Rittmeyer

Aus der Neurologischen Universitätsklinik Hamburg-Eppendorf
(Direktor: Prof. Dr. Dr. R. JANZEN)
und der Anästhesieabteilung der Chirurgischen Universitätsklinik
Hamburg-Eppendorf (Vorsteher: Prof. Dr. K. HORATZ)

In der Chirurgischen Universitätsklinik Eppendorf haben wir im November und Dezember 1963 22 Patienten einer EEG-Studie vor, während und nach einer Narkose mit Propanidid unterzogen. Die Kurven wurden während operativer Eingriffe der kleinen Chirurgie abgeleitet, wie Ösophagoskopie mit Probeexzision (im Unterschied zu H. L'ALLEMAND und D. LANGREHR ohne Succinylrelaxation), Reposition von Luxationen und Frakturen, Eröffnung eines Schweißdrüsenabszesses und Gelenkmobilisation. In 10 Fällen diente Propanidid nur als Einleitungsnarkose, auf Tabelle 1 mit E bezeichnet.

Um verläßliche Ausgangspositionen zu besitzen, haben wir jeden Patienten schon vor Beginn der Narkose hirnelektrisch untersucht. In der Regel fand sich Alpha-Tätigkeit, dreimal ein Beta-Wellen-EEG, einmal ein Niederspannungs-EEG. Geringgradige Allgemeinveränderungen waren erklärt durch eine besondere Stoffwechselsituation, durch Folgen eines Schädelhirntraumas oder durch Allgemeinfaktoren, z. B. das Alter der

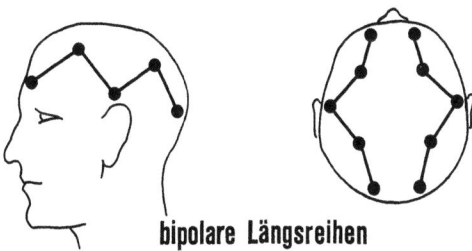

bipolare Längsreihen

frontal - präzentral - temporal - parietal - occipital

————————— Ableitungsschema —————————

Abb. 1.

Untersuchten. Das Körpergewicht konnten wir leider nicht in allen Fällen ermitteln. Näheres zur Klinik und zur Art des Eingriffes ist Tabelle 1 zu entnehmen.

Tabelle 1
Klinische Befunde

Lfd. Nr.	Alter J. Geschl.	Gew. kg	Diagnose	Besonderheiten	Art des Eingriffs
I	43 ♂		Calcan.-Fraktur	Hirntrauma	Reposition E
II	38 ♀		U-schenkel-Fr.	Diabetes	Resektion E
III	68 ♂		Magen-Tu.	leichte Anämie	,, E
IV	71 ♂	72	Magen-Ca	Anämie	Lap. expl. E
V	56 ♂	74	Bronchus-Ca	∅	Lobektomie E
VI	30 ♂	70	U-schenkel-Fr.	∅	Reposition E
VII	30 ♀	70	Ischio-rect. Fistel	∅	Exzision E
VIII	64 ♀	58	Schenkelhals-Fr.	∅	Nagelung E
IX	57 ♂	58,3	Ösophagus-Tu	reduziert. AZ, Anämie	Ösophagoskopie
X	41 ♂	58	U-schenkel-Fr.	∅	Reposition E
XI	57 ♀	58,3	Ösophagus-Tu.	reduzierter AZ.	Ösophagoskopie
XII	65 ♀		Hautneoplasie	,,	Transplantation E
XIII	25 ♂	48	Fistel n. Cardiaresektion	stark reduzierter AZ.	Ösophagoskopie
XIV	39 ♂	75	Abszeß	∅	Spaltung
XV	42 ♂		Knöchel-Fraktur	∅	Reposition
XVI	65 ♀		Radius-Fraktur	∅	,,
XVII	67 ♀	60	,,	∅	,,
XVIII	42 ♀		,,	∅	,,
XIX	26 ♂	75	Schulterluxation	∅	,,
XX	49 ♂	90	,,	∅	,,
XXI	61 ♀	60	Radius-Fraktur	∅	,,
XXII	56 ♀	60	,,	∅	,,
XXIII	27 ♀	50	Z. n. Arthrotomie	∅	Mobilisation

E = Narkoseeinleitung

EEG-Befunde bei der Anwendung von Propanidid

Tabelle 2 Ableitungsdauer der EEG in Minuten

Pat.	I	II	III	IV	V	VI	VII	VIII	IX	X	XI	XII	XIII	XIV	XV	XVI	XVII	XVIII	XIX	XX	XXI	XXII
Vor Narkose	5	6	2	8	15	4	3	1½	4	20	6	3	4	3½	4	2½	5½	9	1	2	1½	5½
Nach Injektion von Propanidid	8	9	5	3	2	5	6	4	13	5	14	5	19	4½	34	8½	11½	15	15½	13	10½	8½
Insgesamt Minuten	13	15	7	11	17	9	9	5½	17	25	20	8	23	8	38	11	17	24	16½	15	12	14
Fortführung nach Wechsel des Narkotikums (Propanidid Einleitung)						2½	7	2½		1		3										
Ende der Ableitung nach Minuten		23	27		28	11½	16	8		26		11										

Aus der Situation im Behandlungsraum heraus mit der drängenden Zeit und den chirurgischen Erfordernissen waren wir gezwungen, uns manchmal mit einer verhältnismäßig kurzen Ableitezeit nach Beginn der Narkosewirkung zu begnügen (Tabelle 2).

Die kürzeste Dauer betrug 2 Minuten, die längste 34 Minuten, in der Mehrzahl der Fälle bewegte sich diese Zeit zwischen 5 und 15 Minuten. Aus entsprechenden Gründen schwankt die Gesamtdauer der Ableitungen zwischen 5½ bis 38 Minuten, die Fortsetzung der Ableitung nach Wechsel des Narkotikums nicht gerechnet. Als Einleitung zu längerdauernden Narkosen haben wir Propanidid weniger deshalb benützt, um seine diesbezügliche Eignung zu überprüfen, als um weitere Fälle für unsere Untersuchungen zu gewinnen.

Abgeleitet wurde mit einem Schwarzer-Gerät auf 8 Kanälen in bipolarer Technik. Die 10 in symmetrischer Anordnung über der Kopfschwarte verteilten Elektrodenpaare waren folgendermaßen angeordnet (Abb. 1): frontal, präzentral, temporal Mitte, parietal, occipital, mit Elektrodenabständen von etwa 5 cm.

Die Zahl der Ableitungen bei den einzelnen Untersuchten und deren zeitliche Reihenfolge gehen aus Tabelle 3 hervor. Bei 10 Patienten konnte eine Nachuntersuchung 2 bis 3 Stunden nach der Narkose vorgenommen werden, bei einem Patienten eine Kontrolle noch nach 24 Stunden.

Sämtliche Eingriffe der kleinen Chirurgie wurden beendet, ohne daß die amnestische Phase überschritten worden wäre, obwohl der eine oder andere

Patient schon während des Eingriffes unruhig wurde und sich dem Eingriff zu entziehen suchte. Trotzdem fehlte beim anschließenden Befragen jede Erinnerung an den Eingriff. Gegebenenfalls mußten wir unsere durchschnittliche Dosis von 0,5 g Propanidid erhöhen bis auf maximal 1,0 g und so die Narkose verlängern, ohne daß wir Nachteile für die Patienten gesehen hätten. Die zeitliche Verteilung der Injektionen und die jeweilige Gesamtdosis veranschaulicht Tabelle 4. Bei 18 Patienten kamen

Tabelle 3 *Zahl und Verteilung der EEG-Untersuchungen*

Bei 22 Patienten insgesamt	33 EEG
davon	
Vor und 2–34 Minuten nach Propanidid-Injektion	22 EEG
2 Stunden nach der Narkose mit Propanidid	8 EEG
2,5 ,, ,, ,, ,, ,, ,,	1 EEG
3 ,, ,, ,, ,, ,, ,,	1 EEG
24 ,, ,, ,, ,, ,, ,,	1 EEG

Tabelle 4

Pat. Nr.	Erstinjektion	Nachinjektionen von Propanidid bei 5 Patienten							Gesamtdosis
		1. Min.	2. Min.	3. Min.	4. Min.	5. Min.	6. Min.	7. Min.	
XI	0,5 g	2× 0,125 g				2×			0,75 g
XIII	0,25 g					0,5 g	0,125 g		1,0 g
XV	0,5 g			0,5 g					1,0 g
XIX	0,5 g							0,5 g	1,0 g
XX	0,5 g			0,5 g					1,0 g
17 Pat.	0,5 g								0,5 g
1 Pat IX	0,375 g								0,375 g

Tabelle 5

Menge des Präparates Propanidid je Narkose

0,375 g	0,5 g	0,75 g	1,0 g
1 Pat.	16 Pat.	1 Pat.	4 Pat.

wir mit einer Dosis von 0,375 g bis 0,5 g aus, 5 Patienten benötigten eine Nachinjektion. Die verabreichte absolute Menge des Präparates ist aus Tabelle 5 zu ersehen, die Dosis bezogen auf das kg Körpergewicht, also die relative Dosis, aus Tabelle 6.

Höhere Gesamtmengen des Präparates, nämlich 0,75 bis 1,0 g Propanidid, verlängerten erwartungsgemäß die Frist bis zur Normalisierung des EEG. Diese Korrelation gilt ebenso für die Dosis pro kg Körpergewicht: je höher diese war, desto länger dauerte die Rückbildung der

Veränderungen. Unverträglichkeitserscheinungen haben wir nicht gesehen. Nur einmal konnten wir $2^1/_2$ Stunden nach der Narkose noch verhältnismäßig hohe, spitz- und steilgeformte Alpha- und Beta-Aktivität nachweisen als Zeichen einer noch vorhandenen Medikamenteinwirkung. Der Allgemeinzustand der 57jährigen Frau (Patient IX), die 0,75 g Substanz, 13 mg pro kg, erhalten hatte, war reduziert. Bei allen übrigen Patienten, die wir 2 bis 3 Stunden nach dem Eingriff nachzuuntersuchen

Tabelle 6

Angewandte Dosis mg/kg Körpergewicht n = 19

mg 5,5–6,9	7,0–7,9	8,0–8,9	10–12,9	18–20,9
Pat. 7	2	4	4	2

Gelegenheit hatten, konnten wir stets wieder ein EEG registrieren wie vor der Narkose. Klinisch waren diese Patienten unauffällig. Untersuchungen über das psychophysische Verhalten durch RITTMEYER und andere haben diesen Eindruck im wesentlichen bestätigt. Der Patient mit der höchsten Dosis, 21 mg pro kg Körpergewicht, war zum Ende der Ableitung, 14 Minuten nach Narkosebeginn, noch benommen, das EEG noch nicht normal; 3 Stunden später waren EEG und Patient unauffällig (Patient XIII).

Die Fortsetzung der Narkose und die Operation haben bei einem Teil der Patienten eine EEG-Kontrolle 2 bis 3 Stunden nach der Propanidid-Narkose verhindert. In allen überwachbaren Fällen jedoch waren schon während der ersten Viertelstunde nach Beginn der EEG-Veränderungen, die gemeinsam mit der Hyperventilation einsetzten, die Kurven weitgehend wieder normal geworden oder hatten sich bereits normalisiert (Tabelle 7 und 8).

Die Patienten waren ansprechbar oder wach. Wie schon erwähnt, konnten wir die Narkosesymptome und die EEG-Veränderungen nach der Injektion über einen Zeitraum von 2 bis 34 Minuten hin verfolgen. Individuelle Faktoren, Injektionsgeschwindigkeit, Fraktionierung der Gesamtdosis (vergleiche Tabelle 4) und die Menge des Narkosemittels bewirkten variable klinische und hirnelektrische Verläufe. Auch bei anderen Drogen kennen wir individuell verschiedene Auswirkungen auf das EEG, so z. B. bei Beruhigungs- und Schmerzmitteln. Während die eine Gruppe von Untersuchten deutliche Veränderungen im EEG bietet, bleibt bei der anderen die normale Rindenaktivität erhalten, auch variiert die Art der EEG-Veränderungen beim einzelnen. Als variable Faktoren erwiesen sich weiterhin die mehr oder weniger starke initiale Hyperventilation, die Hypo- und Apnoe während der Narkose. In allen Fällen beobachteten wir eine initiale Hyperventilation von 10 bis 50 Sekunden Dauer; eine apnoische Pause von 10 bis 45 Sekunden Dauer jedoch noch nicht einmal bei der Hälfte der Untersuchten. Nicht selten sahen wir Muskelschauer, oft nur im EEG zu erkennen (Abb. 2), jedoch auch klinisch manifestes Zittern. Gähnen trat z. B. zwischen hyperventilatorischer und apnoischer Phase auf. Diese Phänomene, also Muskelschauer, Zittern, Gähnen und Schlucken, die kurz nach Beginn der Narkosewirkung einsetzten, möchten wir als zentral ausgelöst deuten im Unterschied zu Willkürbewegungen, die im allgemeinen erst später einsetzten.

Tabelle 7 läßt deutlich verschiedene zeitliche Maxima für die zentral ausgelösten Phänomene und für die wiederkehrende Willkürmotorik erkennen. Wahrscheinlich gibt es Übergänge zwischen unwillkürlichen und willkürlichen motorischen Äußerungen. So können Abwehrreaktionen

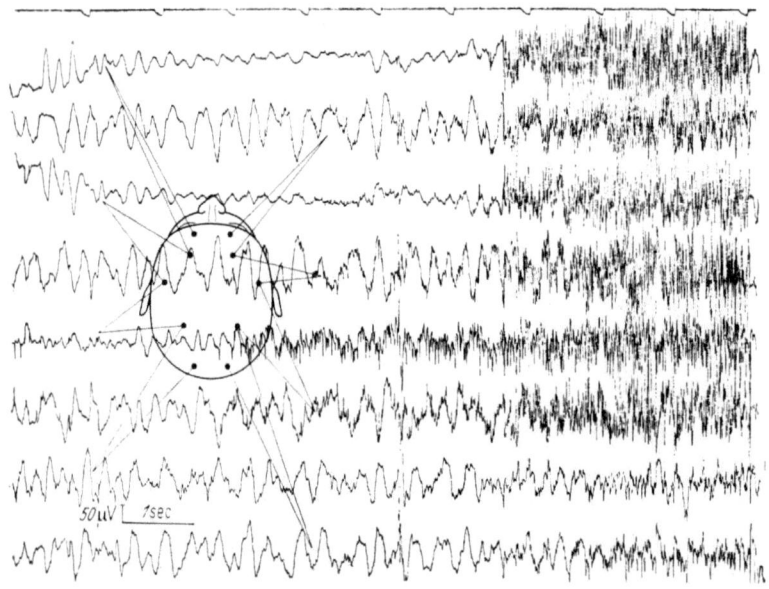

Abb. 2: Generalisierte Muskelaktivität (Muskelschauer). Die Seitendifferenz der Rindenaktivität ist artefiziell.

auf die Reize des Eingriffs hin, manchmal verkannt als Exzitationsstadium, mit abklingender Narkosewirkung in zunehmend bewußte motorische Reaktionen übergehen. Bei einem Patienten allerdings glauben wir eine spontane Exzitationsphase beobachtet zu haben (Patient XII). Die Annahme, die initiale Hyperventilation falle mit einer Exzitation zusammen (LANGREHR), scheint uns ebenso wenig haltbar wie jene einer mechanischen Ursache der nachfolgenden Apnoe (MUNDELEER). Daß sich die im EEG registrierten Muskelschauer von der sonst überlagernden Muskelaktivität unterscheiden, erweist der Umstand, daß die letzte fast stets mit Einsetzen der Narkose verschwand. Unsere Ergebnisse unterstreichen die Diskussionsbemerkung von ZINDLER, daß der Chirurg auf Bewegungen des Patienten vorbereitet sein und in einer bestimmten Zeit fertig sein muß. Die von ihm angegebene vorteilhafte Operationsdauer von 5 Minuten kommt der für unsere Narkosedosierung errechneten durchschnittlichen Dauer der erheblichen Abänderung des EEG von etwa 4 Minuten nahe, wie überhaupt die EEG-Veränderungen der Narkosetiefe parallel gehen. Sie bilden sich also auch verhältnismäßig rasch wieder zurück im Unterschied

Tabelle 7

Wiederkehr der Funktionen nach Propanidid-Injekt. 0,375–1 g

	EEG			Klinik		
	Normal	weitgehend normal	noch gering abgeändert	Muskelaktivität Zittern Gähnen	Bewegungen	reagiert wieder, Augenöffnen
1 Min.						
2 Min.			+	+++++	+	+ (0,25 g)
3 Min.				+++	+++	+
4 Min.	+	++	++	++	+	
5 Min.		+++	+			+++
6 Min.						++
7 Min.	+	++				++
8 Min.		+++				+++
9 Min.		++	+·			+
10 Min.						
11 Min.	+	++				
12 Min.		++				
13 Min.			+			
14 Min.		++				
15 Min. (1 × 36 Min.) ++		++				
von 22 Pat.: 5 EEG		14 EEG	6 EEG	10 Pat.	4 Pat.	12 Pat.
2–3 Std. später	+++++ ++++	+				wieder attent
von 10 Kontroll. 9 EEG		1 EEG				10 Pat.

Tabelle 8 *Ablauf der EEG-Veränderungen, 22 Patienten*

22 Pat.	Stad. der rasch sich entw. EEG-Veränd.		Stadium der maxim. Veränderungen					Stadium der Rückbildung der EEG-Veränderungen					Gesamtdauer erheblicher EEG-Veränderungen	normal nach bzw. Stand z. Ende d. Ableitung
	initial β	Übergangsstadium α/β/ϑ	δ	nur ϑ Maximum	Dauer der maximalen EEG-Veränderungen	maximale Spannungshöhe in μV	Spannungsabfall nach	ϑ/δ (α und β)	ϑ-Dominanz (α und β)	α-Dominanz steile hohe α (+ β und ϑ)	β-Dominanz steil, spitz, hoch (+ α und ϑ)		
I	1–2"	10"	33"		33"	100–120	40"	20"	30"	20"	70"	110"	3' weitgehend, Narkotikumwechsel
II	3"	4"	40"		40"	150–170	35"		90"	90"	90"	180"	15'
III	angedeut. 2"	angedeut. 7"	34"		34"	50– 70	60"	10"	5"	in Perioden 90"	angedeutet 50"	90"	7'
IV	5"	13"	40"		40"	50– 70	Narkotikum wechsel	60"				105"	11'
V	1"	4"	36"		36"	50–(100) Max. i. d. αβ-Phase	,,	110"	keine weiteren Stadien allmähliche Normalisierung			220"	Narkotikumwechsel
VI	2–3"	8"	42"		42"	250–300	30"	20"	30"		180"	130"	Narkotikumwechsel
VII	3"	1"	40"		40"	150–(200)	45"	24"	40"		180"	180"	8', nicht ganz
VIII	2"	7"	25"		50"	70–100	60"	25"	40"	60"	140"	125"	4', weitgehend
IX	2"	6"	∅	180"	180"	200–250	180"		190"	Normalisierung ohne weitere Stad. 300"		180"	8'
X	1"	8"	20"		40"	150–200	120"		70"			∅	14' nicht ganz
XI	4"	12"	∅	42"	240"	100–150	270"		in Perioden 240"	gesamte Ableitung über hinterer Schädelhälfte		450"	4' noch veränd.

										Narkotikum-wechsel		
XII	3″	12″	100″ (aty-pisch)	40″	200	210″		120″			160″	5′ noch gering abgeändert
XIII	4″/2–3″	6″	25″/90″	20″/140″	200–220	210″		48″/22″/210″		300″/480″	240″/540″	14′ noch verändert Pat. benommen
XIV	∅	12″	40″	70″	150–180	80″	20″	110″		120″	180″	5′ nicht ganz
XV	2″	8″	15″	30″	200–250	240″	15″	150″/210″		120″	540″	15′ weitgehend 36′ normal
XVI	ange-deut. 2″	11″	20″	60″	200–250	30″	40″		210″	120″	210″	8¹/₂′ ziemI. normal
XVII	∅	17″	5″	60″	150–200	180″	90″	90″		60″	210″	11¹/₂′ weitgehend
XVIII	1–2″	5″	(40″)	40″	150–170	20″	30″	120″	Normalisierung ohne weitere Stadien		150″	3¹/₂′ weitgehend 4′ normal
XIX	ange-deut. 1″	6″	20″/14″	3× nach-injiziert 48″/22″/ 40/60″	250–300	40″/60″	50″/35″	180″/210″		240–300″	240″/480″	5–6′ unbed. veränd. 9′ teilweise (θ)
XX	∅	Artefakt	50″/30″	60″	100	60″	60″	60″	Normalisierung ohne weitere Stadien		180″	2′ teilw. zurückgeb. 6¹/₂′ weitgehend
XXI	1″	5–6″	150″	65″	100–120	60″	30″	80″		480″	150″	10′40″ Medik.-Asp.
XXII	5″	12″	∅	240″	100–150	240″		210″	60″	120″	240″	8′15′ ″ ″

Trotz zahlreicher Variationen im einzelnen Fall lassen die EEG-Verläufe gewisse Gesetzmäßigkeiten erkennen (Tabelle 8 und 9).

Tabelle 9 *Ablauf der EEG-Veränderungen, 22 Patienten*

Entwicklung der EEG-Veränderungen			Maximale EEG-Veränderungen				Rückbildung der EEG-Veränderungen					Gesamtdauer erheblicher EEG-Veränderungen
β initial	α/β/ϑ Übergang	δ (+ ϑ, α, β)	ϑ als max. Stad. (+ α, β)	Dauer der max. EEG-Veränderung	max. Spannungshöhen in Mikrovolt	Spannungsabfall nach	ϑ/δ Übergang (+ α, β)	ϑ-Dominanz (+ α, β)	α-Dominanz steil, spitz, hoch (+ β, ϑ)	β-Dominanz steil, spitz, hoch + α, ϑ)	fließende Normalisierung unter Wegfall von Stadien	
1–5″	1–17″	5–150″	22–240″	20–240″	50–300 µV	20–270″	10–110″	5–240″	20–300″	50–480″		90–540″
19 Pat.	21 Pat. (22. Pat. wegen Artefakten nicht aufgef.)	19 Pat.	4 Pat.	22 Pat.	22 Pat.	22 Pat.	15 Pat.	19 Pat.	9 Pat.	14 Pat.	5 Pat. = ¹/₄ aller Untersuchten	21 Pat.

Mittelwert:

n=20	n=21	n=22	n=5	n=24	n=22	n=21	n=16	n=23	n=8	n=15		n=23
2,5″	8,5″	41″	106″	71″	140–175 µV	108″	40″	111″	122″	187″		225″

z. B. zu den länger anhaltenden EEG-Veränderungen bei einer Evipan®*-Narkose. HARRFELDT hat schon nach 2 bis 3 Minuten eine Reaktion auf Anruf festgestellt, was auch wir beobachtet haben. Normalisierungstendenzen im EEG und Auflichten des Bewußtseins gehen Hand in Hand, unterliegen allerdings individuellen, teilweise dosisbedingten Schwankungen. So erstreckte sich bei unseren Patienten die Dauer erheblicher EEG-Veränderungen von $1^1/_2$ Minuten bis zu 9 Minuten.

Tabelle 9 faßt die Ergebnisse der in Tabelle 8 aufgeführten Einzeldaten zusammen, auch gibt sie die Mittelwerte wieder. Allen Patienten war im Zeitraum von etwa $^1/_2$ Stunde vor der Narkose mit Propanidid $^1/_2$ mg Atropin i.v. oder i.m. verabreicht worden. Auf das EEG wirkte sich die Atropingabe nicht aus. Eine Prämedikation war im übrigen am selben Tag nur ausnahmsweise erfolgt; im EEG ließen sich nur gelegentlich schon vor der Narkose in geringem Umfange Medikamentspindeln nachweisen, ein Befund, den man als für die Untersuchung irrelevant vernachlässigen konnte. Durchschnittlich setzten die EEG-Veränderungen 18 Sekunden (10–27 Sekunden) nach Beginn der Injektion von Propanidid (0,25 bis 0,5 g) ein. Die Injektionsgeschwindigkeit betrug im Mittel 21 Sekunden (Extremwerte 3 bis 106 Sekunden). Nach einem häufig einige Sekunden lang erkennbaren Auftreten spitzgeformter Beta-Wellen leiteten zunehmend spannungsbetonte Alpha-, Beta- und sich häufende Zwischenwellen zum Stadium maximaler EEG-Veränderungen über (Abb. 3), das meist in mehr oder weniger amplitudenhohen, trägen Wellen um 3/ bis 1/Sekunden bestand, bei weniger starkem Narkoseeffekt auch nur in unterschiedlich amplitudenhoher Zwischenwellenaktivität vornehmlich um 4/bis 5/Sekunden. Das Entwicklungsstadium beanspruchte durchschnittlich nur 11 Sekunden, entsprechend dem raschen Eintritt der Narkose. Gleichzeitig mit den EEG-Veränderungen setzte, wie MUNDELEER u. a. auch auf dem Wege über mitgeschriebene Atmungskurven gezeigt haben, die Hyperventilation ein. Die erreichten Kurvenhöhen, bei uns zwischen 50 bis 300 Mikrovolt, sind von HARRFELDT als Entsprechung der Hyperventilation gewertet worden, auch vertrat HARRFELDT die Ansicht, der Kurvenablauf entspreche dem Bewußtseinsverlust.

Dies kann nur eingeschränkt gelten, da die auftretenden EEG-Veränderungen die abgeänderte Funktion wiedergeben, nicht aber den Grad der Bewußtseinsstörung. Die Amplitudenhöhen haben u. E. wenig oder nichts mit der Hyperventilation zu tun. Dafür setzt die generalisierte Amplitudenzunahme viel zu rasch ein, sie überdauert auch bei weitem die gewohnte Zeit nach einer Hyperventilation, zudem ist die Hyperventilation zu kurz, um derartige Amplitudenhöhen vorzubringen. Gleichzeitig mit Beginn der Hyperventilation erscheinende stärkere EEG-Veränderungen

---

* Bayer, Leverkusen.

sind in der Klinik ein extrem seltener Befund, der sich nur im Sinne einer reflektorischen Verknüpfung beider Vorgänge erklären läßt. Im Fall der Propanidid-Narkose ist eine gemeinsame Ursache, welche die verschiedenartigen Systeme erregt, schon aus dem in der Regel gleichzeitigen Beginn von EEG-Abänderung und Mehratmung zu erschließen. Eine respiratorische Alkalose und eine durch die Hyperventilation hervorgerufene Minderdurchblutung des Hirns scheiden als Ursache der EEG-Veränderungen aus.

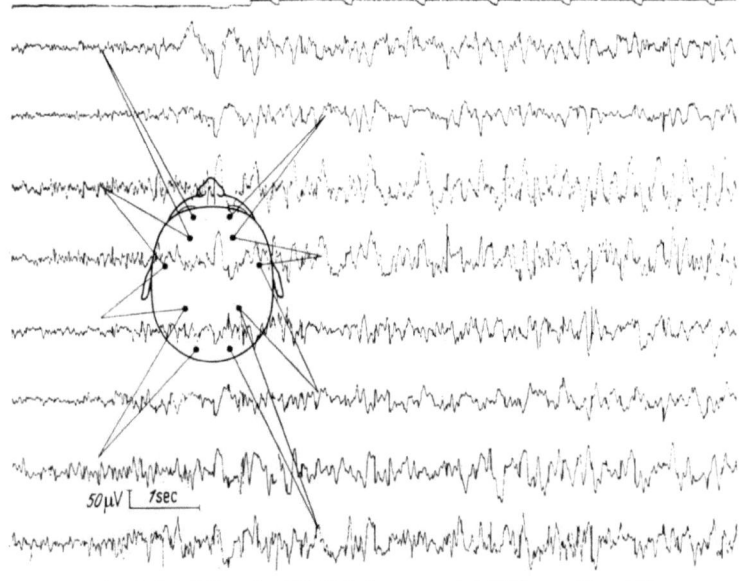

Abb. 3: Entwicklung der EEG-Veränderungen nach Injektion von Propanidid.

GIEBEL hat eine vermutete vorübergehende Verschiebung des Blut-p_H-Wertes zur sauren Seite in eigenen Untersuchungen gelegentlich bestätigen können.

Weshalb MUNDELEER, der die unseres Wissens bislang breiteste EEG-Erfahrungen am Menschen unter Propanidid-Narkose besitzt, immer eine Amplitudenhöhe um 50 Mikrovolt im Delta-Wellen-Stadium gefunden hat, ist uns nicht klar. Vielleicht liegt es am unterschiedlichen Elektrodenabstand, vielleicht an der niedrigeren Dosis von 0,25 g des Stoffes, vielleicht an der Injektionsgeschwindigkeit. Auch registrierten wir maximal träge und amplitudenhohe Aktivität durchschnittlich nur über eine Dauer von 41 Sekunden, nur im Ausnahmefall $2^1/_2$ Minuten lang, nicht durchschnittlich $1^1/_2$ bis $2^1/_2$ Minuten wie MUNDELEER. Derartige Unterschiede sind aber nicht von wesentlicher Bedeutung. MUNDELEER berichtet weiter, die Wellen blieben im Augenblick des Erwachens etwas langsamer und die Amplitude etwas höher als vor dem Dämmerschlaf. Er macht keine Angaben darüber, zu welchem Zeitpunkt nach der Narkose die Patienten erwachten.

EEG-Befunde bei der Anwendung von Propanidid   283

Dem Stadium maximaler EEG-Veränderungen folgt eine allmähliche Frequenzbeschleunigung in Verbindung mit einem Spannungsabfall bis zum normalen Bild. Dabei werden in wechselnder Reihenfolge Stadien durchlaufen, aus denen sich Phasen mit Wellen aus dem sogenannten Theta- und Beta-Bereich am deutlichsten herausheben.

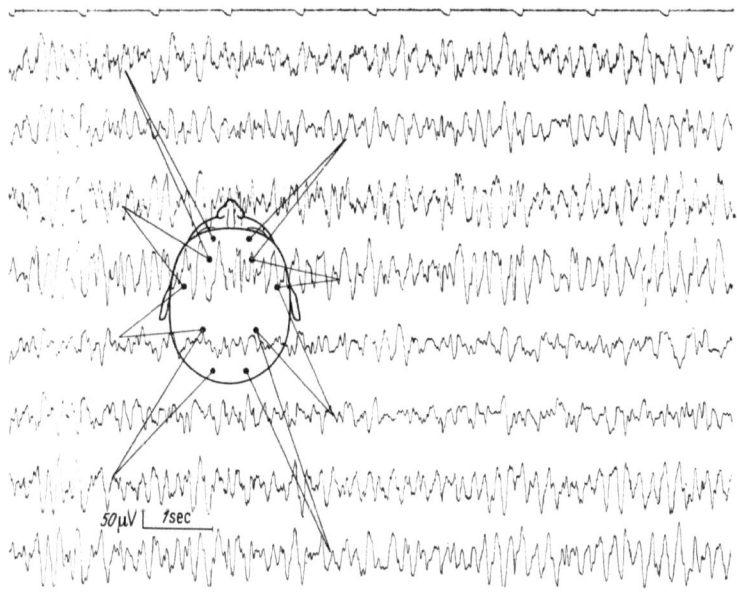

Abb. 4: Theta-(Zwischenwellen)Stadium während der Rückbildung der EEG-Veränderungen unter Propanidid (Patient XIII).

Abb. 4 zeigt ein Theta-(Zwischenwellen-)Stadium (Patient XIII), Abb. 5 ein Beta-Wellen-Stadium. Das wiedergegebene Beta-Wellen-Stadium bietet einen Aspekt, den wir z. B. vom Evipan her kennen. Beim selben Patienten, von dem die Abb. 5 stammt (Patient VI), haben wir unter der anschließenden Inactin®*-Narkose ein gleichartiges Bild gesehen (Abb. 6), also bei Propanidid und bei Inactin jeweils einen Aspekt beobachtet, wie wir ihn unter Barbitursäureeinwirkung auf das Gehirn kennen. In unserer Serie konnten wir bei einem anderen Patienten (Patient II) das EEG zunächst in Propanidid-Narkose und später in Halothan-Narkose schreiben. Diese Bilder

---

* Promonta GmbH, Hamburg.

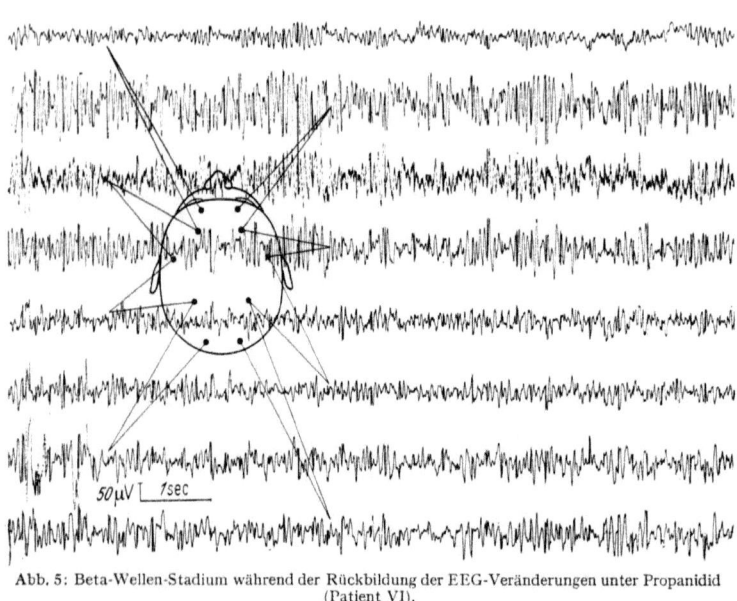

Abb. 5: Beta-Wellen-Stadium während der Rückbildung der EEG-Veränderungen unter Propanidid (Patient VI).

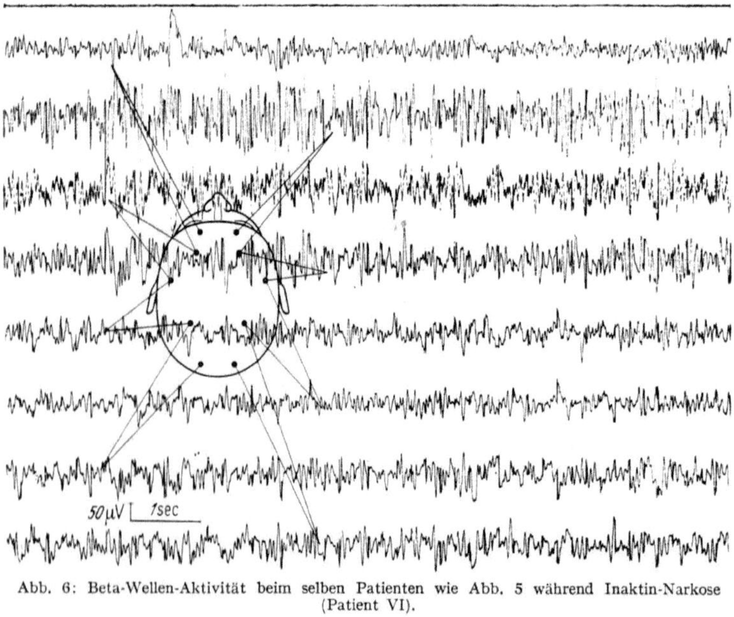

Abb. 6: Beta-Wellen-Aktivität beim selben Patienten wie Abb. 5 während Inaktin-Narkose (Patient VI).

EEG-Befunde bei der Anwendung von Propanidid 285

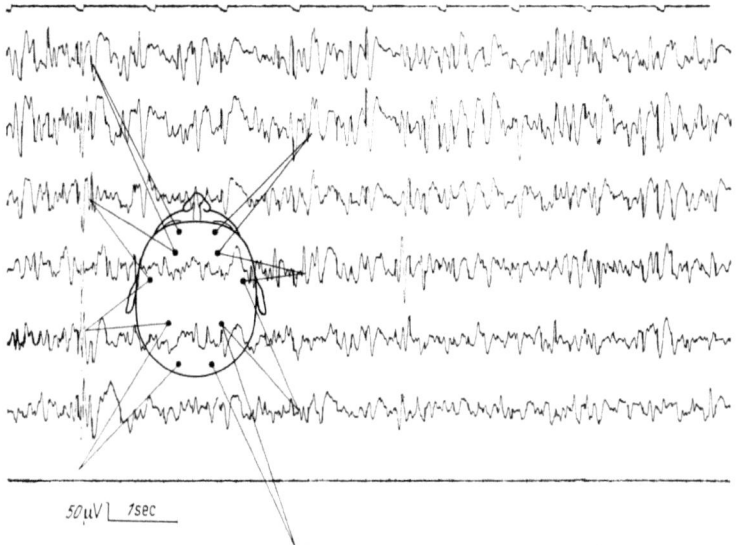

Abb. 7: Maximalstadium unter Propanidid mit steilen und spitzen Wellenformen (Delta-Wellen-Phase, Patient II).

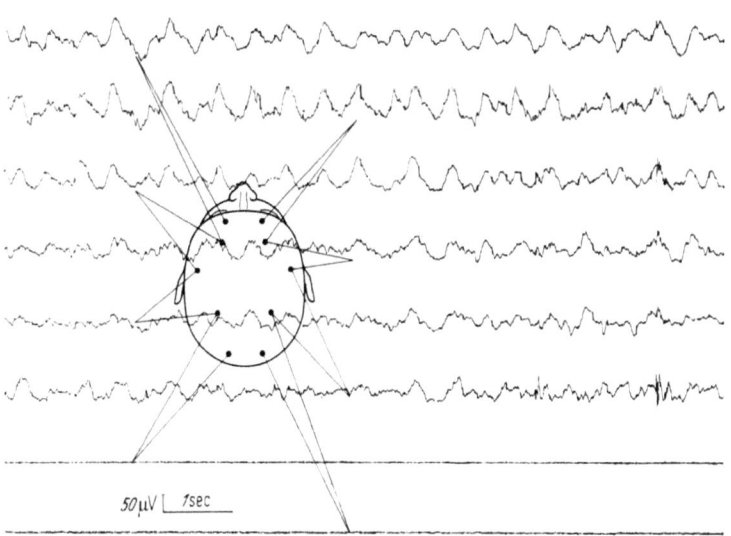

Abb. 8: Maximalstadium beim selben Patienten (Patient II) während Halothan-Narkose, plumpe, mehr monomorphe Delta-Wellen

unterscheiden sich deutlich voneinander, sie unterscheiden sich aber auch von dem in Abb. 5 und 6 wiedergegebenen Barbitursäureaspekt. Es werden allerdings andere Narkosestadien miteinander verglichen als beim vorhergehenden Patienten (Patient VI), nämlich die Stadien maximaler EEG-Veränderungen, also unter Propanidid die Phase sogenannter Delta-Wellen mit steilen und spitzen Wellenformen (Abb. 7), unter Halothan das Auftreten plumper, mehr monomorpher Delta-Wellen (Abb. 8).

Weitere Stadien in der abklingenden Propanidid-Narkose lassen sich abgrenzen, so ein Mischstadium aus dem Bereich sogenannter Delta- und Theta-Wellen (Abb. 9, Patient VI), bei diesem Patienten steilgeformt, eine Phase hochgespannter, ziemlich gleichförmiger 6/bis 7/Sekunden-Aktivität in Verbindung mit steiler Beta-Aktivität (Abb. 10, Patient XIV), schließlich eine nicht häufige Periode dominierender, spannungshoher, steiler sogenannter Alpha-Aktivität (Abb. 11, Patient IX).

Die Variabilität verschiedener Kurvenabläufe mögen einige Bilder aus dem Maximalstadium, also aus der Periode der sogenannten Delta-Wellen-Aktivität, dartun. Beim Patienten III, einem 68jährigen Diabetiker, läßt schon das Ausgangs-EEG eine geringgradige allgemeine Frequenzerniedrigung erkennen (Abb. 12). Bei diesem Patienten bleiben unter Propanidid-Einwirkung die trägen Delta-Wellen niedrig, spitze und steile Abläufe fehlen (Abb. 13).

Ein Stadium besonders träger, verhältnismäßig niedriger sogenannter Delta-Wellen bis 1/Sekunde, alternierend auch mit amplitudenbetonten, mehr oder weniger generalisiert synchron auftretenden langsamen Entladungen, die streckenweise eine Periodik erkennen ließen, boten die Patienten V und XII (Abb. 14 und 15).

Zum Vergleich könnte man dann eine wiederum andere Ausprägung des Maximalstadiums zeigen bei Patient VIII (Abb. 16). Träge Potentiale um 2/Sekunden beherrschen über allen Gebieten für die Dauer von etwa 35 Sekunden den Kurvenablauf, überlagert mit Alpha- und Beta-Aktivität, untermischt auch mit 3/ bis 7/Sekunden-Wellen. Das Spannungsmaximum findet sich occipital, Spannungshöhen maximal aber nur wenig über 100 Mikrovolt.

Die Einzelvorgänge, welche den unterscheidbaren Phasen der Rindenaktivität und den verschiedenartigen EEG-Verläufen zugrunde liegen, sind unbekannt. Hypothesen aufzustellen, erscheint uns solange unzulässig, als noch nicht einmal die Entstehung der normalen Makropotentiale der Hirnrinde hinreichend aufgeklärt ist. Der EEG-Ablauf unter Propanidid-Narkose mit seinen Abstufungen, den nach Form, Frequenz und Amplitude variablen Graphoelementen, den fließenden Übergängen und wellenförmigen Wiederholungen

EEG-Befunde bei der Anwendung von Propanidid

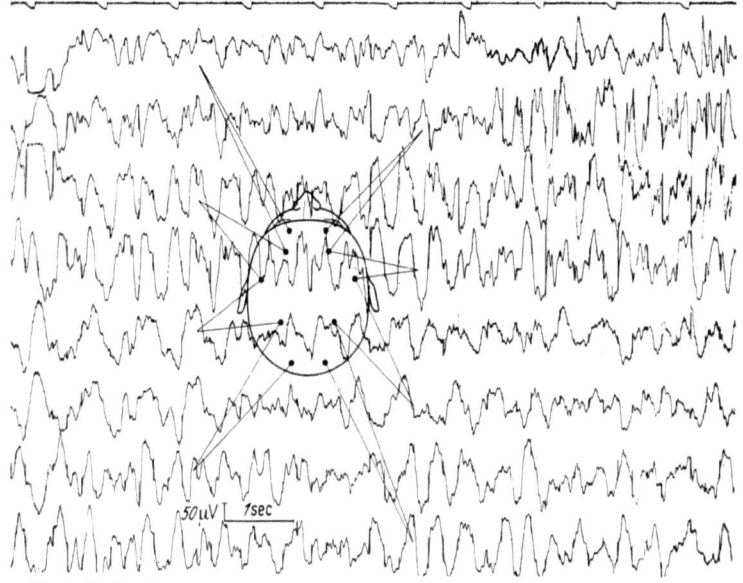

Abb. 9: Mischstadium aus steilgeformten Delta- und Theta-Wellen bei beginnender Rückbildung der EEG-Veränderungen unter Propanidid-Narkose (Patient VI).

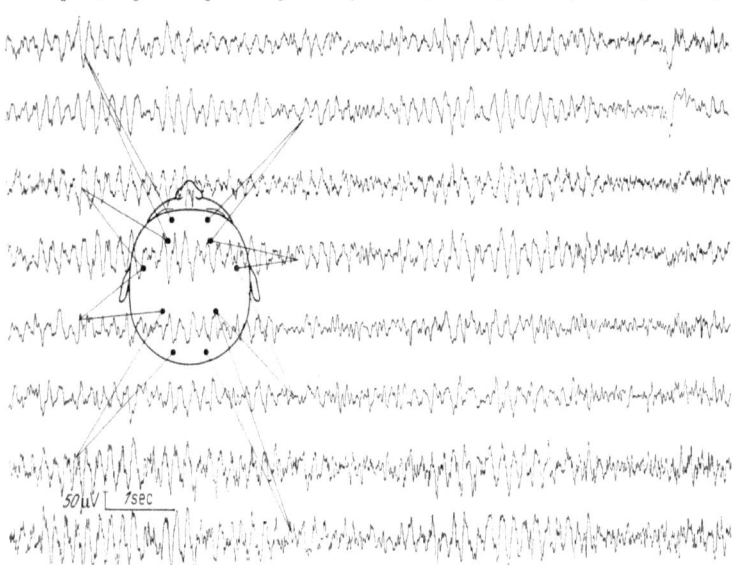

Abb. 10: Phase hochgespannter, ziemlich gleichförmiger 6/–7/Sekunden-Aktivität während abklingender Propanidid-Narkose (Patient XIV).

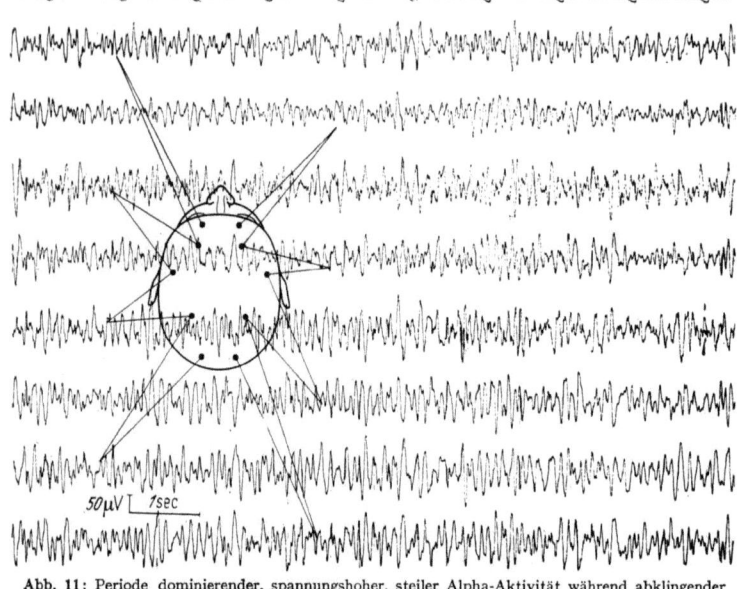

Abb. 11: Periode dominierender, spannungshoher, steiler Alpha-Aktivität während abklingender Propanidid-Narkose (Patient IX).

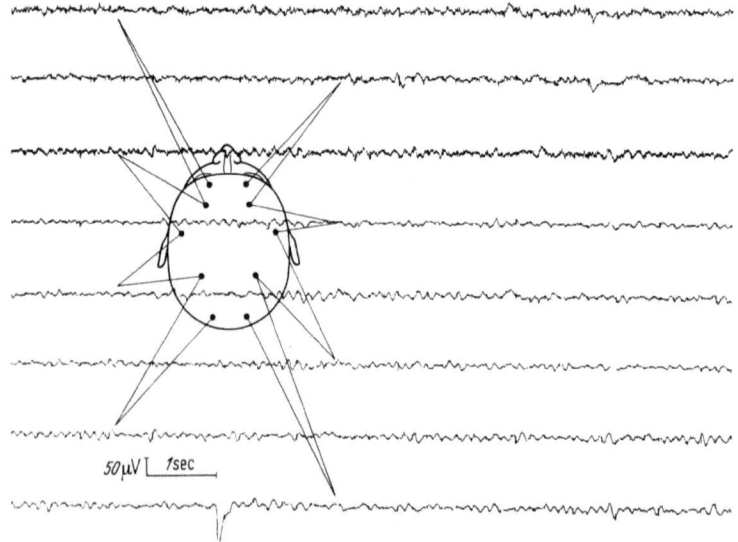

Abb. 12: Ausgangs-EEG eines 68jährigen Diabetikers (Patient III) mit Grundaktivität teilweise an der unteren Frequenzgrenze des Alpha-Bereiches, daneben frequenzerniedrigter Aktivität um 7/ bis 6/Sekunden, besonders über der vorderen Schädelhälfte.

EEG-Befunde bei der Anwendung von Propanidid 289

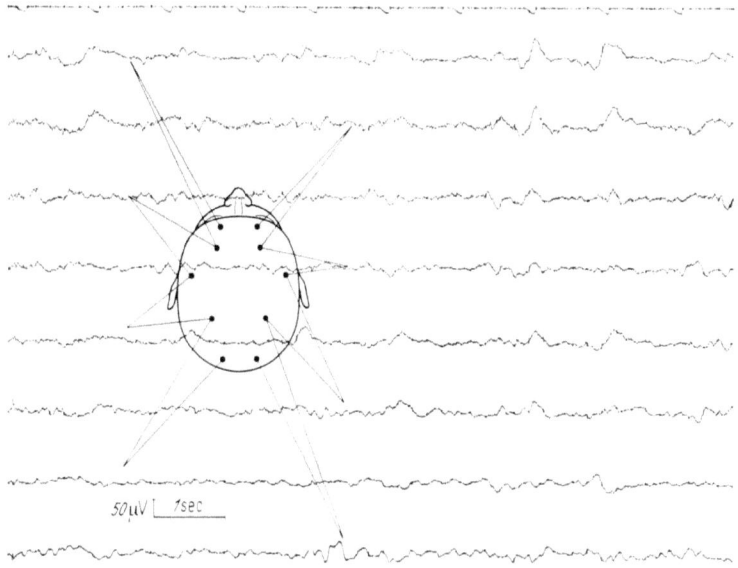

Abb. 13: Delta-Wellen-Stadium unter Propanidid bei diesem Patienten (Patient III), die träge Aktivität verhältnismäßig niedrig, ohne spitze und steile Abläufe.

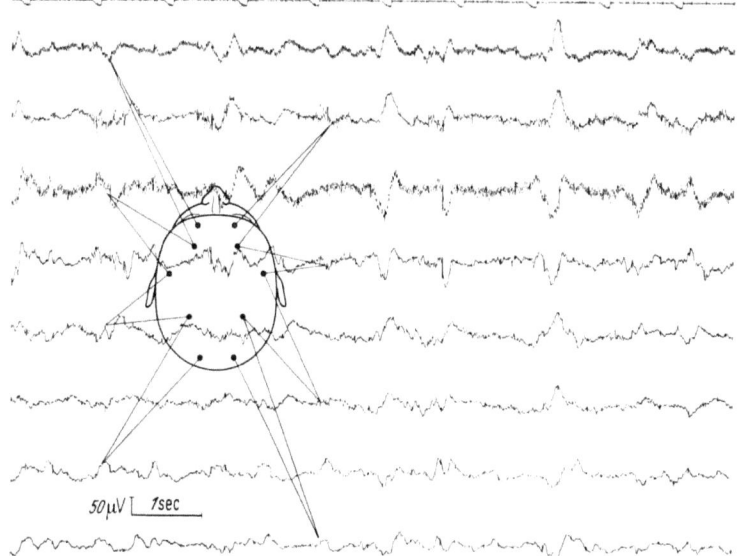

Abb. 14: Unter Propanidid Stadium besonders träger Schwankungen bis 1/Sekunde, alternierend mit amplitudenbetonten, teilweise generalisiert synchron auftretenden langsamen Entladungen, die streckenweise eine Periodik erkennen lassen (Patient V).

19 Anaesthesiologie u. Wiederbelebung, Band 4, „Propanidid"

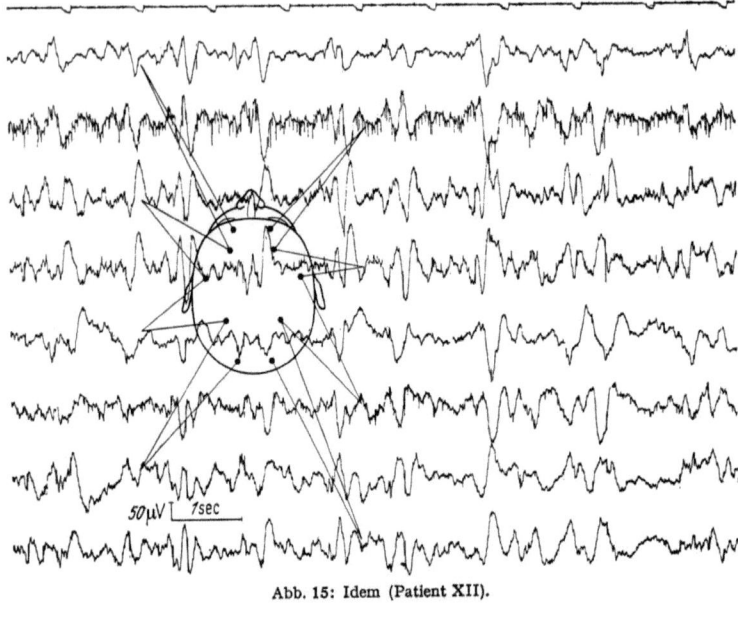

Abb. 15: Idem (Patient XII).

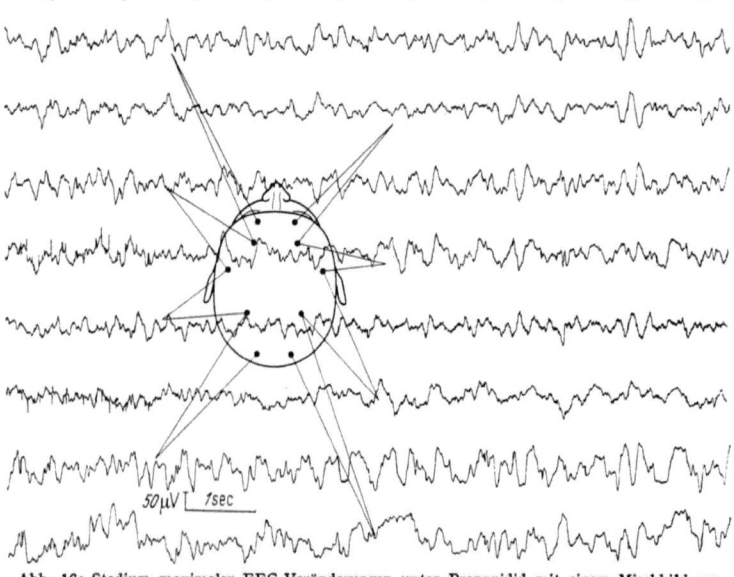

Abb. 16: Stadium maximaler EEG-Veränderungen unter Propanidid mit einem Mischbild aus trägen Potentialen um 3/-2/ Sekunden, untermischt und überlagert mit rascheren Abläufen, occipitales Spannungsmaximum (Patient VIII).

in anderen Fällen gewährt aber empirisch eine gewisse Kontrolle der Vorgänge im Hirn.

Hohe, steile Beta-Spitzen, die schon in der Delta-Wellen-Periode, weniger in der Initialphase überlagern können, haben zu der Befürchtung Anlaß gegeben, sie seien ein Hinweis auf eine gewisse Krampfbereitschaft (HARRFELDT). Nun dürfen hohe, spitze und steile Beta-Wellen trotz der gleichen Form nicht einfach mit den Spitzenpotentialen des Epileptikers im Sinne sogenannter Krampfspitzen (spikes) gleichgesetzt werden. Es handelt sich zwar um ein gleichartiges Graphoelement, nicht aber um ein pathogenetisch gleichbedeutendes Element, welches – wie das Spitzenpotential des Epileptikers – einem determinierten Vorgang zugeordnet werden kann.

Man muß diese Spitzenpotentiale im Gesamtverband der bioelektrischen Aktivität sehen; der Aspekt des ganzen EEG erlaubt empirisch die Abgrenzung des Medikamenten-EEG vom epileptischen. Die Änderung des EEG unter Barbitursäure und Propanidid in klinisch üblicher Dosierung ist eine andere als jene beim Epileptiker.

Barbitursäurederivate, z. B. Evipan, können epileptische Reaktionen provozieren. In der EEG-Praxis hat man geringe Dosen zur Provokation spezifischer Potentialschwankungen, die man dann auf Grund bestimmter Kriterien von den durch die Barbitursäure hervorgerufenen Veränderungen abgrenzen kann, angewendet. Barbitursäurederivate sollen dabei den hirnelektrischen Herd oder die spezifische elektrische Erregung provozieren, ohne zu einer klinischen Entaußerung zu führen. HOFFMEISTER hatte vom Tierexperiment her an die Möglichkeit einer derartigen Provokation auch mit Propanidid gedacht wegen ähnlicher Effekte beider Mittel im Tierversuch. Uns ist mit Propanidid die Provokation eines latenten sogenannten Krampfstromfokus bei einem Epileptiker ebenso gelungen wie bei einer früheren medikamentösen Provokation vermittels Evipan. Unter gewöhnlichen Bedingungen war der Fokus bei zahlreichen EEG-Ableitungen nie registriert worden. Inzwischen konnten wir auch bei einer jungen Frau mit seltenen, ätiologisch unklaren Anfällen spezifische Aktivität vom generalisierten Typ durch Propanidid provozieren, also generalisierte SW-Gruppen (spikes and waves). Die klinische Verdachtsdiagnose auf epileptische Reaktionen konnte so mit Hilfe der medikamentösen Provokation gesichert werden. Die Anfrage FROWEINS, ob eine schon bestehende Krampfbereitschaft eine ausdrückliche Kontraindikation für Propanidid sei, kann noch nicht abschließend beantwortet werden.

HOFFMEISTER konnte 1963 auf Grund seiner Tierversuche der Ansicht von MUNDELEER nicht beipflichten, daß die durch Propanidid ausgelösten EEG-Veränderungen mehr in Richtung eines Analgetikums denn eines Barbiturates gehen. Unsere Untersuchungsergebnisse haben die Erfahrungen HOFFMEISTERS in Einzelfällen auch für den Menschen bestätigt. HOFFMEISTER hat Untersuchungen an Katzen und Kaninchen gemacht mit Cortex- und Tiefenelektroden im ventromedialen Thalamus, im Caudatumkopf und in der mesencephalen Retikularisformation. Eine besondere krampfinduzierende Wirkung von Propanidid konnte er nicht feststellen; im elektrischen Verhalten der einzelnen Gebiete fand er Ähnlichkeiten mit dem Evipan. Bemerkenswert sind regelmäßige Entladungen um 1/Sekunde in der Vollnarkose. Sie erinnern an manche Bilder, die wir beim Menschen gesehen haben (Abb. 14 und 15, Patient V und XII). HOFFMEISTER sieht in diesen regelmäßigen Entladungen Sekundärentladungen eines Schrittmachers, der in besonderer Weise durch Propanidid angeregt wird.

BRINLING, SHOPIRO und SIGG aus dem UNNASCHEN Laboratorium in Chicago haben im Bereich des Limbischen Systems bei Narkosen mit Phenyloxyessigsäurederivaten „Desynchronisierungen" und eine Steigerung der Aktivität im Nucleus amygdalae und im Hippocampus beobachtet und eine kurzfristige Zunahme der chemoafferenten Aktivität bei Spinalisierung der Katze. Sie sehen hier die Ursache von Gruppenentladungen im EEG.

Daß bestimmte hirnelektrische Funktionseinheiten durch die individuell variable Wirkung des Propanidid angestoßen werden können, hat sich uns unter anderem am Beispiel des steilen 6/ bis 7/Sekunden-Rhythmus erwiesen, den wir in einem bestimmten Narkosestadium registrieren konnten (Abb. 10, Patient XIV) und der als einheitliches Phänomen imponiert. Weitere Aufklärung über die Vorgänge, welche Propanidid im Gehirn auslöst, kann nur durch weitere klinische und experimentelle Untersuchungen erfolgen.

Zusammenfassung

22 Patienten wurden einer EEG-Studie vor, während und nach einer Narkose mit Propanidid unterzogen. Korrelationen von EEG-Veränderungen und klinischem Narkoseverlauf werden erörtert, gewisse Gesetzmäßigkeiten der hirnelektrischen Phänomene, doch auch die Variabilität des individuellen Kurvenablaufs dargestellt. Die Möglichkeit einer Provokation der epileptischen Erregung des Hirns durch Propanidid in Analogie z. B. zum Evipan wird kurz erörtert. Schließlich wird versucht, eine Beziehung zwischen klinischem EEG und den bislang zugängigen Ergebnissen des Tierexperimentes zu gewinnen.

Summary

EEG examinations were carried out on 22 patients before, during and after anaesthesia with the preparation Propanidid. Correlations between EEG changes and clinical course of anaesthesia are discussed, and some laws of brain electrical phenomena as well as the variability of individual curves are demonstrated. A brief discussion is included on the possibility of provoking epileptic brain irritation compared with other anaesthetics, e. g. Evipan. Finally an attempt is made to correlate the clinical EEG tracings with the available results of animal experiments.

Zur Straßenverkehrstüchtigkeit nach Anwendung von Propanidid

Von

H. Kreuscher

Aus dem Institut für Anaesthesiologie (Direktor: Prof. Dr. R. Frey) der Johannes Gutenberg-Universität Mainz

Die Suche nach besonders kurzwirkenden und nachwirkungsfreien Narkosemitteln erhält ihren wesentlichen Anstoß durch die Bedürfnisse des ambulanten Patienten. Das rasche Verschwinden jeder Narkosemittelwirkung ist eine der wesentlichsten Voraussetzungen für die Eignung eines Narkotikums für den ambulanten Patienten. Alle bisher zur Verfügung stehenden intravenösen Narkosemittel haben den Nachteil, daß ihr Abbau und die Ausscheidung hypnotisch wirkender Metaboliten relativ lange Zeit in Anspruch nehmen. Diese Narkosemittelnachwirkung trifft besonders für die heute noch vorwiegend verwendeten Thiobarbiturate zu.

Mit den Phenoxyessigsäurederivaten fand man erstmals narkotisch wirksame Substanzen, die nach der Applikation im Organismus einen besonders schnellen Abbau in hypnotisch unwirksame Metaboliten erfahren. Dieser Abbau setzt sofort – schon während der Injektionszeit – ein, so daß es bei extrem langsamer Injektionsgeschwindigkeit oft nicht gelingt, den Patienten zu narkotisieren.

Daher war zu erwarten, daß ein mit Phenoxyessigsäurederivaten narkotisierter Patient von seiten der Anästhesie sehr rasch wieder im Vollbesitz seiner psychophysischen Leistungsfähigkeit ist. Dies aber ist – ungeachtet einer Beeinträchtigung durch die Art der Erkrankung, des vorgenommenen Eingriffes oder der Wirkung anderer Medikamente – die wichtigste Voraussetzung für die baldige Entlassungsfähigkeit des Patienten aus der Obhut des Arztes.

Die pharmakologischen Kenntnisse über den schnellen Abbau der Phenoxyessigsäurederivate ließen vermuten, daß die Straßenverkehrstüchtigkeit eines damit narkotisierten Patienten schon kurze Zeit nach dem Erwachen nicht mehr beeinträchtigt ist.

Die Objektivierung der wiedererlangten Straßenverkehrstüchtigkeit stößt aber in der Praxis auf eine Reihe erheblicher Schwierigkeiten, da es sich hierbei um ein Mosaik zahlreicher psychophysischer Einzelleistungen handelt, deren Prüfung und Messung teilweise problematisch und an einen großen Aufwand an Zeit und technischen Mitteln gebunden ist. Dies gilt natürlich besonders für die Erfassung der psychischen Störungen. So ist es z. B. sehr schwierig, leichte psychische Enthemmungen objektiv zu erfassen. Löst ein Kraftfahrer durch sein „enthemmtes" Verhalten einen Unfall aus, wird natürlich die Frage einer Narkosemittelnachwirkung gestellt werden. Selbst die Untersuchung eines Probanden in einem Simulator (J. COLEMAN und R. A. GREEN) kann letztlich nur die physischen Störungen erfassen.

In voller Kenntnis dieser Problematik haben wir versucht, die psychophysischen Störungen und ihr Verschwinden nach Kurznarkosen mit dem Phenoxyessigsäurederivat Propanidid zu prüfen (HAAS, KREUSCHER und STRICKSTROCK).

Bei 20 Probanden gaben wir nach intravenöser Prämedikation mit $1/4$ bis $1/2$ mg Atropin jeweils 500 mg Propanidid (durchschnittlich 8 mg/kg) und erreichten bei einer mittleren Injektionszeit von 18 Sekunden eine durchschnittliche Schlafdauer von 3–4 Minuten. 2,4 Minuten dauerte dabei die Toleranzzeit, während der ein chirurgischer oder diagnostischer Eingriff durchführbar gewesen wäre.

Unmittelbar nach dem Erwachen wurde der *optokinetische Nystagmus*, der *Blickrichtungsnystagmus* und die *Drehreizschwelle* unter den Bedingungen der Elektronystagmographie mit dem Nystagmographen von TOENNIES gemessen und mit den pränarkotisch ermittelten Ausgangswerten verglichen. Anschließend, d. h. nach Normalisierung der elektronystagmographischen Befunde, prüften wir durch eine Kombination psychophysischer Tests (Abb. 1) die

    sensomotorische Reaktionszeit

    die Auffassung

    das Konzentrationsvermögen

    die motorische Koordination und

    das Arbeitstempo.

Bei Berücksichtigung der erwähnten Vorbehalte glauben wir, daß mit dieser Testkombination die wichtigsten psychophysischen Voraussetzungen zur Straßenverkehrstüchtigkeit erfaßt werden konnten.

Testmethoden zur Prüfung der Verkehrstauglichkeit nach Kurznarkosen

Test:	Erfaßbare Störungen:
1. Fallstab (Eichformel: $s = 1/2 \, gt^2$)	Auffassung Reaktionsgeschwindigkeit
2. Tachystoskop (Projektion von 5 Zahlen 1 Sekunde lang)	Auffassung Konzentration Gedächtnisleistung
3. Bourdon (Ausstreichen von Buchstaben aus einem Text)	Fehlerzahl: Konzentration Benötigte Zeit: Arbeitstempo
4. Zahlentest (HORATZ)	Konzentration Arbeitstempo

Abb. 1: Testkombination zur Erfassung psychophysischer Störungen durch Narkosemittelwirkung.

Die Abb. 2 zeigt in einer Zusammenstellung die Mittelwerte der Befunde. Die Normalisierung der vestibulären Reaktionen, also die Drehreizschwelle, erfolgt fast gleichzeitig mit der Normalisierung

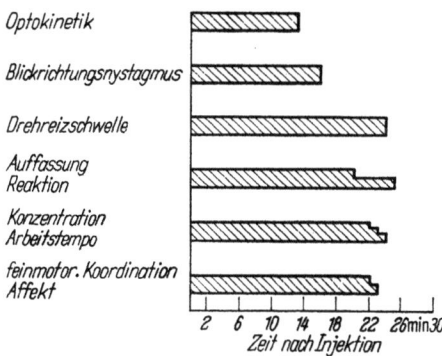

Abb. 2: Normalisierung der geprüften psychophysischen Leistungen nach Anwendung von Propanidid. (Die Zeitstufen bei den unteren drei Leistungsgruppen beziehen sich auf die unterschiedliche Zeit bis zur Normalisierung der einzelnen Testverfahren.

der psychophysischen Testkombination. Die etwas spätere Normalisierung der letzteren ist zum Teil methodisch bedingt, da ihre Prüfung aus technischen Gründen *nach* der Normalisierung der elektronystagmographischen Befunde erfolgen mußte. Durchschnittlich 25

Minuten nach Narkosebeginn waren alle pränarkotisch ermittelten Ausgangswerte wieder erreicht. Diese Befunde stehen im Einklang mit dem pharmakologisch bekannten schnellen Abbau des Propanidid zu hypnotisch unwirksamen Metaboliten.

Die Wiedererlangung der Straßenverkehrstüchtigkeit nach Anwendung von Propanidid in der angegebenen Dosierung dürfte also – ungeachtet nichtanästhetischer Ursachen – nach etwa 30–40 Minuten erfolgt sein. Auch den subjektiven Angaben der Versuchspersonen war zu entnehmen, daß nach dieser Zeit keine Narkosemittelwirkung mehr empfunden wurde.

Abb. 3 zeigt Vergleichswerte nach Anwendung äquipotenter Dosen Thiopental, Methohexital und Propanidid bei den gleichen Versuchspersonen.

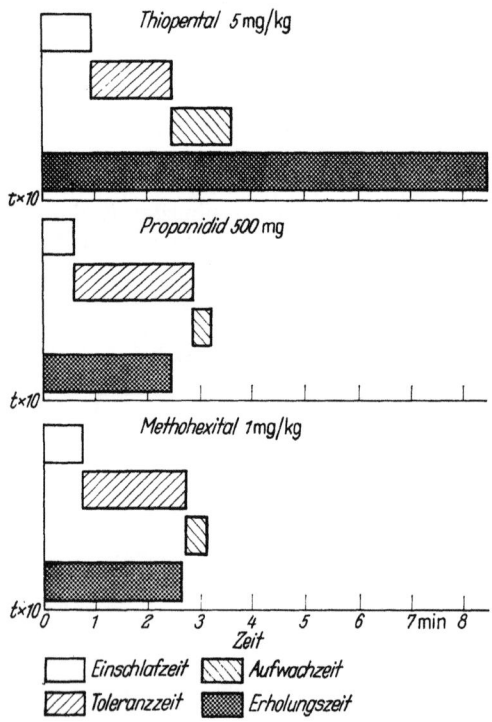

Abb. 3: Auf die Zeit bezogener Ablauf der Narkosephasen bei 20 Versuchspersonen nach Anwendung äquipotenter Dosen Thiopental, Propanidid und Methohexital.

Auffallend ist die Ähnlichkeit der Werte nach Methohexital und Propanidid. Dieses beinahe überraschende Ergebnis kann an die von uns gewählte Methodik gebunden sein. Bei höherer Dosierung beider Narkosemittel ist mit einer rascheren Normalisierung der Testwerte nach Propanidid zu rechnen.

Zusammenfassung

Es wird über Untersuchungen im Hinblick auf den Wiedereintritt der Straßenverkehrstüchtigkeit nach Kurznarkosen mit Propanidid bei 20 Versuchspersonen berichtet. Die zur Straßenverkehrstüchtigkeit gehörenden psychophysischen Leistungen wurden mit den Methoden der Elektronystagmographie und einer psychophysischen Testkombination untersucht.

Durchschnittlich 25 Minuten nach Narkosebeginn mit Propanidid entsprachen die Untersuchungsbefunde den pränarkotisch ermittelten Ausgangswerten. Auf Vergleichsuntersuchungen mit Methohexital und Thiopental wurde hingewiesen.

Summary

Investigations on the restoration of the capacity of performance in traffic after short anaesthesia with Propanidid in 20 test persons are reported. The psychophysical performances needed for traffic fitness were examined by electro-nystagmography and a psychophysical test combination.

On average 25 minutes after the onset of anaesthesia with Propanidid the pre-anaesthetic values had been regained. Comparable investigations with Methohexital and Thiopental are referred to.

Literatur

COLEMAN, J. and R. A. GREEN: Anaesthesia 5, 441 (1960).
HAAS, E., H. KREUSCHER und M. STRICKSTROCK: Anaesthesist 12, 346 (1963).
FEURSTEIN, V.: Anaesthesist 6, 177 (1957).
FÖRSTER, B.: Dtsch. Z. ges. gerichtl. Med. 47, 282 (1958).
FRENZEL, H.: Spontan- und Provokationsnystagmus als Krankheitssymptom. Berlin-Göttingen-Heidelberg: Springer 1955.
FREY, R.: Therapiewoche 12, 345 (1962).
FREY, R. und K. J. HERRMANN: Anaesthesist 6, 170 (1957).
HENSCHEL, W. F. und O. JUST: Anaesthesist 6, 174 (1957).
HORATZ, K.: Anaesthesist 9, 137 (1960).
JUST, O.: Langenbeck's Arch. klin. Chir. 289, 102 (1958).
KLEIN, R.: Dtsch. Z. ges. gerichtl. Med. 49, 187 (1958).
KREUSCHER, H.: Therapiewoche 12, 1025 (1962).
KREUSCHER, H. und R. FREY: Arzneimittel-Forsch. 12, 1056 (1962).

LIENERT, G. A.: Arzneimittel-Forsch. **7**, 333 (1957).
MONTANDON, A.: Acta oto-laryng. (Stockh.) **44**, 594 (1954).
MONTANDON, W. und A. RUSSBACH: Pract. oto-rhino-laryng. (Basel) **17**, 224 (1955).
PULVER, R.: Anaesthesist **6**, 167 (1957).
QUARTON, G. S. und G. E. TALLAND: Psychopharmacologia (Berl.) **3**, 66 (1962).
SCHÜLE, H.: Fortschr. Kiefer- u. Gesichtschir. **5**, 80 (1959).
STERN, E.: Die Teste in der klinischen Psychologie (Zürich): Rascher-Verlag 1955.
THULLIER, M. J. und R. DOMENJOZ: Anaesthesist **6**, 163 (1957).

Weitere Untersuchungen zur Frage der Straßenverkehrstüchtigkeit nach Propanidid-Narkosen

Von

P. Rittmeyer

Aus der Anaesthesieabteilung der Chirurgischen Universitätsklinik Hamburg-Eppendorf (Leiter: Prof. Dr. K. Horatz)

Zur Frage des Eintritts der Straßenverkehrsfähigkeit haben wir nach Kurznarkosen mit Propanidid eine Auswahl von psychophysischen Einzelleistungen geprüft. Die Zusammenstellung der Testverfahren erfolgte nach ihrem Aussagewert und nach ihrer schnellen Durchführbarkeit in einer regen Unfallambulanz.

Wir sind uns dabei bewußt, daß eine Auswahl von Einzelleistungen keinen sicheren Schluß auf das gesamte psycho-physische Verhalten zuläßt. – Wir untersuchten mit dem BOURDONschen Durchstreichtest Arbeitstempo und Konzentrationsvermögen, mit dem Versuch am Lichtbrett die Reaktionszeit auf optische Reize, dem Versuch mit akustischer Signalanlage die Reaktionszeit auf akustische Reize und mit dem kombinierten optischen und akustischen Versuch die Reaktionszeit auf beide Reize und das Konzentrationsvermögen. Die Untersuchungen wurden kurz vor der Narkose, unmittelbar nach dem Erwachen und 2 Stunden später durchgeführt.

Untersuchungen zur Frage der Straßenverkehrstüchtigkeit usw. 299

Außerdem wurde eine Reihe von Vergleichspersonen getestet. In der folgenden Tabelle werden die Ergebnisse aufgezeigt.

Testmethode	Einzelleistung
BOURDONscher Durchstreichtest	Arbeitstempo und Konzentrationsvermögen
Versuch am Lichtbrett	Reaktionsvermögen auf optische Reize
Versuch mit akust. Signalanlage	Reaktionsvermögen auf akust. Reize
Kombination opt. u. akust. Test	Konzentrationsvermögen u. Reaktion auf opt. u. akust. Reize

Testergebnisse in % der Ausgangswerte

	Propanidid		Vergleichsperson	
Durchstreichtest	Fehlerquote		Fehlerquote	
I	113	145		
II	85	113	94,5	90
Akust. Test				
I	117			
II	116		104	
Opt. Test				
I	125			
II	109		96	
Kombin. Test				
I opt.	77			
akust.	164			
II opt.	78		93	
akust.	98		102	

I = unmittelbar nach der Narkose.
II = nach 2 Stunden

Unmittelbar nach dem Erwachen sind alle Funktionen noch wesentlich eingeschränkt.

2 Stunden später hat das Arbeitstempo den Ausgangswert unterschritten, die Fehlerquote liegt noch mit 13% über dem Ausgangswert. Auch die Reaktionszeiten auf optische und akustische Reize sind noch geringfügig gegenüber dem Initialwert verlängert. Bei dem kombinierten optisch-akustischen Test liegen die gewonnenen Werte unter dem Ausgangsniveau.

Die Beurteilung dieser Meßergebnisse läßt bei einer Verkürzung der Arbeitszeit und teilweiser Einschränkung der Reaktionszeiten und des Konzentrationsvermögens den Schluß auf eine noch bestehende leichte Euphorie zu.

Teilergebnisse dieser Untersuchungen wurden von uns bereits im Jahre 1963 auf dem Freiburger Anästhesie-Kongreß vorgetragen. Damals lagen nach Gaben von Propanidid die 2 Stunden später gewonnenen Werte im Bereich der Ausgangslage. Wenn die hier aufgezeigten Werte damit divergieren, so liegt es daran, daß damals ein Kollektiv von ausschließlich jüngeren, gesunden Leuten untersucht wurde. Der älteste Patient, der hier referierten Serie war 80 Jahre alt. Alle Patienten waren nach 2 Stunden klinisch völlig unauffällig. Es bestanden nach der Narkose niemals Zeichen von Übelkeit oder Brechreiz. Wir ließen die Kranken nach 2 Stunden mit einem Taxi nach Hause bringen und erlaubten ihnen nach 3–4 Stunden Aufnahme von Flüssigkeit und leichter Kost. Auf Grund unserer Untersuchungen hielten wir es jedoch bisher für zweckmäßig, die Straßen- und Geschäftsunfähigkeit auf 18 Stunden festzusetzen.

Summary

Various tests are used to gain information on traffic fitness after short anaesthesia with Propanidid. The tests employed and their results are shown in tabular form.

Test results in % of initial values:

		Propanidid	Control persons
Reaction test (striking out specified letters)	I	113	94.5
	II	85	
Hearing test	I	117	
	II	116	104
Optical test	I	125	
	II	109	96
Combined test			
I	optical	77	
	hearing	164	
II	optical	78	93
	hearing	98	102

I = immediately after anaesthesia.
II = after 2 hours.

With these methods were tested speed of performance (working) and power of concentration, reaction to acoustic and optical stimuli as well their combination. The tests were carried out shortly before anaesthesia, immediately after awakening and 2 hours later. The results were compared with those in a series of matching control subjects.

No instance of post-anaesthetic nausea or retching was observed. Fluid and light food can be taken 3–4 hours post-anaesthetically. From the test results it is considered advisable to declare 18 hours post-anaesthetically as a period of traffic and business unfitness.

Podiumgespräch
über das Kurznarkotikum Propanidid*

Leitung: M. ZINDLER, Düsseldorf

Teilnehmer: R. BEER, München
R. FREY, Mainz
H. P. HARRFELDT, Bochum
K. HORATZ, Hamburg
K. SOEHRING, Hamburg
W. WIRTH, Elberfeld

ZINDLER eröffnet das Podiumgespräch: Es ist die Aufgabe und der Sinn dieser Diskussion, die gegenwärtigen Erfahrungen mit dem Kurznarkotikum zusammenzufassen und dabei Hinweise für die praktische Anwendung zu geben; insbesondere sollen alle möglichen Nachteile und Gefahren ausführlich diskutiert werden. Wenn heute ein neues Mittel aus dieser Präparatengruppe angewendet wird, muß man bemüht sein, alle Möglichkeiten der Komplikationen und Schäden zu erforschen, da gerade die Kurznarkotika durch einen anderen Vertreter aus dieser Gruppe sehr belastet sind. Auf der anderen Seite soll man aber nicht den Blick für Vorteile verlieren.

---

* Propanidid: Klinische Prüfungsbezeichnung: Bayer 1420. Vorgesehenes Warenzeichen: Epontol®.

Indikationen

Propanidid ist ein Kurznarkotikum für Eingriffe von 2–5 Minuten Dauer (ZINDLER, siehe PODLESCH und ZINDLER, S. 160). Es ist also besonders für solche Eingriffe geeignet, die früher häufig im Chloräthylrausch durchgeführt wurden (HARRFELDT).

HORATZ weist darauf hin, daß infolge der kurzen Wirkungsdauer von Propanidid der Chirurg keinesfalls unter Zeitdruck gesetzt werden darf; in solchen Fällen ist die Narkose entweder mit Propanidid oder einem anderen Narkotikum zu verlängern.

BECK behandelt die Anwendungsmöglichkeiten in der *Geburtshilfe*. Propanidid bedeutet zur Unterdrückung des Durchtrittsschmerzes einen Vorteil, da die Frauen bereits nach 4–5 Minuten wieder völlig wach sind. Zur Versorgung einer Episiotomie reicht die Narkosedauer nicht aus, es muß nachinjiziert werden. Ein ungünstiger Einfluß auf die kindliche Atmung wurde bei den 180 mit Propanidid durchgeführten Entbindungen nicht beobachtet.

Sollte es sich bestätigen, daß die Atemdepression unter Propanidid geringer ist als z. B. unter Evipan®*, so würde dies für die Geburtshilfe ein erheblicher Fortschritt sein. Auch zur Narkoseeinleitung bei Kaiserschnitt ist dieses Kurznarkotikum geeignet (siehe BECK, S. 223).

Zu den Indikationen in der *Gynäkologie* sprach MICHEL. In Frage kommen Eingriffe von 2–3 Minuten Dauer (Uterusaufrichtungen in und außerhalb der Schwangerschaft, Entfernung von Pessaren, Mastitis-Inzisionen und z. B. bei Radio-Gold-Behandlung). Insgesamt wurden bis jetzt 620 Narkosen mit Propanidid durchgeführt. Bei der Anwendung in der Geburtshilfe wurde eine Beschleunigung der kindlichen Herztöne festgestellt. Blutgasanalytische Untersuchungen der Kinder post partum ergaben keine Unterschiede im Vergleich zu Normalgeburten (siehe MICHEL, S. 225).

Für seine Anwendung bei *Zahnextraktionen* ist auf die Erfahrungen von Goldman** hinzuweisen. Im Eastman-Dental-Hospital London wurden bereits 400 Zahnextraktionen im Sitzen in Propanidid-Narkose durchgeführt. KREUSCHER warnt dagegen vor enoralen Eingriffen, z. B. auch Tonsillektomien in Propanidid-Narkose wegen einer möglichen Aspiration in der Hyperventilationsphase.

Dosierung

Für eine Narkose mit 2 Injektionen werden für *Erwachsene* etwa 8–12 mg/kg (ZINDLER) und nach HARRFELDT für eine schnelle Injektion etwa 5 mg/kg benötigt. Bei *älteren* und *kachektischen*

---

* Bayer, Leverkusen.
** Anaesthesia, Vol. 19, Nr. 3, July 1964.

Patienten ist die Dosis *erheblich* zu *reduzieren* auf 3–4 mg/kg (ZINDLER) oder insgesamt 250 mg (HARRFELDT). Für *Kinder* benötigt man relativ größere Dosen, und zwar nach HARRFELDT bis zu 4 Jahren 100–150 mg, bis zu 6 Jahren 150–200 mg, bis zu 10 Jahren 250–300 mg, ab 16 Jahre 500 mg, also eine Erwachsenendosis. Mit diesen Dosen kann eine Narkosedauer von 3–7 Minuten erzielt werden. ZINDLER berichtet, daß in den USA bei Säuglingen und Kleinkindern von LEIGH bis zu 20 mg/kg gegeben wurden.

WIRTH weist auf experimentelle Untersuchungen hin, die gezeigt haben, daß Propanidid durch Lebergewebe von 70jährigen langsamer gespalten wird als von 50jährigen. Ob diese Erscheinung nur einen Einfluß auf die Narkosedauer hat oder auch auf die zu verabreichende Dosis, ist nicht geklärt. (ZINDLER).

Versager

In einem sehr kleinen Prozentsatz (HARRFELDT 4 Fälle von 2700, ZINDLER 4 Fälle von 900, MICHEL 3 Fälle von 620) wurde keine ausreichende Narkose erzielt. Meist handelte es sich dabei um an Alkohol gewöhnte Patienten oder solche, die am Abend vor der Narkose eine größere Menge Alkohol zu sich genommen haben (HARRFELDT).

Inwieweit die Cholinesterase-Aktivität bei den Versagern eine Rolle spielt, ist noch nicht entschieden (DOENICKE/SOEHRING). Der Frage soll experimentell noch weiter nachgegangen werden (WIRTH). Daß der Cholinesterase-Spiegel in Leber und Blut beim Abbau des Propanidid von Bedeutung ist, steht fest. Ein absolutes Fehlen von mitochondralen Esterasen ist bis heute nicht bekannt (SOEHRING). Es ist deshalb auch nicht zu erwarten, daß eine abnorm lange Wirkungsdauer auftritt, wie das etwa von Succinylcholin bei angeborenem Mangel an Plasmacholinesterasen geschehen kann.

HARRFELDT berichtet, daß er bei 4 schwersten Diabetikern auch bei wiederholten Injektionen keine Änderung des Narkoseablaufes gegenüber Personen mit normalem Stoffwechsel beobachtet hat.

Wiederholte Injektionen

Die kurze Narkosedauer von Propanidid macht es häufig erforderlich, nachzuinjizieren, wenn der Eingriff einige Minuten länger dauert als ursprünglich vorgesehen.

ZINDLER weist darauf hin, daß es wichtig ist, rechtzeitig nachzuspritzen, da der Patient innerhalb kürzester Zeit (Sekunden) hellwach ist. Die zweite Injektion soll daher etwa 2 Minuten nach der ersten durchgeführt werden. Ferner kann als Zeitpunkt für die zweite Injektion das Wiederauftreten des Lidreflexes gewertet werden (PODLESCH).

Zur Frage, wie oft nachinjiziert werden kann, ging die allgemeine Meinung dahin, daß 2–3 Nachinjektionen gemacht werden dürfen (ZINDLER/WIRTH/HARRFELDT).

Als limitierende Faktoren wurden diskutiert eine eventuelle stärkere Hämolyse (WIRTH) und venöse Irritation (ZINDLER). Wahrscheinlich ist die Hämolyse in der Regel nicht von Bedeutung.

Bei mehrfachen Injektionen und höherer Dosierung ist wahrscheinlich die venöse Irritation und die Gefahr einer Thrombose oder Thrombophlebitis etwas größer.

Wird häufiger als zwei- bis dreimal nachinjiziert, dann verliert aber Propanidid seinen Charakter als Kurznarkotikum. Der Wert und der Vorteil dieses Narkotikums liegt ja nicht nur in seiner kurzen Wirkungsdauer, sondern auch darin, daß die Patienten in kürzester Zeit wieder straßenfähig sind (HARRFELDT).

Prämedikation

ZINDLER sowie BEER empfehlen grundsätzlich als *Prämedikation Atropin*, und zwar bei Erwachsenen $1/2$ mg. Bei Eingriffen, die unvorhergesehen länger dauern, kann man dann auch ohne weiteres von Propanidid auf Lachgas oder Halothan übergehen.

MICHEL glaubt, durch Atropin Bradykardien unter Propanidid vermeiden zu können. Auch werden durch Atropin die Speichelsekretion eingeschränkt und eventuell Speichelaspirationen sowie Laryngospasmus in der Narkose weitgehend vermieden (KREUSCHER).

HARRFELDT gibt grundsätzlich kein Atropin, da er Propanidid nur als Kurznarkotikum im eigentlichen Sinne anwendet. Nachteiliges hat er nicht beobachtet, wobei er auf die in seinem Vortrag demonstrierten Blutdruckmessungen hinweist. Die 2700 Narkosen verliefen alle glatt. Sind nach dem Eingriff starke Schmerzen zu erwarten, so gibt FREY noch zusätzlich zum Atropin 25 mg Pethidin vor der Narkose intravenös. Dies empfiehlt sich aber nur bei stationären Patienten (ZINDLER).

Kombination mit anderen Narkosemitteln

Zur Verlängerung der Propanidid-Narkose kann ohne weiteres auf Lachgas-Sauerstoff, Halothan und auch auf eine Barbiturat-Narkose übergegangen werden (ZINDLER/FREY/HARRFELDT/KREUSCHER). Geht man z. B. auf Halothan oder Lachgas über, so kann man die Hyperventilationsphase des Propanidid zum Anfluten ausnützen (FREY). Auch die Kombination mit Succinylcholin kann durchgeführt werden und hat sich bei FREY bewährt. Es scheint, als ob die Wirkung von Succinylcholin durch Propanidid verlängert wird (FREY/BECK/HOWELLS).

KREUSCHER äußert Bedenken, die Hyperventilationsphase für höhere Halothan-Konzentrationen auszunutzen, wobei er bereits eine 2%ige Konzentration als hoch bezeichnet. Dem hält ZINDLER entgegen, daß von anderer Seite sogar Halothan 5–10% kurzfristig verwendet wird; es kommt aber darauf an, wieviel Sekunden bzw. Atemzüge eine hohe Konzentration gegeben wird.

Bei der Kombination mit Succinylcholin ist zu bedenken, daß die Succinylcholin-Wirkung länger anhält als die Propanidid-Wirkung und dann durch Succinylcholin bedingte Muskelschmerzen auftreten können. Daher sind bei dieser Kombination häufiger Nachinjektionen von Propanidid notwendig (HEINZE/ZINDLER).

Bei einer Kombination mit anderen Narkotika ist die Straßenfähigkeit natürlich eingeschränkt. Die Häufigkeit des postnarkotischen Erbrechens kann zunehmen (FREY).

Zur *Narkoseeinleitung* hat Propanidid wahrscheinlich keine besonderen Vorteile; es sei denn, daß Barbiturate als kontraindiziert angesehen werden oder vermieden werden sollen.

Wirkungen auf die Atmung

Die Hyperventilation mit folgender eventuell bis zu kurzdauernder Apnoe gehender Atemdepression wurde ausführlich diskutiert. Die Genese ist noch nicht endgültig geklärt. Die initiale Hyperventilation wird wahrscheinlich durch verschiedene Faktoren hervorgerufen. Nach LANGREHR führt eine vorübergehende Lähmung (endo-anästhetische Wirkung) der mechanosensiblen Lungenafferenz zu vertieften Atemzügen, für Estil®* ist eine Reizung der Chemoafferenz bei Perfusion des isolierten Karotis-Sinus der Katze nachgewiesen. Möglicherweise spielt auch der initiale Blutdruckabfall (Steigerung der chemoafferenten Antriebe durch Durchblutungsänderung der chemoceptiven Glomera) eine Rolle (siehe LANGREHR und PAMUKCUOGLU, S. 239).

Es wurde hervorgehoben, daß in der initialen Atmungsstimulation ein eindeutiger und positiver Unterschied zu den Atemdepressionen durch Barbiturate bzw. Thiobarbiturate liegt.

---

* Nicht mehr im Handel.

Wirkungen auf den Kreislauf

Nach tierexperimentellen Untersuchungen beim Hund von LANGREHR wird der initiale Blutdruckabfall durch eine periphere Vasodilatation hervorgerufen; die Lähmung von Vorhofsrezeptoren spielt auch eine Rolle.

Der beim Hund häufig zu beobachtende anschließende Blutdruckanstieg, der über das Maß dessen hinausgeht, was man sonst an Gegenregulationen nach Blutdruckabfällen sieht, wird von LANGREHR auf den Wegfall depressorischer Kreislaufafferenzen (Endoanästhesie von Vorhof- und Aortenrezeptoren) zurückgeführt (siehe LANGREHR und PAMUKCUOGLU, S. 239).

Da beim Hund – im Gegensatz zum Menschen – nach Injektion von Propanidid stets eine erhebliche Histaminausschüttung erfolgt und der initiale Blutdruckabfall auch stets hochgradiger ist, ist bei direkter Übertragung dieser tierexperimentellen Befunde Vorsicht am Platze (WIRTH).

Über Untersuchungen mit der *Ballisto-Kardiographie* berichtete EGER (siehe S. 236).

ZINDLER weist darauf hin, daß die Ergebnisse der sogenannten physikalischen Methoden mit großer Reserve zu beurteilen sind und eigentlich nur qualitative Veränderungen erfassen. Hier sind aber sogar erhebliche Differenzen bezüglich des Schlagvolumens in den Ergebnissen von HENSCHEL, Methode nach BROEMSER-RANKE (siehe S. 232) und von EGER, Ballisto-Kardiographie (siehe S. 236) aufgetreten.

Bessere und quantitative Aussagen ermöglicht die *Farbstoff-Verdünnungsmethode*, über die DOENICKE berichten kann (siehe DOENICKE, S. 249).

Die Herzkreislaufveränderungen sind unter Propanidid im Vergleich zu anderen Narkotika außer Lachgas am geringsten, so daß die Koronarsklerose und Myokard-Insuffizienz nicht als absolute Kontraindikation gelten können (PODLESCH).

Zusammenfassend ist aus allen Untersuchungen zu entnehmen, daß die Blutdruck- und Pulsveränderungen flüchtig sind und nur etwa 2 Minuten anhalten. Eine Erhöhung des Herzzeitvolumens bei gleichzeitiger peripherer Vasodilatation und absinkendem Blutdruck ist nicht als ungünstig anzusehen, solange der Blutdruck hoch genug ist für eine genügende Durchblutung des Herzens und des Gehirnes. Nur eine erhebliche Tachykardie könnte sich z. B. bei einer hochgradigen Mitralstenose ungünstig auswirken.

Zunächst sollte man wohl auch bei schwerer Koronar- und Myokardinsuffizienz und bei schwerwiegenden Herzfehlern vorsichtig sein.

Insgesamt hat aber der initiale Blutdruckabfall keine wesentliche klinische Bedeutung. Er ist auch geringgradiger und kürzer als nach Einleitung einer Narkose mit Barbituraten.

Nebenwirkungen und Probleme

a) Muskelzittern

Das unter der Narkose mit Propanidid gelegentlich beobachtete Muskelzittern oder Fibrillieren glaubt HOFFMEISTER mit einer unterschiedlichen Beeinflussung der mono- und polysynaptischen Reflexe erklären zu können (s. a. LANGREHR und PAMUKCUOGLU, S. 239). Im Gegensatz zu den Barbituraten werden diese Reflexe in geringerem Ausmaß oder gar nicht narkotisiert. Derartige Muskelbewegungen lassen sich deshalb auch nicht durch eine Erhöhung der Dosis verhindern. Aktive Abwehrbewegungen sind dagegen ein Zeichen für eine zu geringe Narkosetiefe.

Wichtig erscheint der Hinweis, daß Muskelzittern nicht als Ausdruck von zentral ausgelösten Konvulsionen zu werten oder zu deuten ist (HOFFMEISTER).

b) Allergische und anaphylaktische Reaktionen

BECK berichtet über einen Fall, bei dem 20 Tage nach einer Propanidid-Narkose eine zweite Propanidid-Narkose durchgeführt wurde. Eine Minute nach der Injektion von Propanidid kam es zu einem generalisierten Exanthem mit schwerem Schock. Der Läppchentest und die Intrakutan-Probe gegen Propanidid und Cremophor EL waren negativ und ergaben somit keinen Anhalt für eine Allergie gegenüber Propanidid. Über einen weiteren Fall von generalisiertem flüchtigem Exanthem ohne Blutdruckabfall oder sonstige Erscheinungen berichtet PRINZHORN. HARRFELDT sah bei einem Patienten, der wegen plastischer Deckung einer Verbrennung im Verlauf von mehreren Wochen 14 Propanidid-Narkosen erhielt, keinerlei allergische Erscheinungen. Zwei dieser Narkosen wurden auch in der evtl. kritischen Zeit zwischen dem 21. und 28. Tag durchgeführt. Auf die negativen Ergebnisse bei Untersuchungen an 20 Patienten auf allergische und anaphylaktische Reaktionen hatte HARRFELDT bereits hingewiesen (s. S. 182). Auch SORG hat bei 2 Patienten, bei denen er jeden zweiten Tag Propanidid-Narkosen ausführte, keine besonderen Reaktionen bemerkt.

MICHEL berichtet über eine Patientin, bei der 4 Minuten nach Injektion von Propanidid ein beginnender Schockzustand auftrat, der sich aber durch Kopftieflage ohne sonstige Therapie besserte. Die Ursache blieb ebenfalls ungeklärt. Propanidid hatte bei dieser Patientin keine narkotische Wirkung gehabt.

WIRTH wies in diesem Zusammenhang auf Meerschweinchenversuche hin, bei denen sich trotz der hohen Empfindlichkeit der Meerschweinchen auch unter erschwerten Bedingungen keine Anzeichen einer Anaphylaxie gegenüber Propanidid zeigten.

c) Hämolyse und Nierenfunktion

Die Diskussion hierüber ergab keine weiteren Gesichtspunkte, als die in den Vorträgen vorgebrachten. Propanidid verursacht im Vergleich z. B. zum Estil eine wesentlich geringere intravasale Hämolyse, die praktisch vernachlässigt werden kann (WIRTH), da sie weit unter der Nierenschwelle liegt. LIEBEGOTT hält es für denkbar, daß die Hämolyse zusammen mit Durchblutungsstörungen der Nieren infolge intensiver Blutdrucksenkung zu chromoproteinämischer Nephrose führen kann.

Daß die kurzfristige Blutdrucksenkung zu einer wesentlichen Nierenminderdurchblutung führen und die Tubulusveränderungen zusammen mit der Hämolyse bewirken könnte, wird angezweifelt und für völlig unwahrscheinlich gehalten (LANGREHR/ZINDLER). Somit bliebe als Erklärung ein hämotoxischer Effekt bei sehr hohen chronischen Gaben im Tierexperiment übrig (LIEBEGOTT).

Die Veränderungen sind aber im Vergleich zu Estil quantitativ so gering, daß beim Menschen kein Nierenversagen zu erwarten ist (LIEBEGOTT/LANGREHR/ZINDLER).

VAN DE WALLE führte am ersten und dritten Tag nach einer Propanidid Narkose Untersuchungen der Nierenfunktion durch. In 2 Fällen wurde am dritten Tag eine leichte Albuminurie beobachtet, die spontan zurückging.

Harnstoffclearance ergaben keine Abweichungen von der Norm. Ebenso zeigten die Inulin- und PAH-Clearance nach Propanidid 5%ig keine Änderungen. VAN DE WALLE hebt hervor, daß Propanidid 5%ig in den üblichen narkotischen Dosen keinen schädigenden Einfluß auf die Niere bzw. die renale Ausscheidung ausübt (siehe VAN DE WALLE, S. 268). SOEHRING teilt mit, daß der Phenoxyessigsäure eine diuretische Wirkung zukommt. Er stellt daher die Hypothese auf, daß vielleicht in Propanidid im Gegensatz zu anderen Mitteln eine Substanz vorliegt, die sich nach ihrer Wirkung selbst auscheidet.

d) Gefäßverträglichkeit

Dieser Punkt wurde im Rahmen der Diskussion nochmals sehr ausführlich erörtert, besonders im Hinblick auf zu erwartende Komplikationen bei versehentlicher intraarterieller Injektion von Propanidid. Zuerst berichteten BEER und LOESCHKE über ihre tierexperimentellen Versuche mit intraarterieller Injektion von Propanidid, und zwar in das Kaninchenohr mit und ohne 20 Minuten langem Abklemmen sowie in die vordere und hintere Extremität des Hundes (siehe BEER und LOESCHKE, S. 119). Von beiden Präparaten zeigte die 2,5 %ige Lösung eine bessere Verträglichkeit als die 5 %ige. Hinsichtlich der funktionellen Schädigung und der Veränderungen im histologischen Bild der Gefäße und Muskulatur ist Propanidid in Cremophor EL mit Thiopental gleichzusetzen (WEIS/RUCKES). Estil und Hydroxydion verursachen wesentlich schwerwiegendere und umfangreichere Veränderungen, wie HOFFMEISTER mehrmals auf Grund der bereits in seinem Vortrag mitgeteilten Befunde ergänzt.

Die in den verschiedenen Tierversuchen nach sehr hohen intraarteriellen Dosen beobachteten nekrotischen Veränderungen werden auf histotoxische Gefäßwand- und Muskulatur-Schädigungen sowie nachfolgende Thrombosierung zurückgeführt (LIEBEGOTT/RUCKES).

HOFFMEISTER wies darauf hin, daß die Versuche am abgeklemmten Kaninchenohr doch nicht den Verhältnissen am Menschen entsprechen, wenn Propanidid versehentlich intraarteriell injiziert wird. HARRFELDT berichtete über 4 Patienten, bei denen die Absetzung einer Extremität wegen verschiedener Indikationen erforderlich war, jedoch keine Durchblutungsstörungen der betreffenden Extremität vorlagen. Diese Patienten erhielten *vor der Amputation* Propanidid 5 %ig *intraarteriell* bei erhaltenem Kreislauf in die abzusetzende Extremität. Die Amputationen erfolgten zweimal 10 Minuten, einmal 6 Stunden und einmal 16 Stunden nach der arteriellen Injektion. Die histologische Untersuchung der abgesetzten Extremität war durch LIEBEGOTT vorgenommen worden. Es hatten sich weder an den Gefäßen noch in der Muskulatur Schädigungen durch Propanidid erkennen lassen (s. LIEBEGOTT, S. 125). und HARRFELDT, S. 182).

HOFFMEISTER erscheint ein Vergleich der Befunde von HARRFELDT am Menschen mit den Befunden am Katzenbein gerechtfertigt insofern, als HARRFELDT bei der intraarteriellen Injektion keine Sofortreaktionen und keine Schmerzen bis zu 16 Stunden beobachtet hat. Nekrosen an den Katzenbeinen traten nur dann auf, wenn hohe Dosen eine ganz massive Sofortreaktion mit schweren Schmerzen und starken Ödemen verursachten. Traten derartige Sofortreaktionen nicht auf, wurden auch niemals Nekrosen beobachtet. Mit Vorbehalt zieht Hoffmeister den Schluß, daß auch beim Menschen keine Nekrosen nach 3 Wochen zu erwarten wären, wenn keine Sofortreaktionen auftreten.

Auf die Frage von Soehring, ob eventuell das Cremophor EL, der Lösungsvermittler von Propanidid, auch eine Gefäßschädigung bewirken könne, teilte Hoffmeister mit, daß dieser Stoff auch in höchsten Dosen (g/kg) intraarteriell im Tierexperiment einwandfrei vertragen wird. Hoffmeister weist nochmals darauf hin, daß jede intraarterielle Injektion, gleich welchen Mittels, immer mit einer gewissen Gefahr verbunden ist und deshalb auch Propanidid nicht intraarteriell injiziert werden darf.

Die Stelle der Hauptgefahr: der radiale, distale Quadrant der Ellenbeuge, wo bei hoher Teilung der A. brachialis die A. radialis oberhalb des Lacertus fibrosus subkutan verlaufen kann (etwa in 10%), muß auf jeden Fall vermieden werden. Aber auch an der radialen Seite des Handgelenkes kann in seltenen Fällen die A. radialis subkutan verlaufen; in der Regel ist dann dort eine arterielle Pulsation zu tasten, während der Radialispuls an typischer Stelle fehlt. Die größte Sicherheit gegen eine arterielle Injektion bieten die Handrückenvenen, aber auch dort können Arterien verlaufen, meist über dem 1. Mittelhandknochen (Zindler).

Wird versehentlich intraarteriell injiziert, soll die Injektionsnadel nicht aus der Arterie herausgezogen werden, sondern sofort in die noch liegende Nadel ein Cortison-Präparat und Hydergin®* nachinjiziert werden (Rügheimer, siehe auch Böhmer und Rügheimer, Anaesthesist **11**, Heft 4, S. 112, 1962). Als weitere therapeutische Maßnahmen kommen Heparinisierung, Plexusanästhesie und Unterkühlung der betreffenden Extremität in Frage (Horatz).

Liebegott hält auf Grund seiner tierexperimentellen histologischen Befunde (siehe S. 125) eine Antikoagulantientherapie für 14 Tage für sinnvoll.

Es ist festzustellen, daß gerade die arterielle Verträglichkeit so genau und ausführlich wie bei bisher keinem intravenösen Narkosemittel untersucht worden ist.

---

* Sandoz AG, Nürnberg.

Wiedereintritt der Straßenfähigkeit

Zur Beurteilung der Verkehrstüchtigkeit prüfte KREUSCHER die Auffassung und Reaktionsfähigkeit, Konzentration und Arbeitstempo sowie feinmotorische Koordination und Affektlage nach Propanidid-Narkosen (siehe KREUSCHER, S. 293). Während nach Thiopental erst nach etwa 85 Minuten in diesen Tests wieder Normalwerte erreicht werden, erfolgt nach Propanidid die Normalisierung schon durchschnittlich nach 25 Minuten. Die bisherigen Erfahrungen und speziellen Untersuchungen lassen den Schluß zu, daß die Patienten bereits nach 30–40 Minuten wieder straßenfähig sind.

Propanidid läßt sich am ehesten mit Methohexital vergleichen. Bei höheren Dosen ist vergleichsweise die Erholungsphase bei Propanidid erheblich kürzer (KREUSCHER).

Gerade die sehr kurze postnarkotische Phase ist ein großer Vorteil von Propanidid.

SOEHRING weist noch darauf hin, daß es wichtig wäre, an Hand von Tests nachzuweisen, inwieweit auch die Kritik und Urteilsfähigkeit wiederhergestellt ist, da in Zukunft bei Prozessen diese Frage sicherlich von Bedeutung sein wird. Derartige Untersuchungen und Fragen werden im Rahmen der Verkehrsmedizin eine immer größere Rolle spielen.

Die Frage, ob ein etwas länger wirkendes Kurznarkotikum mit einer Narkosedauer von 6–8 Minuten günstiger und somit von seiten des Anästhesisten erwünscht wäre oder nicht, wurde lebhaft diskutiert. Die etwas längere Narkosedauer würde das jetzt häufiger notwendige Nachinjizieren erheblich reduzieren (BEER). Gegen diesen Wunsch spricht der mit längerer Narkosedauer zwangsläufig verbundene längere Abbau und die hierdurch bedingte längere Erholungsphase (FREY).

Kontraindikationen

Auf die Frage nach Kontraindikationen für eine Propanidid-Narkose wurden folgende genannt:

Schock und schwere Herzschäden (HORATZ/FREY)
Koronarinsuffizienz (RITTMEYER),
Kinder unter 4 Jahren (HARRFELDT),
Zurückhaltung bei Hypertonikern (BEER),
Akuter Alkoholrausch,
nicht sicher intravenös liegende Nadel (FREY).

KREUSCHER warnt vor Propanidid bei enoralen Eingriffen (z. B. Tonsillektomien), da es in der Hyperventilationsphase leichter zu

Aspirationen kommen kann. Demgegenüber stehen 400 Zahnextraktionen in Propanidid-Narkose am Eastman-Dental-Hospital London, die ohne Komplikationen verliefen (ZINDLER).

Keine absoluten Kontraindikationen sind Nierenfunktionsstörungen (BEER) und auf Grund tierexperimenteller Untersuchungen Leberschädigung (WIRTH).

Zusammenfassung

Die bisherigen guten Prüfungsergebnisse bei etwa 10000 Propanidid-Narkosen gestatten eine Ausweitung der klinischen Prüfung. Dabei ist es wünschenswert, die Narkosen auch weiterhin mit Erhebungsbögen, die von der Herstellerfirma zur Verfügung gestellt werden, zu erfassen, damit auch weiterhin die Zahl der Narkosen genau belegt ist und die Erfahrungen der einzelnen Prüfer gemeinsam ausgewertet werden können (ZINDLER/BEER). BEER weist nochmals darauf hin, daß man der 2,5%igen Lösung wegen ihrer noch besseren Gefäßverträglichkeit mehr Aufmerksamkeit schenken sollte. HARRFELDT bezeichnet die 5%ige Propanidid-Lösung als ein ideales Kurznarkotikum für alle Fälle, die man früher im Chloräthylrausch gemacht hat. Selbstverständlich sollte man keine Experimente damit machen und wie bei jeder Narkose mit entsprechender Sorgfalt arbeiten. Wir sind in der glücklichen Lage, mit Propanidid ein Kurznarkotikum aus der Reihe der Phenoxyessigsäure-Derivate zu haben, bei dem die großen Schwierigkeiten der Gefäßverträglichkeit in den Hintergrund treten und die Narkosen mit diesem Mittel eine große praktische Bedeutung gewinnen (FREY).

Zum Abschluß dankt ZINDLER den Teilnehmern des Podiumgesprächs und den Diskussionsrednern und sagt auch den Tagungsteilnehmern seinen Dank für ihr Interesse und ihre Aufmerksamkeit.

Summary

The good results observed in about 10,000 anaesthesias so far induced with propanidide justify enlarging the scale of the clinical investigation. It is desirable that further anaesthesias also be recorded in questionnaires, supplied by the manufacturer, in order to obtain an exact documentation of the number of cases and be able to evaluate the experience gained by all investigators together (ZINDLER/BEER). BEER again recommends considering whether it might be preferable to pay more attention to the 2.5% solution because vascular tolerance is even better with this concentration. HARRFELDT termed the 5% propanidide solution an ideal short-acting anaesthetic for all cases in which an ethyl chloride whiff was previously used. Experimentation should of course, be abstained from, and, as with every type of anesthesia, all due care should be observed. We are in the fortunate position to have in propanidide a short-acting anaesthetic of the series of phenoxyacetic acid derivatives with which the difficulties of vascular tolerance are no longer a major problem, and anaesthesias induced with it are gaining great practical importance (FREY).

Concluding, ZINDLER thanks the members of the panel and the discussion speakers and extends appreciation to the participants of the meeting for their interest and attention.

Sachregister

Abbau 18, 28, 29, 61 u. ff., 255, 294, 296
— bei Leberzellschädigung 303
Abbaugeschwindigkeit 42, 62, 64, 68, 74
Abbauprodukte 61 u. ff., 260
Absorptionsmaximum von Propanidid 251
Abwehrbewegungen s. auch Muskelbewegungen 164, 276
Adrenalinempfindlichkeit 33
Aktivitätskonzentration von radioaktiv markiertem Propanidid 80 u. ff.
Albuminurie, s. Urinuntersuchungen
Alkalireserve 35
Alkalose, respiratorische 282
Alkoholgenuß 165, 185, 220, 226, 263, 264, 265
Alkoholiker 166, 303
Alkoholrausch 311
Allergische Reaktionen 177, 190, 307
Alpha-Naphthylessigsaures-Natrium 38, 88, 90 u. ff.
Altersherz 237, 242
Amnesie, retrograde 219
Amnestische Phase 273
Analeptica, zentrale, Antagonismus gegenüber 22
Analgetische Wirkung 28, 44, 187, 214, 218
Anaphylaxie 190, 307
—, Tierexperiment 43, 45
Anaphylaktischer Schock, s. auch Nebenwirkungen 169, 307
Angina pectoris 161
Ansprechbarkeit 164
Aortendruck 242
Apnoe 33, 44, 167, 178, 180, 186, 211, 217, 219, 240, 245, 275, 276, 305
Apoplexie 161
Aquat 20, 45
Asthma bronchiale 161
Atemdepression, s. auch Atmung 126, 166, 186, 193, 194, 205, 211, 215, 217, 219, 240, 275, 302, 305
Atemluft, Sauerstoff-, Kohlendioxydgehalt 167

Atemminutenvolumen 195
Atmung 33 u. ff., 166 u. ff., 205, 211, 219, 239 u. ff., 305
Atropin, Prämedikation 163, 164, 167, 169, 176, 177, 203, 206, 213, 215, 219, 220, 240, 242, 267, 281, 294, 304
Atosil, Prämedikation 167
Ausscheidung durch die Milch 83
— von radioaktiv markiertem Propanidid 80 u. ff.
Azidose, metabolische 35

Ballistokardiographie 236 u. ff., 266, 306
Blutbild 42, 126, 189, 221
Blutdruck 29 u. ff., 126, 168, 180, 186, 195, 205, 212, 220, 229 u. ff., 236, 240, 305, 306
—, respiratorische Amplitudenschwankungen 231
Blutdruckmessung, blutig 169, 195 u. ff., 229
Blutgaswerte 35, 36
Blutgerinnung 213
Blut-pH 35, 44, 248, 282
Blutzucker 178, 189
Bradycardie 178, 186, 193, 242, 304
Brechreiz, postnarkotisch 184, 186, 300
Bronchospasmus 213

Chemie von Propanidid 2 u. ff., 10
Chlorpromazin/Narkoseverlängerung 23, 26, 44
Cholinesterasen, s. Esterasen
Clearance-Untersuchungen 82, 188, 189
—, Inulin-Clearance 38, 39, 269, 308
—, Harnstoff-Clearance 269, 308
—, PAH-Clearance 38, 39, 269, 308
Cornealreflex 210, 214
Cremophor EL 7, 16, 20, 45
—, Blutdruck 170
—, Chemie 7
—, Hämolyse 38
—, Histaminfreisetzung / Hund 22, 29, 241, 306
—, intraarterielle Verträglichkeit 90, 97, 110, 116, 118, 310

Sachregister

Chremophor EL, Verträglichkeit, allgemeine 190

Darm, Wirkung auf 40
Depression, postnarkotisch 177, 219
Detrovel, s. auch G 29 505 18, 90, 91, 161
Diabetes mellitus 161, 179, 219, 220, 303
Diurese 40, 308
DL_{50} 20, 21, 41
Dolantin, Prämedikation 167, 220
Dosierung 163, 179, 206, 209, 218, 221, 222, 274, 302
—, ältere Patienten 163, 170, 186, 209, 221, 222, 302
—, Erwachsene 163, 179, 185
—, kachektische Patienten 163, 170, 186, 209, 221, 222, 302
—, Kinder 163, 186, 221, 303
Durchtrittsnarkose / Geburtshilfe 223, 302

EEG 190 u. ff., 251, 260 u. ff., 271 u. ff.
—, tierexperimentell 22, 47 u. ff.
—, Spontan-EEG 47 u. ff.
—, induzierte Potentiale 47 u. ff.
—, Narkosebreite 60
Einleitungsnarkose 184, 209, 217
Elastizitätskoeffizient 234
Elektrocardiogramm 191, 209, 213, 229, 232, 242
Elektrolyte 179, 189
Elektrophorese 86
Elektroschock 162
Embryotoxische Wirkung 154 u. ff.
Endoanaesthetischer Effekt 239 u. ff., 305
Enorale Eingriffe 302, 311
Epidural-Anaesthesie 209
Epilepsie 161, 291
—, Provokation 291, 292
Episiotomie 223, 302
Epontol 7, 16, 17, 160, 182, 301
Erbrechen, postnarkotisch 177, 184, 186, 206, 214, 305
Erholungszeit, s. auch postnarkotische Phase 206, 207, 210, 215, 219
Esterasen 28, 29, 45, 60 u. ff., 74, 178, 221, 249, 254 u. ff., 303

Estil 18, 125, 161, 207, 266, 305, 308
—, Hämolyse 38
—, intraarterielle Verträglichkeit 90 u. ff., 141
—, Nierenschädigung 126 u. ff., 141
Eugenol 1, 18, 19
Euphorie, postnarkotisch 177, 211, 300
Evipan-Na 178, 281, 283, 291, 302
Exanthem, s. Nebenwirkungen
Exzitation 176, 187, 205, 206, 226, 234, 276

G 29 505, s. auch Detrovel 18, 90 u. ff., 161, 202 u. ff., 225, 266
Geburtshilfe 223 u. ff., 302
Gehfähigkeit 164
Gefäßveränderungen nach intraarterieller Injektion, s. auch intraarterielle Verträglichkeit 141 u. ff., 199 u. ff.
Gesamtströmungswiderstand, peripherer 233 u. ff., 237, 265
Gesichtsröte 176, 226
Gewebsesterasen, s. Esterasen
Glutamatpyruvattransaminase 178
Gynäkologie 225 u. ff., 302

Hämoglobin 43, 126, 129, 132, 136, 141, 171
Hämolyse 131, 171, 179, 180, 304, 308
—, in vitro 37, 44
—, intravasale nach Estil 171
Hämolytische Anämie 173
Halbwertzeit 81, 85, 87, 226
Haloperidol 223
Herzarbeit, mechanische 234, 237
Herzerkrankungen, Propanididnarkose bei 161, 267, 306, 307, 311
Herzinfarkt 161
Herzinsuffizienz 161
Herz- und Kreislauf-Wirkung, tierexperimentell 29
Herzminutenvolumen 233, 237, 265, 267, 306
Herzschlagvolumen 233 u. ff., 236, 242, 265, 306
Hexobarbital-Na 90, 91, 203 u. ff.
Husten 176, 213
Hydrolytische Spaltung 6, 29
Hyoscin, Prämedikation 203, 206

Hypertoniker 161, 213, 219, 220, 242, 311
Hyperventilation, s. auch Atmung 33, 35, 37, 44, 126, 161, 164, 165, 166, 167, 177, 180, 186, 187, 191, 194, 211, 219, 226, 229, 234, 240, 242, 245, 275, 276, 281, 305, 311
Hypopnoe, s. auch Atemdepression
Hypotonie, s. Blutdruck
Hypoventilation, s. auch Atmung 180, 231

Inaktivierung 249, 252
Indikationen 184, 203, 214, 221, 222, 225, 272, 302
Infusion, intravenöse 209, 211, 214
Injektionsgeschwindigkeit 163, 164, 170, 185, 209, 221, 225, 229, 293
Injektionsort 183, 199, 221, 225, 310
Injektionstechnik 183, 221
Intraarterielle Injektion / Gegenmaßnahmen 310
— Verträglichkeit 89, 90, 91 u. ff., 94, 97 u. ff., 103, 108 u. ff., 119, 120, 121, 122, 123, 309
— — von Cremophor EL 90, 97, 110, 116, 118
— —, Dosis – Wirkungsbeziehung 92, 106
— —, Konzentrationsabhängigkeit 105, 106, 124
— —, Mensch 149, 199 u. ff., 309
Intubation 178, 184, 210, 217, 223
Iproniazid, Narkoseverlängerung 25, 26, 44
Iso-Eugenol 1, 18, 19

Kaiserschnitt, s. Schnittentbindung
Kinder 311
Kinderdosierung, s. Dosierung
Kohlensäuredruck, arteriell 191, 193
—, alveolär 191
Kombination mit anderen Narkotika
— — Cyclopropan 162, 164
— — Evipan-Na 178
— — Halotan 162, 164, 177, 178, 184, 215, 218, 223, 260, 304
— — Lachgas 163, 177, 178, 184, 185, 203, 204, 214, 223, 304

Kombination mit anderen Narkotika
— — Methoxyfluoran 215
— — Sauerstoff 163, 177, 184, 204, 218, 223, 304
— — Succinylcholin 164
— — Trichloräthylen 164
— — Tubocurarin 164, 215
Kontraindikation 179, 291, 306, 311
Konvulsionen, zentrale 307
Kopfschmerzen 220
Koronardurchblutung / Sauerstoffsättigung 33, 242, 267
Koronarinsuffizienz 307, 311
Koronarsklerose 161, 306
Krampfbereitschaft 191, 291
Kreislauf, Einfluß auf 29, 44, 212, 220, 227 u. ff., 236 u. ff., 239 u. ff., 306
Kreislaufanalyse
—, Broemser-Ranke 29, 232 u. ff., 306
—, Farbstoff-Injektionsmethode 29, 254, 265, 306
—, physikalische 229, 232 u. ff., 306
—, tierexperimentell 30
Kreislaufkollaps, s. Nebenwirkungen
Kritikvermögen, s. auch Reaktionsvermögen 187, 188

Laryngealreflex 210
Laryngoskopie 210
Laryngospasmus 161, 186, 213, 304
Lebererkrankungen 161, 219, 220, 312
Leberfunktionsproben 43, 178, 189, 209, 213, 217, 221
Lidreflex 164
Lippenzyanose, s. Zyanose
Lokalanaesthetische Wirkung 27, 28, 214
Lokale Verträglichkeit 43, 45, 221
Lösungsvermittler, s. Cremophor EL
Lungendehnungsrezeptoren 244

Masseterspannung 210
Metaboliten, Propanidid 61 u. ff.
Methohexital 119, 211, 213, 296, 311

2-Methoxy-4-allyl-phenoxyessig-
 säurediäthylamid, s. auch
 Estil 75, 88, 90 u. ff.
Mitralstenose 306
Muskelbewegungen 176, 210, 213, 275
Muskelfibrillieren, s. Muskelzittern
Muskelrelaxantien, s. auch Succinylcholin 164, 215 u. ff., 217, 303
Muskeltonus 210
Muskelzittern 177, 186, 219, 275, 307
Myocarddepression 237, 244
Myocardinsuffizienz 306, 307

Nachinjektionen 184, 187, 213, 274, 303
Nachweismethoden 71
Nahrungskarenz 177, 184, 220
Narkose, Eintritt der 164
Narkosedauer 61, 164 u. ff., 186, 187, 205, 206, 217, 223, 226, 276, 294, 303
—, tierexperimentell 21, 22
Narkosebreite, tierexperimentell 20, 21
Narkoseeinleitung 178, 305
Narkose-Index 21, 22
Narkoseverlängerung, s. auch Kombination mit anderen Narkotica 163, 302
Narkoseverlauf 164, 186
Narkoseversager 165, 185, 226, 260, 303
Narkotische Wirkung, Tierexperiment 20
Nebenwirkungen 176, 307
—, anaphylaktischer Schock 307
—, Exanthem 223, 307
—, Kreislaufschock 223, 226, 308
—, Zyanose 167, 176, 248
Nephrose, chromoproteinämische 131, 139, 141, 308
Neugeborenes, Einwirkung auf, unter der Geburt 223, 302
Nierenbefund, histologisch 162 u.ff.
Nierenerkrankungen 161, 173, 312
Nierenfunktion 38 u. ff., 268, 308
Nierenverträglichkeit 38 u. ff., 44, 126 u. ff., 141, 226

Parasympathikomimetische Wirkung 219

Paravenöse Injektion 175, 183, 213, 221, 226
Pethidin, Prämedikation 163, 164, 167, 185, 203, 206, 215, 220, 223, 304
Phenoxyessigsäureamide, 2 u. ff.
Phlebothrombosen, s. Thrombosen
Phosphatase, alkalische im Serum 178, 213
Pletysmogramm 230
Pneumotachogramm 191
Postnarkotische Phase, s. auch Erholungszeit 222, 311
Prämedikation 163, 164, 176, 178, 184, 203, 209, 210 u. ff., 219, 220, 223, 281, 294, 304
Promethazin, Prämedikation 163, 164, 167, 170
Propanidid, Chemie 2 u. ff., 10, 18, 19
Psychodiagnostische Tests 251, 275, 294 u. ff.
Pulsfrequenz 29, 168, 170, 180, 195 u. ff., 220, 229, 236
Pupillenreflex 209, 210

Reaktionsvermögen 187, 264, 281
Reflexbeeinflussung, s. auch spinalmotorische Reflexe 26, 27, 214, 307
Reserpin, Narkoseverlängerung 24, 26, 44
Rest-N im Serum 179, 189, 226

Salivation 176, 214, 304
Sauerstoffdruck, arteriell 191, 193
Schlafstadien 262 u. ff.
Schlaftiefenkurve 252, 262
Schnittentbindung 223, 302
Schock 311
Schweißausbruch 176
Schwindel 206, 214
SEE 220
Sehstörungen 177
Singultus 176, 213
Spaltung durch Esterasen, s. Esterasen
—, hydrolytisch 6, 29
— durch Lebergewebe 69, 74
Speichelfluß, s. Salivation
Spinal-motorische Reflexe 26, 27, 44, 245

Straßenverkehrstüchtigkeit 187, 188, 220, 253, 293 u. ff., 298 u. ff., 305, 311
—, elektronystagmographische Befunde 294 u. ff.
—, psychophysische Tests 253, 264, 294 u. ff., 298 u. ff.
Stridor 176
Succinylcholin, Kombination mit 164, 178, 184, 305

Tachycardie, s. auch Pulsfrequenz 186, 193, 213, 241, 251, 306
Teratogene Wirkung 154 u. ff.
Thiopental 202 u. ff., 211, 213, 296
—, intraarterielle Verträglichkeit 90 u. ff., 110, 116, 120, 143 u. ff.
Thrombosen 173 u. ff., 180, 304
Thrombophlebitiden
— nach Estil 173
— nach G 29 505 (Detrovel) 173, 213, 221
— nach Propanidid 175 u. ff., 180, 213, 217, 221, 222, 226, 304
Thymoltest 178
Toleranzstadium 164, 165, 179, 226, 294
Toxizität, akute 41
—, chronische 42
—, Cremophor, EL 42

Übelkeit, postnarkotische 177
Überempfindlichkeit, s. allergische Reaktionen

Urinuntersuchungen 179, 188, 189, 221, 226, 269
—, Eiweiß 179, 188, 213, 221, 269, 308
—, Sediment 179, 189, 221, 269
—, Urobilin- 179, 188, 221
—, Urobilinogen 179, 188, 213, 221
—, Zucker 188, 221, 269

Vagaler Reflex 169
Vasodilatatorischer Effekt 241, 306
Venenverträglichkeit 173 u. ff., 183, 199, 304
—, tierexperimentell 43
Verkehrssicherheit, s. auch Straßenverkehrsfähigkeit 187, 311
—, Testmethoden 253
Verträglichkeit, örtliche, s. auch Venenverträglichkeit 43, 45, 183
Vorhofsdruck 242
Vorsichtsmaßnahmen, allgemeine 184, 201, 220

Wärmegefühl 186, 219
Wiederholte Propanidid-Narkosen 177, 240
Wirkungsdauer, s. Narkose-Dauer

Zahnextraktionen 302, 312
Zentrale Analeptica / Antagonismus 22, 44
Zyanose 167, 176, 248

MIX
Papier aus verantwortungsvollen Quellen
Paper from responsible sources
FSC® C105338

If you have any concerns about our products,
you can contact us on
ProductSafety@springernature.com

In case Publisher is established outside the EU,
the EU authorized representative is:
**Springer Nature Customer Service Center GmbH
Europaplatz 3, 69115 Heidelberg, Germany**

Printed by Libri Plureos GmbH
in Hamburg, Germany